MOUNT SINAI EXPERT GUIDES
Obstetrics and Gynecology

西奈山妇产科学

原著　[美] Rhoda Sperling

主译　陈子江　石玉华

中国科学技术出版社
·北　京·

图书在版编目（CIP）数据

西奈山妇产科学 / （美）罗达·斯珀林 (Rhoda Sperling) 原著；陈子江，石玉华主译 . — 北京：中国科学技术出版社，2022.8

书名原文：MOUNT SINAI EXPERT GUIDES：Obstetrics and Gynecology

ISBN 978-7-5046-9446-1

Ⅰ . ①西… Ⅱ . ①罗… ②陈… ③石… Ⅲ . ①妇产科学 Ⅳ . ① R71

中国版本图书馆 CIP 数据核字 (2022) 第 028939 号

著作权合同登记号：01-2022-0728

策划编辑　靳　婷　焦健姿　费秀云
责任编辑　靳　婷
文字编辑　郭仕薪
装帧设计　佳木水轩
责任印制　徐　飞

出　　版　中国科学技术出版社
发　　行　中国科学技术出版社有限公司发行部
地　　址　北京市海淀区中关村南大街 16 号
邮　　编　100081
发行电话　010-62173865
传　　真　010-62179148
网　　址　http://www.cspbooks.com.cn

开　　本　889mm×1194mm　1/16
字　　数　494 千字
印　　张　19
版　　次　2022 年 8 月第 1 版
印　　次　2022 年 8 月第 1 次印刷
印　　刷　天津翔远印刷有限公司
书　　号　ISBN 978-7-5046-9446-1/R·2856
定　　价　198.00 元

版权声明

内容提要

本书引进自 WILEY 出版社，由西奈山伊坎医学院妇产科和生殖科学系 Rhoda Sperling 博士领衔编写，是一部系统介绍妇产科疾病的实用性指导用书。全书分为产科学、妇科学、生殖内分泌学、妇科肿瘤和计划生育五篇，共 45 章，内容全面，涵盖妇产科学各个领域。本书从妇产科学各种疾病的背景入手，详细介绍了疾病的定义、发病率、病因学、病理机制和危险因素等基础知识，展开阐述了疾病筛查和早期预防的方法，重点强调了疾病的诊治及预后，同时还加入不同疾病的循证依据和全新的国际/国家指南。本书内容丰富、图文并茂，深入浅出、紧扣临床、条理分明，便于速查和系统学习，可作为妇产科相关专业学生及临床工作者的参考用书。

译校者名单

主　　译　陈子江　石玉华

副 主 译　王谢桐　洪凡真　王国云　宋　坤　赵君利

译 校 者 （以姓氏笔画为序）

马玉燕　山东大学齐鲁医院

王　珊　山东第一医科大学附属省立医院

王国云　山东大学齐鲁医院

王谢桐　山东第一医科大学附属省立医院

石玉华　广东省人民医院

阮祥燕　首都医科大学附属北京妇产医院

孙　赟　上海交通大学医学院附属仁济医院

李　昕　复旦大学附属妇产科医院

李　萍　厦门大学附属女性儿童医院

李　蓉　北京大学第三医院

李　鹏　山东大学齐鲁医院

李光辉　首都医科大学附属北京妇产医院

宋　坤　山东大学齐鲁医院

张　炜　复旦大学附属妇产科医院

张　萍　山东大学第二医院

张翠莲　河南省人民医院

陈　蓉　中国医学科学院北京协和医院

陈子江　山东大学附属生殖医院

武学清　山西省妇幼保健院

赵君利　宁夏医科大学总医院

赵晓苗　中山大学孙逸仙纪念医院

郝桂敏　河北医科大学第二医院

洪凡真　山东大学第二医院

郭　伟　山东第一医科大学第一附属医院

郭艺红　郑州大学第一附属医院

黄　薇　四川大学华西第二医院/华西妇产儿童医院

鹿　群　北京大学人民医院

管一春　郑州大学第三附属医院

学术秘书　潘　烨　山东大学附属生殖医院

　　　　　王秋敏　山东大学附属生殖医院

　　　　　赵　艳　山东大学第二医院

主译简介

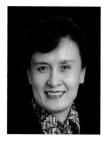

陈子江

中国科学院院士，发展中国家科学院院士，山东大学讲席教授 / 主任医师。现任山东大学妇儿医学研究中心主任、山东大学附属生殖医院首席专家，国家辅助生殖与优生工程技术研究中心主任，教育部生殖内分泌重点实验室主任，上海市辅助生殖与优生重点实验室主任（上海仁济医院），兼任国际生殖学会联盟（IFFS）常务理事和 WHO 特使。

从事妇产科学、生殖医学和医学遗传学领域的临床诊疗与科学研究，先后主持国家重点研发计划、973 项目、863 计划、国自然重点等课题；获国家发明奖，国家科技进步奖，全国创新争先奖，何梁何利科技进步奖等；以通讯作者在《新英格兰医学杂志》、*Lancet*、*Nature*、*Cell*、*Nature Genetics*、*PNAS* 等杂志发表 SCI 论文 300 余篇。

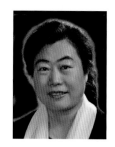

石玉华

主任医师、教授、博士生导师。广东省人民医院第一层次高层次人才引进。

中国女医师协会生殖医学分会副主委，中国医药教育协会生殖内分泌专委会副主委，妇幼健康研究会更年期专委会副主委，中华预防医学会生育力保护分会常委，中华医学会妇产科分会妇科内分泌学组委员兼秘书等。

长期从事妇科内分泌及生殖基础研究和临床诊治，主持国自然面上、科技部重点研发课题等 10 多项，在 *NEJM*、*Lancet*、*Nat Genet.* 等期刊发表论文 200 多篇。获国家科技进步二等奖、全国妇幼健康科技奖一等奖、五洲女子科技奖等。参与制定标准、指南等规范 10 多项。编写专著 30 多部。

原 书 序

  及时获得准确且实用的信息，是当前为患者提供高质量护理服务的关键。来自西奈山的专家为医患提供了多种形式的参考资源。西奈山伊坎医学院成立于1963 年，该医学院在临床治疗和学术方面有着卓越的成就与深厚的传统，该传统于 1855 年西奈山医院最初成立时便形成。如今，由西奈山伊坎医学院附属的7 所医院组成的西奈山医疗系统，是美国较大的医疗系统，率先采用创新的临床诊断和治疗技术，促进了医学领域跨越式发展。本书由多位西奈山医疗系统的学科顶尖专家参与编撰，以易于理解的形式提供了实用且明智的建议，这是实习医生、中级医师和执业医师的最佳选择。在美国，很少有医疗中心能够在完全依靠自己医院医生的情况下提供这么有广度的内容，因此它一定会成为医师们临床工作中参考的关键资料。很幸运能在本书编写过程中，遇见 WILEY 出版社同样充满活力和前瞻性的伙伴，共同完成了使医疗专业人员受益的这一独特且先进的工作，希望其能推进妇产科医生管理患者的水平。

Scott Friedman, MD
Series Editor
Dean for Therapeutic Discovery
Fishberg Professor and Chief, Division of Liver Diseases
Icahn School of Medicine at Mount Sinai
New York, NY, USA

译者前言

妇产科的发展不仅关系广大女性的身心健康，更与人类的繁衍、出生人口的素质及社会的兴衰密不可分。现代医学科学发展迅速，妇产科相关诊疗技术不断更新，妇产科医师迫切需要一部临床实用、体现现代诊疗水平的专著来拓宽视野、更新知识、提高临床诊治水平。

当看到由 Rhoda Sperling 博士主编的 *MOUNT SINAI EXPERT GUIDES: Obstetrics and Gynecology* 时，我们如获至宝。本书是 *MOUNT SINAI EXPERT GUIDES* 系列丛书中的妇产科学分册，由西奈山伊坎医学院杰出的专家和学者结合多年临床医疗实践及妇产科教学经验共同编写，英文版于 2020 年由 WILEY 出版社首次出版。

本书分五篇共 45 章，包括产科学、妇科学、生殖内分泌学、妇科肿瘤和生育计划，内容覆盖了妇产科学各个领域，聚焦于临床医师关注的重点话题和热点话题，围绕妇产科学相关疾病的诊疗重点进行了详细介绍，重点强调了诊疗中常见的误区、并发症的预防、临床注意事项等内容，同时加入了不同疾病的阅读清单、循证依据及最新的国际 / 国家指南等内容，帮助读者更加全面、透彻地认识疾病，掌握疾病最新诊疗进展。本书内容全面丰富，具有很强的临床实用性和理论知识更新指导作用，可成为妇产科临床医师和实习生参考的工具书。

很荣幸能够参与本书的翻译工作，为了使中文翻译版尽快与广大读者见面，在拿到翻译版权后，我们立即组织国内妇产科领域优秀的专家和学者进行了讨论和翻译。在翻译过程中，我们反复审校，在忠于原著的基础上，力术贴近国内读者阅读习惯，为妇产科医务工作者提供借鉴和参考。希望本书的出版有益于国内各位同道，使患者获得最佳治疗方案。由于书中所述涉及范围较广，加之译者的编译风格各有不同，书中可能存在疏漏或欠妥之处，恳请读者和同道不吝批评指正，并致以诚挚的谢意。

事无巨细，任重而道远。感谢所有为此书出版工作付出辛勤劳动的同仁。感谢中国科学技术出版社给予的帮助和支持，使得本书顺利与读者见面。

原书前言

　　本书为妇产科专业实习医生和执业医师量身打造，书中探讨了妇产科学领域的广泛主题。特此献给西奈山伊坎医学院妇产科和生殖科学系主任 Michael Brodman 博士，通过他的不懈努力建立了一支强大、创新和多样化的教师队伍，他们的专业知识将在本书中得以展示。

Rhoda Sperling, MD

Department of Obstetrics, Gynecology and Reproductive Science

Department of Medicine

Division of Infectious Diseases

Icahn School of Medicine at Mount Sinai,

New York, NY

目　录

第一篇　产科学

第二篇　妇科学

第三篇　生殖内分泌学

第四篇　妇科肿瘤

第五篇　生育计划

第一篇　产科学

Obstetrics

西奈山妇产科学

MOUNT SINAI EXPERT GUIDES:

Obstetrics and Gynecology

第 1 章　多胎妊娠
Multiple Gestations

Katherine A. Connolly　Joanne L. Stone　著

郭　伟　译　　王谢桐　校

本章概要

- 随着母亲年龄的增长和辅助生殖技术的使用，双胎妊娠的发生率上升。
- 双胎妊娠的风险增加，包括早产、低体重儿、胎儿生长受限、妊娠期糖尿病、子痫前期和剖宫产。
- 由于这些增加的风险，双胎妊娠需要加强监测。

一、背景

（一）疾病定义

- 双胎妊娠是指一次妊娠子宫内同时有 2 个胎儿。

（二）疾病分类

- 双卵双胎由 2 个卵子分别受精形成的双胎妊娠。这类双胎有 2 个胎盘和 2 个羊膜囊（图 1-1）。
- 单卵双胎由同一个受精卵分裂产生。根据胚胎分裂的日期，这些单卵双胎进一步分为如下几种。
  ➢ 双绒毛膜双羊膜囊双胎（第 1～3 天）。
  ➢ 单绒毛膜双羊膜囊双胎（第 4～8 天）（图 1-2）。
  ➢ 单绒毛膜单羊膜囊双胎（第 8～13 天）。
  ➢ 连体双胎（第 13～15 天）。

（三）流行病学

- 双胎妊娠的自然发生率为 1/80。
- 1980—2009 年，由于辅助生殖技术的应用，多胎妊娠的发生率增加了 76%，并趋于稳定。

- 现在，双胎新生儿占活产婴儿的 3%。

（四）经济学影响

- 双胎妊娠花费更高，主要与其早产率高有关。早产婴儿在第一年的花费超足月婴儿的 10 倍。

（五）预测 / 危险因素

危险因素	占比
辅助生殖技术	占所有双胎妊娠的 1/3
年龄	15—35 岁，双胎风险增加 4 倍
家族史	增加双卵双胎的风险

二、预防

临床精粹

- 随着辅助生殖技术移植胚胎数量的减少，双胎妊娠的发生率已经稳定。单胚胎移植已越来越普遍。

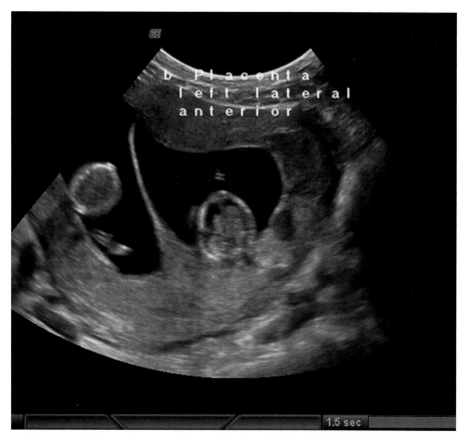

▲ 图 1-1　双绒双羊双胎的特征为"双胎峰"或 λ 征，这种超声标记被用来确定绒毛膜性。另一个超声特征是有 2 个胎盘。如果胎儿性别不一致，也可证实为双绒双羊双胎

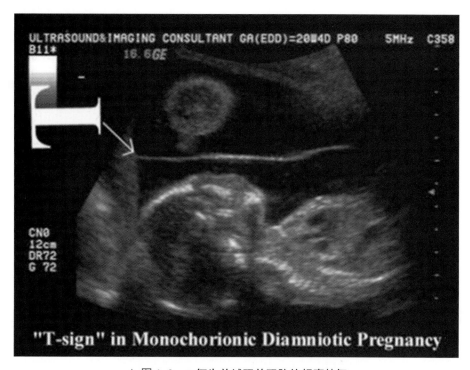

▲ 图 1-2　T 征为单绒双羊双胎的超声特征

此超声特征诊断单绒双羊双胎的灵敏度为 100%，特异性 > 98%

（一）筛查

- 孕早期或孕中期的早期行超声检查，对于双胎妊娠的诊断及绒毛膜性的确定至关重要。

（二）一级预防

- 单胚胎移植是减少体外受精双胎妊娠的重要方法。但对于由单胚胎分裂生成的单卵双胎妊娠，无论是自发的还是辅助生殖技术后分裂形成的，都无法干预。

（三）二级预防

- 诊断双胎妊娠后，行多胎妊娠减胎术至单胎妊娠，可以改善妊娠结局。
- 多胎妊娠减为单胎妊娠，可提高新生儿出生体重，降低早产发生率。

三、诊断

> **临床精粹**
> - 超声可诊断双胎妊娠。
> - 在孕早期或孕中期的早期行超声检查，确定绒毛膜性，对妊娠至关重要。

（一）典型表现

- 子宫测量较相应孕周异常增高，则可疑双胎妊娠。
- 超声是唯一的确诊手段。

（二）临床诊断

1. 病史

- 孕妇的年龄。
- 双胎妊娠家族史。
- 辅助生殖技术的应用。

2. 体格检查

- 双手检查子宫大小，并测量宫底高度。

（三）实验室诊断

1. 诊断检查项目

- 异卵双胎发生非整倍体的风险更高，其一胎儿异常的概率是单胎妊娠的 2 倍。

> 33 岁异卵双胎孕妇一胎儿患唐氏综合征的概率，与 35 岁单胎妊娠孕妇胎儿患唐氏综合征的概率相当。

- 所有孕妇应对遗传学筛查（血清学筛查，如序贯或四联筛查）或产前诊断（绒毛活检术或羊膜腔穿刺术）的选择进行咨询。
- 血清学筛查在单胎妊娠中不作为诊断方法，在双胎妊娠中的应用更为受限。

> 使用数学模型估算双胎孕妇血清中的检测物水平。

> 母血清中的检测物来自 2 个胎儿，数值平均后，可能是正常的结果，从而掩盖了胎儿异常。

> 双胎妊娠中，孕早期血清学筛查结合胎儿颈项透明层厚度可检出 75%～85% 的唐氏综合征及 66% 的 18 三体综合征。

> 孕中期血清学筛查对双胎妊娠唐氏综合征儿的检出率为 63%。

- 无创性产前筛查是一种分析孕妇血清中胎儿游离 DNA 的方法，不推荐用于多胎妊娠。
- 有创性检测包括绒毛活检术（chorionic villus sampling，CVS）及羊膜腔穿刺术仍然是仅有的产前诊断方法。

> CVS 检测样本为绒毛，最早可于孕 9 周进行。

> ◆ CVS 在双胎妊娠中更具有技术挑战性。取样错误率（一个胎儿被取样 2 次）约为 1%。

> 羊膜腔穿刺术检测样本为羊水，一般在孕 15 周以后进行。

> ◆ 为了避免取样错误，第 1 根穿刺针进入第 1 个羊膜囊后，注入靛蓝胭脂红，使羊水染色变蓝。将这根针取出，然后将第 2 根穿刺针插入第 2 个羊膜囊。如果穿刺出的液体是透明的，则证实穿刺正确。如果穿刺出的液体是蓝色的，这表明两次穿刺进入同一个羊膜囊。

> ◆ 双胎妊娠行羊膜腔穿刺术后 24 周内的妊娠丢失率为 1.8%。

2.影像学检查项目

- 超声是应用于包括双胎妊娠在内的所有妊娠的最主要的影像学检测方法。

（四）关于诊断的潜在陷阱／常见错误

- 为了准确地测定绒毛膜性，应该在孕早期或孕中期的早期进行超声检查。单绒双胎和双绒双胎的妊娠合并症不同，需要不同的方式进行监测和管理，所以确定绒毛膜性至关重要。

四、治疗

（一）治疗原则

- 有多种干预措施，用于降低双胎妊娠的早产率，研究最终发现均无益处。
  - ▷ 预防性环扎术：无效，不推荐。
  - ▷ 基于宫颈缩短施行的宫颈环扎术：不仅无益，且导致自发性早产的发生率增加1倍，不推荐。
  - ▷ 卧床休息：无效，不推荐。
  - ▷ 预防性应用宫缩抑制药：无效，不推荐。
  - ▷ 预防性应用子宫颈托：无效，不推荐。
  - ▷ 预防性应用黄体酮：无效，不推荐。
- 双胎妊娠需要加强监测，以发现早产的迹象。对于有早产迹象的孕妇，有几个有益的干预（见下文）。

（二）住院适应证

- 双胎妊娠需要住院的情况。
  - ▷ 先兆早产、宫颈管缩短、子痫前期、妊娠高血压、阴道流血、胎儿生长受限。
  - ▷ 双胎妊娠患上述并发症的风险更高，一旦诊断，处理方式与单胎妊娠的处理方式相似。

（三）住院患者管理

- 双胎妊娠先兆早产的处理。
  - ▷ 宫缩抑制药：数据有限。应用48h以便于完成促胎肺成熟治疗，对双胎妊娠有利，一线药物包括钙通道阻滞药和非甾体抗炎药（如吲哚美辛）。
  - ▷ 皮质类固醇：单胎妊娠早产患者，孕24～34周应用皮质类固醇已被证明可降低新生儿死亡、新生儿肺透明膜病、脑室内出血和坏死性小肠结肠炎的发生率。基于这一证据，美国国立卫生研究院建议多胎妊娠早产患者应用皮质类固醇。
  - ▷ 硫酸镁：孕32周以内分娩前给予硫酸镁，可降低新生儿脑性瘫痪的发生率。

（四）治疗方法

治疗方法	注 释
药物	双胎妊娠先兆早产，建议应用皮质类固醇（孕24～34周）、宫缩抑制药（孕24～34周）和硫酸镁（孕32周之前）
手术	不建议双胎妊娠行宫颈环扎术。双胎妊娠剖宫产率较高，但如果第一胎儿为头位，也可经阴道分娩
影像学	超声检查对双胎妊娠至关重要。孕早期超声用于确定绒毛膜性，孕中期超声用于筛查胎儿畸形、监测胎儿生长情况，排查生长受限或双胎输血综合征
心理（包括认知、行为等治疗）	双胎妊娠的孕妇患产后抑郁症的风险增加。因此，产后复查时需应用抑郁量表进行评估并给予必要的治疗

（五）并发症的预防及管理

- 预防的目的是为了早期识别双胎妊娠合并症。
  - ▷ 早产：应用宫颈长度筛查来评估早产风险是合理的，如果早产风险大，可应用皮质类固醇和硫酸镁来改善妊娠结局。
  - ▷ 子痫前期：每次就诊时应测量血压，并询问子痫前期相关的体征和症状。
  - ▷ 妊娠期糖尿病：所有孕妇均应进行妊娠期糖尿病筛查，有危险因素的患者应考虑早期筛查。
  - ▷ 双胎输血综合征：是单绒毛膜双胎特有的并发症。对于单绒双胎，自妊娠16周始，每2周行1次超声检查。
  - ▷ 双胎生长不一致／生长受限：所有双胎妊娠孕妇都应进行连续的超声检查，以检测双胎体重差异或选择性胎儿生长受限。

临床精粹

- 绒毛膜性需在孕早期或孕中期的早期确定。
- 双胎妊娠自然流产、遗传异常、生长受限、子痫前期、妊娠期糖尿病，以及剖宫产的风险增加，应给予相应的意见及建议。
- 多胎妊娠减胎可改善妊娠结局，对多胎妊娠孕妇可提供相关选择。

五、预后

临床精粹

- 双胎妊娠增加早产和新生儿并发症的风险。即使经过治疗，双胎妊娠分娩也会提前。
- 下表比较了单胎妊娠和双胎妊娠的分娩孕周和新生儿发病率。

（续表）

	单胎妊娠	双胎妊娠
32 孕周前分娩率	1.6%	11.4%
37 孕周前分娩率	10.4%	58.8%
新生儿脑性瘫痪率（每 1000 个活产新生儿）	1.6‰	7‰

单胎妊娠与双胎妊娠的妊娠结局比较

	单胎妊娠	双胎妊娠
平均分娩孕周	38.7 周	35.3 周
新生儿平均体重	3296g	2336g

参 考 文 献

[1] American College of Obstetricians and Gynecologists. Multifetal gestations: twin, triplet and higher-order multifetal pregnancies. Practice bulletin no. 169. *Obstet Gynecol* 2016;e131–46.

[2] Society for Maternal Fetal Medicine Publications Committee. Prenatal aneuploidy screening using cell-free DNA. Consult series no. 36. *Am J Obstet Gynecol* 2015;212:711–6.

[3] Stone J, Ferrara L, Kamrath J, et al. Contemporary outcomes with the latest 1000 cases of multifetal pregnancy reduction (MPR). *Am J Obstet Gynecol* 2008 Oct;199(4):408.e1–4. doi: 10.1016/j.ajog.2008.05.020

推 荐 网 站

American College of Obstetricians and Gynecologists. www.acog.org
Society for Maternal-Fetal Medicine. www.smfm.org

相 关 指 南

国家学会指南

标 题	来 源	日期 / 全文
多胎妊娠：双胞胎、三胞胎和高阶多胎妊娠	美国妇产科医师学会	2016 American College of Obstetricians and Gynecologists. Multifetal gestations：twin, triplet and higher-order multifetal pregnancies. Practice bulletin no. 169. *Obstet Gynecol* 2016; e131–46.

第 2 章　子痫前期 / 子痫
Preeclampsia/Eclampsia

Patricia Rekawek　Brian Wagner　著

郭　伟　译　　王谢桐　校

本章概要

- 子痫前期指既往血压正常的女性在妊娠 20 周后发生高血压及蛋白尿或终末器官功能障碍。
- 子痫前期应与其他妊娠期的高血压疾病相鉴别，包括妊娠合并慢性高血压、妊娠期高血压、慢性高血压并发子痫前期、HELLP 综合征和子痫。
- 子痫前期患者并发终末器官损害的风险增加，包括胎盘早剥、肾损伤、肝衰竭、肺水肿、心力衰竭、脑卒中和子痫。此外，这些患者未来患心血管疾病的风险增加。
- 妊娠合并症，包括胎儿生长受限、早产和死胎。
- 终止妊娠仍是子痫前期的有效治疗措施。

一、背景

（一）疾病定义

- 子痫前期是一种动态性疾病，定义为既往血压正常的女性，在妊娠 20 周后出现高血压和蛋白尿或其他终末器官功能障碍症状。
- 高血压：测量 ≥ 2 次，间隔 ≥ 4h，收缩压 ≥ 140mmHg 和（或）舒张压 ≥ 90mmHg。24h 尿蛋白 ≥ 0.3g 或尿蛋白 / 肌酐比值 ≥ 0.3mg/dl。

（二）疾病分类

- 部分临床症状的出现，增加了发病率及死亡率的风险，具有这些临床表现的子痫前期称为重度子痫前期。
- 包括严重高血压（收缩压 ≥ 160mmHg 或舒张压 ≥ 110mmHg，测量 2 次，间隔 ≥ 4h）、血小板减少、肝功能受损、肾功能不全、肺水肿、脑或视觉障碍（见疾病严重程度分类）。

（三）流行病学

- 世界范围内，子痫前期的发病率为 4.6%。
- 美国子痫前期的发病率为 3.4%，因孕龄不同而略有差异。
- 流行病学的差异可能与不同地区孕产妇年龄和初产妇占比有关。

（四）病因

- 子痫前期的病因尚未完全阐明。
- 目前认为子痫前期的发病与胎盘及母体血管功能障碍有关，尽管尚未完全清楚，但一般认为是子宫螺旋动脉重构受损导致胎盘低灌注。
- 胎盘低灌注导致局部炎症增加，抗血管生成因子生成增加，母体内皮细胞损伤，最终表现为子痫前期的症状及体征。

（五）病理 / 发病机制

- 子痫前期的病理生理学与胎盘发育异常有关。螺旋小动脉侵入子宫肌层过程异常，形成缺氧的滋养细胞组织，导致胎盘氧化应激状态。
- 胎盘绒毛血管生成的改变，导致胎盘抗血管生成因子，如可溶性 fms 样酪氨酸激酶（sFlt-1）和内皮联蛋白的分泌增加。
- 上述异常进一步导致广泛的母体血管功能障碍，引起终末器官损害，临床表现为高血压、蛋白尿或肾 / 肝 / 脑损伤。

（六）预测 / 危险因素

危险因子	未产妇
子痫前期病史	7.19
抗磷脂抗体	9.72
糖尿病	3.56
首次妊娠	2.91
子痫前期家族史	2.90

二、预防

> **临床精粹**
> - 低剂量阿司匹林（81mg）已被证明是降低子痫前期风险的唯一有效的药物。
> - 最近的研究表明，高危孕妇在孕 16 周以前应用阿司匹林预防子痫前期的效果最好，最佳应用剂量为 100～150mg。
> - 抗凝治疗并不能预防子痫前期的复发。

（一）筛查

　　子痫前期高危人群包括以下几类。
- 既往子痫前期病史，特别是伴不良妊娠结局的早发型子痫前期。
- 多胎妊娠。
- 慢性高血压。
- 1 型或 2 型糖尿病。
- 慢性肾脏病。

- 自身免疫病，如抗磷脂综合征或系统性红斑狼疮。

（二）一级预防

- 妊娠期应用低剂量阿司匹林（81mg）已被证明可适度降低高危孕妇并发子痫前期和不良妊娠结局的风险。
  - ➢ 高危因素包括多胎妊娠、1 型或 2 型糖尿病、慢性高血压、自身免疫病和慢性肾脏病。
- 最新的数据表明，应用 150mg 阿司匹林能更有效降低子痫前期复发风险。
- 肥胖女性妊娠前减肥，可降低患子痫前期的风险。

（三）二级预防

- 妊娠期应用低剂量阿司匹林（81mg）已被证明可适度降低子痫前期复发风险，改善不良妊娠结局，特别是针对早发型和伴严重疾病的子痫前期患者。
- 肥胖女性在妊娠间隔期减肥，可能会降低子痫前期复发的风险。

三、诊断

> **临床精粹**
> - 子痫前期的临床症状，包括持续性和（或）严重头痛、视觉异常、上腹部疼痛、精神状态改变、呼吸困难或胸骨后疼痛。
> - 体格检查，包括全身反射亢进、外周水肿、肺水肿或少尿（尿量＜ 500ml/d）。
> - 实验室检查，包括蛋白尿、肌酐升高、血小板减少症、转氨酶升高、溶血、血液浓缩。

（一）鉴别诊断

疾病	特点
慢性高血压	妊娠 20 周前出现的收缩压≥ 140mmHg 和（或）舒张压≥ 90mmHg，并持续到产后 12 周以上
慢性高血压并发子痫前期	慢性高血压孕妇 20 周后新发的蛋白尿或终末器官功能障碍

（续表）

疾 病	特 点
妊娠高血压	既往血压正常的女性，妊娠 20 周后新发的高血压，无蛋白尿及终末器官损害
HELLP 综合征	溶血、肝酶升高和血小板降低是一种子痫前期的严重表现形式，可不伴有高血压或蛋白尿
子痫	子痫前期孕妇癫痫大发作

孕前血压正常。妊娠 20 周后，间隔 ≥ 4h，2 次测量收缩压 ≥ 140mmHg 或舒张压 ≥ 90mmHg
- 如果收缩压 ≥ 160mmHg 或舒张压 ≥ 110mmHg，数分钟即可确诊

伴蛋白尿
- 24h 尿蛋白定量 ≥ 0.3g
- 尿蛋白与肌酐比值 ≥ 0.3mg/dl
- 尿蛋白定量无法监测时尿常规示：尿蛋白 ≥（+）

或新发高血压伴以下任一症状（伴或不伴蛋白尿）
- 血清转氨酶浓度 ≥ 正常值上限的 2 倍
- 血小板减少症，血小板 < 100×10^9/L
- 血肌酐 > 1.1mg/dl 或血肌酐浓度增加 1 倍
- 肺水肿
- 大脑或视觉障碍

▲ 流程图 2-1　子痫前期的诊断

经许可转载自 American College of Obstetricians and Gynecologists, Task Force on Hypertension in Pregnancy. Hypertension in pregnancy. Report of the American College of Obstetricians and Gynecologists' Task Force on Hypertension in Pregnancy. *Obstet Gynecol* 2013；122：1122.

（二）典型表现

- 子痫前期的典型表现是初产妇在妊娠 34 周及以上新发的高血压及蛋白尿。孕妇高血压、蛋白尿的程度及其他终末器官损害程度可不同。

（三）临床诊断

1. 病史

- 临床医师应仔细询问子痫前期的相关症状，包括止痛药物治疗无效的持续性和（或）严重头痛、视觉异常（视力模糊、暗点、畏光或暂时性失明）、上腹部疼痛不适、精神状态改变、呼吸困难或胸骨后疼痛。

血压明显升高
- 患者卧床休息时，至少间隔 4h，2 次测收缩压 ≥ 160mmHg 和（或）舒张压 ≥ 110mmHg。

中枢神经系统功能障碍
新发的大脑或视觉障碍
- 闪光感、暗点、皮质盲、视网膜血管痉挛
- 严重的头痛或在应用止痛药物后持续进展的头痛
- 精神状态改变

肝脏异常
- 持续性右上腹或上腹部疼痛，药物治疗无效，且不能由其他疾病解释
- 血清转氨酶升高 ≥ 正常值上限的 2 倍

血小板减少症
- 血小板 < 100×10^9/L

肾功能不全
- 进展性肾功能不全，如血肌酐 > 1.1mg/dl
或
- 排除其他肾脏疾病，血肌酐增加 1 倍

肺水肿

▲ 流程图 2-2　伴有严重表现的子痫前期的诊断（基于以下一种或多种症状）

经许可转载自 Hypertension in pregnancy：Report of the American College of Obstetricians and Gynecologists' Task Force on Hypertension in Pregnancy. *Obstetic Gynecol* 2013；122：1122.

2. 体格检查

- 体格检查结果，包括上腹部触诊压痛、全身反射亢进、周围水肿、肺水肿、少尿或脑卒中前明显的神经功能障碍。

3. 疾病严重程度分类

- 伴以下任一条，可归为具有重度子痫。
  - 轻度高血压伴终末器官损伤的症状、体征（蛋白尿（+）/（-）。
    - 血小板减少症（血小板 < 100×10^9/L）。
    - 肝功能受损（血清转氨酶升高正常值上限的 2 倍）。
    - 进展性肾功能不全（血肌酐 > 1.1mg/dl 或无其他肾脏疾病时血清肌酐增加 1 倍）。
    - 肺水肿。
    - 新发神经或视觉障碍。
    - 严重持续性右上腹或上腹部疼痛，药物治疗无效。

➢ 严重高血压，收缩压≥160mmHg和（或）舒张压≥110mmHg，伴蛋白尿和（或）上所述终末器官损伤。

（四）实验室诊断

1. 诊断检查项目

- 尿蛋白
  - ➢ 多次检测尿蛋白≥（+）（30mg/dl）。
  - ➢ 随机检测尿蛋白/肌酐≥0.3mg/dl。
  - ➢ 24h尿蛋白≥0.3g，可作为诊断标准。
- 肌酐升高
  - ➢ 血肌酐水平＞1.1mg/dl或高于正常值上限的2倍。
- 血小板减少
  - ➢ 血小板＜100×10^9/L。
- 转氨酶水平升高
  - ➢ 转氨酶升高≥正常值上限的2倍。
- 溶血
  - ➢ 外周血涂片上的裂细胞和盔状细胞。
- 血液浓缩

2. 影像学检查项目

- 子痫前期可导致子宫胎盘灌注减少，继发胎儿生长受限，可应用胎儿超声评估胎儿生长发育情况。
  - ➢ 可从生物物理方面评估胎儿宫内情况。
  - ➢ 子宫胎盘发育异常可导致脐动脉阻力异常，脐动脉多普勒超声可用于测量脐动脉血流阻力，指导孕期管理，特别是胎儿宫内生长受限患者的产科处理。脐动脉舒张末期血流的缺失和反向，与不良围产期预后相关。
- 当病情恶化时，孕妇超声心动图可用于评估心脏功能及形态的改变。
- 可疑肝包膜下血肿，可行孕妇右上腹超声检查。

（五）疾病诊断注意事项

- 延迟诊断可显著增加孕产妇及胎儿的发病率和死亡率。
- 需考虑到部分非典型情况，包括不伴有高血压但具有子痫前期严重表现的患者，如高达15%的HELLP综合征及部分子痫抽搐患者可无高血压。

四、治疗

（一）治疗原则

- 子痫前期的治疗方式为终止妊娠。分娩可阻止疾病进展、降低继发的孕产妇及胎儿的发病率和死亡率。
  - ➢ 子痫前期孕妇达孕37周，应终止妊娠。
  - ➢ 具有严重表现的子痫前期孕妇达孕34周，应终止妊娠。
  - ➢ 未达上述孕周，子痫前期孕妇可在三级诊疗机构期待治疗。
- 重度高血压应行降压治疗，预防孕产妇脑血管并发症。
- ＜34周的子痫前期孕妇，建议应用糖皮质激素促胎肺成熟。
- 重度子痫前期孕妇，建议在产时及产后应用硫酸镁预防子痫发作。
- 见流程图2-3。

（二）住院适应证

- 孕周＜34周，重度子痫前期孕妇继续妊娠时，需住院期待治疗。

（三）住院患者管理

- 住院患者应进行连续的血压监测、实验室评估及疾病严重程度评估。
- 胎儿宫内情况应进行联合评估，包括无应激试验、生物物理评分、脐动脉多普勒超声、胎儿生长发育情况。

（四）治疗

治疗方法	不良反应
药物治疗	
严重高血压的紧急处理	
拉贝洛尔 10～20mg，静脉注射，时间 2min 以上；此后根据血压情况，每 20～30min 维持应用 20～80mg，最高用量每日 ≤ 300mg	避免在哮喘、心脏病或充血性心力衰竭患者身上应用。可能引起新生儿心动过缓
肼屈嗪 5mg，静脉注射，时间 1～2min；此后维持剂量每 20～40min 注射 5～10mg	孕妇低血压
硝苯地平 10mg，口服，30min 血压未下降，可重复使用	反射性心动过速和过度低血压，与硫酸镁联合使用需注意神经肌肉阻滞和严重低血压
长期血压控制	
拉贝洛尔 100mg，口服，每日 2 次，根据需要增加剂量，每日最大剂量 2400mg	
硝苯地平缓释片 30～60mg，口服，每日 1 次，每日最大剂量 120mg	
甲基多巴 250mg，口服，每日 2～3 次，每日最大剂量 3000mg	
肼屈嗪 10mg，口服，每日 4 次，每日最大 200mg	
子痫预防	
硫酸镁，负荷剂量 4g，静脉注射，维持剂量 2g/h	重症肌无力患者禁用 不良反应包括发汗、脸红、发热、恶心、呕吐
分娩	
子痫前期	37 周分娩
重度子痫前期	如果病情恶化，建议 34 周或更早分娩（建议咨询母胎医学专家）

（五）并发症的预防及治疗

- 镁中毒：肾功能正常孕妇少见，中毒主要与 Mg^{2+} 浓度有关。
  - ➢ Mg^{2+} 浓度达 7～10mEq/L，深腱反射消失。
  - ➢ Mg^{2+} 浓度达 10～13mEq/L，呼吸系统麻痹。
  - ➢ Mg^{2+} 浓度 > 15mEq/L，心脏传导功能改变。
  - ➢ Mg^{2+} 浓度 > 25mEq/L，心搏骤停。
  - ➢ 葡萄糖酸钙用于治疗高镁血症引起的严重心脏毒性。

> **临床精粹**
> - 分娩是子痫前期的最终治疗方法。根据子痫前期的严重程度、母儿状况及确诊时的胎龄进行治疗。孕周达 37 周，建议终止妊娠。若诊断孕周较早，建议严格的门诊期待治疗。
> - 具有严重表现的子痫前期患者推荐 ≥ 34 周分娩。确诊孕周较早时可住院期待治疗，密切评估母儿，疾病进展或恶化时及时终止妊娠。
> - 为预防孕产妇脑血管并发症，对具有严重表现的子痫前期患者应进行降压治疗。
> - 为预防子痫发作，推荐重度子痫前期患者产时及产后应用硫酸镁。

• 子痫前期的诊断	
➤ 根据确诊孕周进行管理	
＜24 周	考虑终止妊娠
≥37 周	建议分娩，根据严重程度进行降压治疗和硫酸镁预防子痫发作。
24～37 周	判断有无严重表现及期待治疗的禁忌证。若无，则门诊随访，每 2 周评估母儿情况；若有，则住院治疗
• 重度子痫前期患者住院治疗	
➤ 评估母儿状况是否稳定，有无期待治疗的禁忌	
不稳定	分娩
稳定	每天评估母儿情况，产前应用糖皮质激素，初步评估后应用硫酸镁
➤ 母儿状况是否恶化	
恶化	分娩，推荐硫酸镁预防子痫抽搐，根据需要降压治疗
无恶化	继续期待治疗至 34 周分娩

▲ 流程图 2-3　子痫前期的管理与治疗

五、预后

> **临床精粹**
> • 增加下次妊娠再发子痫前期的风险。
> • 美国心脏协会认为子痫前期或妊娠高血压病史是未来发生心血管疾病的主要危险因素。

（一）未治疗患者的自然病史

• 对于未经治疗的疾病，子痫前期可增加母儿发病率和死亡率。相关疾病包括终末期器官损害、癫痫、脑卒中、肾衰竭及产科并发症（如胎儿生长受限、早产、胎盘早剥和死胎）。

（二）经治疗患者预后

• 即使充分治疗，在以后的妊娠中仍有复发子痫前期和相关并发症的风险，并存在长期的健康风险。

（三）后续监测

• 再次妊娠时，应早期反复监测肝、肾功能，尿蛋白，做到早发现、早治疗。

• 远期综合护理应包括心血管疾病风险评估，并推荐应用干预措施降低发病风险。

  ➤ 降低风险的干预措施包括健康饮食，避免吸烟，治疗高血压、2 型糖尿病和血脂异常，体育活动，减肥和应用阿司匹林。

参 考 文 献

[1] American College of Obstetricians and Gynecologists. ACOG committee opinion no. 560: Medically indicated latepreterm and early-term deliveries. *Obstet Gynecol* 2013;121:908.

[2] American College of Obstetricians and Gynecologists. ACOG practice bulletin no. 202: Gestational hypertension and preeclampsia. *Obstet Gynecol* 2019;133:e1–25.

[3] American College of Obstetricians and Gynecologists. Emergent therapy for acute-onset, severe hypertension during pregnancy and the postpartum period. ACOG committee opinion No. 767. *Obstet Gynecol* 2019;133:e174–80.

[4] American College of Obstetricians and Gynecologists Committee on Obstetric Practice. Committee Opinion No. 623: Emergent therapy for acute-onset, severe hypertension during pregnancy and the postpartum period. *Obstet Gynecol* 2015 Feb;125(2):521–5.

[5] American College of Obstetricians and Gynecologists, Task Force on Hypertension in Pregnancy. Hypertension in pregnancy. Report of the American College of Obstetricians and Gynecologists'

Task Force on Hypertension in Pregnancy. *Obstet Gynecol* 2013;122:1122.

[6] Hauth JC, Ewell MG, Levine RJ, et al. Pregnancy outcomes in healthy nulliparas who developed hypertension. Calcium for Preeclampsia Prevention Study Group. *Obstet Gynecol* 2000;95:24.

[7] Heard AR, Dekker GA, Chan A, et al. Hypertension during pregnancy in South Australia, part 1: pregnancy outcomes. *Aust N Z J Obstet Gynaecol* 2004;44:404.

[8] Koopmans CM, Bijlenga D, Groen H, et al. Induction of labour versus expectant monitoring for gestational hypertension or mild pre-eclampsia after 36 weeks' gestation (HYPITAT): a multicentre, open-label randomised controlled trial. *Lancet* 2009;374:979.

[9] National Collaborating Centre for Women's and Children's Health. Hypertension in pregnancy: *The management of hypertensive disorders during pregnancy.* London: RCOG Press; 2010.

[10] Safe Motherhood Initiative. Maternal safety bundle for severe hypertension in pregnancy. ACOG; April 2018. Available from: https://www.acog.org/-/media/Districts/District-II/Public/SMI/v2/HTNSlideSetApril2018.pdf?dmc=1& ts= (accessed 18 February 2020).

[11] Spong CY, Mercer BM, D'Alton M, et al. Timing of indicated late-preterm and early-term birth. *Obstet Gynecol* 2011;118:323.

推 荐 网 站

American College of Obstetricians and Gynecologists. www.acog.org
Society for Maternal-Fetal Medicine. www.smfm.org

相 关 指 南

国家学会指南

标　题	来　源	日期 / 全文
美国妇产科医师学会实践简报：妊娠期高血压	美国妇产科医师学会	2013 American College of Obstetricians and Gynecologists, Task Force on Hypertension in Pregnancy. Report of the American College of Obstetricians and Gynecologists' Task Force on Hypertension in Pregnancy. *Obstet Gynecol* 2013; 122: 1122.
第 202 号美国妇产科医师学会实践指南：妊娠期高血压病和子痫前期	美国妇产科医师学会	2019 American College of Obstetricians and Gynecologists. ACOG practice bulletin no. 202:Gestational hypertension and preeclampsia. *Obstet Gynecol* 2019; 133: e1–25.

国际学会指南

标　题	来　源	日期 / 全文
妊娠期高血压：对妊娠期高血压疾病的治疗	国家妇幼健康合作中心	2010 National Collaborating Centre for Women's and Children's Health. *Hypertension in pregnancy: The management of hypertensive disorders during pregnancy.* London：RCOG Press；2010

循证医学证据

证据类型	标题及结论	日期 / 全文
多中心、随机、安慰剂 – 对照试验	硫酸镁对子痫前期孕产妇及胎儿有益吗？ 结论：硫酸镁可降低 50% 子痫发病的风险，且不会对母儿造成有害影响	2002 Altman D, Carroli G, Duley L, et al. Magpie Trial Collaboration Group. Do women with pre-eclampsia, and their babies, benefit from magnesium sulphate? The Magpie Trial：a randomised placebo-controlled trial. *Lancet* 2002 Jun 1; 359（9321）：1877–90
随机、安慰剂 – 对照试验	硫酸镁在轻度子痫前期患者中的应用：一项随机对照试验 结论：使用硫酸镁对轻度子痫前期患者的疾病进展没有影响	2003 Livingston JC, Livingston LW, Ramsey R, et al. Magnesium sulfate in women with mild preeclampsia：a randomized controlled trial. *Obstet Gynecol* 2003; 101（2）：217

（续表）

证据类型	标题及结论	日期 / 全文
多中心、随机、对照试验	妊娠高血压及 36 周后的轻度的子痫前期：引产还是期待治疗？ 结论：针对 34~37 周轻度高血压，即刻分娩可轻微降低产妇不良结局的风险，大大增加新生儿肺透明膜病的风险。因此，如果不出现临床病情恶化，可期待治疗至 37 周	2009 Koopmans CM, Bijlenga D, Groen H, et al. Induction of labour versus expectant monitoring for gestational hypertension or mild pre-eclampsia after 36 weeks' gestation（HYPITAT）: a multicentre, open-label randomised controlled trial. *Lancet* 2009; 374:979.
Meta 分析	妊娠高血压的复发：一项 Meta 分析 结论：2015 年对 75 000 名子痫前期患者数据进行的 Meta 分析发现，16% 的患者在随后的妊娠中出现了复发性子痫前期，20% 的患者出现了高血压	2015 Van Oostwaard MF , Langenveld J, Schuit E, et al. Recurrence of hypertensive disorders of pregnancy: an individual patient data metaanalysis. *Am J Obstet Gynecol* 2015; 212（5）: 624.el.
Meta 分析	子痫前期 / 子痫的心血管后遗症：一项系统回顾和 Meta 分析 结论：有子痫前期 / 子痫病史的女性未来发生脑血管疾病和心血管疾病死亡的风险增加 1 倍	2008 McDonald SD, Malinowski A, Zhou Q, et al. Cardiovascular sequelae of preeclampsia/eclampsia: a systematic review and meta-analyses. *Am Heart J* 2008; 156（5）: 918.
系统回顾和 Meta 分析	阿司匹林在预防子痫前期和胎儿生长受限中的作用：一项系统回顾和 Meta 分析 结论：具有子痫前期高危因素的孕妇，16 周前应用阿司匹林效果最好，且具有剂量依赖性（相比低剂量，150mg 的剂量可最大限度地降低子痫前期及胎儿生长受限的风险）	2016 Roberge S, Nicolaides K, Demers S, et al. The role of aspirin dose on the prevention of preeclampsia and fetal growth restriction: systematic review and meta-analysis. *Am J Obstet Gynecol* 2017 Feb; 216（2）: 110–20. Epub 2016 Sep 15.

第3章　妊娠期糖尿病
Gestational Diabetes

Marti Soffer　Catherine A. Bigelow　Garfield Clunie　**著**

梁胜男 李光辉　**译**　　王谢桐　**校**

本章概要

- 在美国妊娠期糖尿病发病率为 6%～7%。
- 所有女性在妊娠期间都应进行妊娠期糖尿病筛查，筛查时间取决于孕妇特异性的危险因素。
- 妊娠期糖尿病被诊断后应进行膳食管理，必要时使用口服降糖药或胰岛素将血糖控制在最佳范围。
- 控制良好的妊娠期糖尿病可获得良好的母婴结局。
- 应对妊娠期糖尿病（gestational diabetes mellitus，GDM）女性，进行产后血糖检测以指导长期血糖监测管理。

一、背景

（一）疾病定义

- 妊娠期糖尿病是在妊娠期发生或首次发现的糖耐量异常。

（二）发病率 / 患病率

- 既往美国 GDM 的发病率为 1%～25%，平均为 6%～7%。近年来发病率逐渐升高，可能是由于孕妇年龄和身体质量指数（body mass index，BMI）升高所致。
- 在美国，非洲裔美国人、太平洋岛民、美洲土著人和南亚或东亚人群的 GDM 发病率高于白种人女性。

（三）经济影响

- 2007 年，因 18 万名新生儿的母亲为 GDM 患者，导致的医疗费用增加达 6.36 亿美元。

（四）病因

- 正常妊娠时分泌胰岛素的胰岛 β 细胞增生、胰岛素分泌增加，孕早期胰岛素敏感性增加，随后胰岛素抵抗进行性升高。
- 如果孕妇的胰腺不能克服这种胰岛素抵抗，就会发生妊娠期糖尿病。

（五）病理 / 发病机制

- 妊娠期生理性胰岛素抵抗，从孕中期开始出现，孕晚期达到高峰。
- 胰岛素抵抗由胎盘分泌的致糖尿激素引起，如生长激素（growth hormone，GH）、促肾上腺皮质激素释放激素（corticotropin releasing hormone，CRH）、人胎盘催乳素（human placental lactogen，HPL）和孕酮。
- 正常情况下，这种状态对生长发育中的胎儿有利；胰岛素抵抗导致脂肪分解增加，优先供给胎儿葡萄糖和氨基酸并储备蛋白质。

- 目前尚不清楚为什么某些患者无法代偿上述胰岛素抵抗的增加。

（六）预测 / 危险因素

风险因素	比值比（Odds ratio，OR）或危险比（Risk ratio，RR）
非白种人种族	GDM 风险增加 1.5～2 倍
既往妊娠 GDM 史者	33%～66% 在以后妊娠会发生 GDM
DM 家族史者	RR=1.68
孕前 BMI > 30kg/m²	RR=2.9
多胎妊娠	OR=1.3

经许可转载自 Retakran and Shah 2016；Solomon 等，1997.
DM. 糖尿病；BMI. 身体质量指数；GDM. 妊娠期糖尿病

二、预防

临床精粹
- 超重或肥胖女性孕前减重可降低 GDM 风险。
- 尚无证据证实运动（无论高强度还是低强度）可降低 GDM 风险。
- 戒烟可以降低患 GDM 的发生风险。

（一）筛查

- 所有孕妇都应该进行 GDM 筛查，最好在妊娠 24～28 周进行。
- 对孕前虽未诊断为 2 型糖尿病，但有以下高危因素的孕妇，包括既往妊娠 GDM 病史、已知的糖代谢受损和肥胖，应于孕早期进行 2 型糖尿病筛查。
- 筛查可以通过两步法或一步法进行。
  - ➤ 两步法（在美国最常使用的方法）：先口服 50g 葡萄糖溶液、服糖后 1h 检测血糖。筛查结果阳性者继续进行第二步，即先检测空腹血糖测定，随后口服 100g 葡萄糖进行 3 个时点血糖检测，即 100g 3h 口服葡萄糖耐量试验（oral glucose tolerance test，OGTT）（GDM 的诊断性试验）。
  - ➤ 一步法：进行 75g 2h OGTT，筛查和诊断

GDM 患者。
- GDM 患者子痫前期发生风险增加，因此应对这些患者进行血压监测和实验室评估，并对患者进行宣教，监测子痫前期的症状和体征。
- 产后筛查在产后 6 周进行，并应进行 75g OGTT。

（二）一级预防

- 孕前 BMI > 25kg/m² 的女性应进行孕前减重。

（三）二级预防

- 减重。
- 戒烟。
- 运动。

三、诊断

临床精粹
- 妊娠期糖尿病的诊断应基于实验室检查结果（流程图 3-1）。
- 如果采用两步法，服糖后 1h 的血糖值 > 130～140mg/dl（取决于临床实践和研究），应进行 3h 的 OGTT 试验进行诊断。
  - ➤ 如果服糖后 1h 测试的结果为 200mg/dl 或更高，则诊断为 GDM，无须进一步测试。
  - ➤ 3h 糖耐量试验中 2 个结果呈阳性即可诊断为 GDM。各研究得出的诊断界值各不相同。
- 如果采用一步法，2h OGTT 试验中任何 1 项值升高即诊断 GDM（空腹血糖 > 92mg/dl，餐后 1h 血糖 > 180mg/dl，餐后 2h 血糖 > 153mg/dl）。

（一）典型表现

- GDM 的诊断以实验室检查为基础，通常没有典型症状。

（二）临床诊断

1. 病史

- 有巨大胎儿分娩史（> 4500g）或 GDM 病史的孕妇，本次妊娠应及时筛查 GDM。

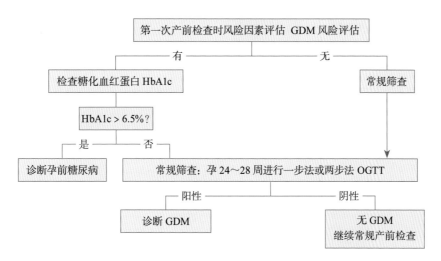

▲ 流程图 3-1　孕前显性糖尿病和 GDM 的诊断流程图

2. 体格检查

- 如果一个孕妇没有进行产前检查，以下体格检查可能为提示 GDM 的线索。
  - ➢ 胎儿大小>孕周。
  - ➢ 估计胎儿体重>第 97 百分位数。

3. 疾病严重程度分级

- GDMA1 – 单纯饮食控制的妊娠期糖尿病。
  - ➢ 这些患者的死产风险同无糖尿病的孕妇。
- GDMA2 – 需药物控制的妊娠期糖尿病。
  - ➢ 一些研究表明这些患者的死产风险明显增高。

（三）实验室诊断

诊断检查项目

- 两步法（最常用于美国）：第一步是筛查，口服 50g 葡萄糖溶液、检测服糖后 1h 血糖。筛查结果阳性者继续进行第二步，即 100g 3h 诊断性 OGTT（也就是 GDM 的诊断性试验）。
- 一步法：口服 75g 葡萄糖 2h OGTT，用于筛查和诊断 GDM 患者。

四、治疗

（一）治疗原则

- GDM 一经诊断，患者应接受营养和高危因素的评估。应该给患者提供健康饮食和锻炼相关的信息。应用血糖仪监测患者每天的空腹血糖和餐后 1h 血糖。如果自我监测血糖控制良好（一般空腹血糖< 95mg/dl，餐后血糖< 140mg/dl），孕期血糖可以通过严格的饮食控制得到控制。

- 如果患者血糖控制未达标，应启动药物治疗。但血糖达到什么样的阈值时，临床医生应该启动治疗（无论是口服还是注射药物），目前尚不明确。

- 口服药物因其使用方便而成为患者最先采用的治疗方法。格列本脲和二甲双胍的使用越来越多，虽然它们还没有被美国食品药品管理局（Food and Drug Administration，FDA）批准用于 GDM 的治疗。

- 胰岛素被推荐作为一线用药。使用胰岛素易于使血糖达到目标值。起始剂量为 0.7～1U/(kg·d)（取决于所处的妊娠时期），分次用药。

- 通常情况下，由于孕晚期胰岛素抵抗增加，根据血糖记录持续大剂量口服药物仍不能使血糖得到满意控制的患者应改用胰岛素，而使用胰岛素治疗的患者血糖不能达标时也需要增加胰岛素使用量。

- GDMA1（饮食控制）患者可妊娠至孕 41 周。

- GDMA2（药物控制）患者应在妊娠 39⁺⁶ 周前分娩，否则死产风险增加。39⁺⁶ 周前分娩还可以降低肩难产的风险。

- 建议对 GDM 女性进行产后筛查和管理，见流程图 3-2。

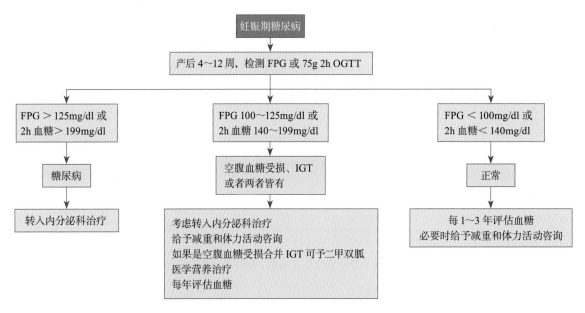

▲ 流程图 3-2　妊娠期糖尿病的产后筛查管理

FPG. 空腹血糖；OGTT. 口服葡萄糖耐量试验；IGT. 糖耐量异常

（二）住院适应证

- 如果患者药物治疗依从性不好，且血糖不稳定，应接受住院观察治疗。
- 如果患者诊断为 GDM 但疑似孕前 2 型糖尿病，随着孕周的增大，患者末梢指血血糖可能会越来越不稳定。在这种情况下，需要住院治疗进行严格控制血糖。
- 糖尿病酮症酸中毒（diabetic ketoacidosis，DKA）是可危及生命的急症，在 GDM 患者中并不常见。但在极端应激的情况下仍可能发生。对可疑 DKA 的患者，需要住院治疗并接受多学科团队（包括内分泌科医生和母胎医学科医生）管理。

（三）住院患者的管理

- 应继续监测末梢指血血糖，包括空腹和餐后 1h 血糖。
- 应和内分泌科合作共同对该类患者进行管理。

（四）治疗方案

治疗	注　释
保守治疗	饮食控制：适用于所有患者的初始治疗，血糖控制达到目标的患者也应继续该治疗

（续表）

治疗	注　释
药物治疗	格列本脲 2.5～5mg/d，最大量 20mg/d 二甲双胍 500～1000mg，Bid 胰岛素 0.7～1 U/(kg·d)，根据需要分次给药
心理治疗	考虑糖尿病患者对健康知识有着更高的需求，且要承受反复检测末梢指血血糖、记录血糖饮食，以及定期去医院复查的巨大压力，让社区工作者协助管理可能是有益的

Bid. 每日 2 次

（五）并发症的预防 / 管理

- 不遵医嘱——不能遵医嘱监测末梢指血血糖、用药或定期到医院复查的患者可能需要住院治疗。应告知其 GDM 不治疗会引起的并发症。
- 使用药物治疗的 GDM 患者，从 32 周开始定期检测以预防发生进一步产科 / 胎儿并发症。这些患者应在孕 39 周分娩（而饮食控制的患者可妊娠至 41 周）。

> **临床精粹**
> - 治疗应从饮食运动控制开始。
> - 随着孕周的增加，药物剂量通常会增加。
> - 严格血糖控制是预防不良妊娠结局的必要措施。

五、预后

> **临床精粹**
> - GDM 控制程度与母儿结局密切相关。
> - 大多数患者在分娩后血糖可恢复正常。然而，这些患者在未来 5 年内 GDM 复发、糖耐量受损或显性糖尿病发生的风险会增加。
> - 理想情况下，患者产后应进行血糖筛查以评估血糖情况。

（一）未治疗 GDM 的自然病程

- 胎儿：巨大胎儿（体重 ≥ 4000g）、肩难产、羊水过多、胎死宫内、产伤、新生儿低血糖症和入住新生儿重症监护治疗病房（neonatal intensive care unit，NICU）。
- 产妇：剖宫产、子痫前期、产后出血、会阴Ⅲ度和Ⅳ度裂伤。

（二）随访检查和监测

- 接受药物治疗的患者应从孕 32 周开始对胎儿进行监测。胎儿监测的频率和类型因产检机构而异。
- 产后 6 周，患者应进行 75g 口服葡萄糖耐量试验，以评估患者是否有空腹血糖受损、糖耐量异常或显性糖尿病。

参考文献

[1] Albrecht SS, Kuklina EV, Bansil P, et al. Diabetes trends among delivery hospitalizations in the U.S., 1994–2004. *Diabetes Care* 2010;33:768.

[2] American College of Obstetricians and Gynecologists. *Gestational diabetes* mellitus. Practice bulletin no. 190. Published 2018, reaffirmed 2019. *Obstet Gynecol* 2018 Feb;131(2):e49–e64.

[3] American College of Obstetricians and Gynecologists. Gestational diabetes mellitus. Practice bulletin no. 190. *Am J Obstet Gynecol* 2018;131:e49–e64.

[4] Bardenheier BH, Elixhauser A, Imperatore G, et al. Variation in prevalence of gestational diabetes mellitus among hospital discharges for obstetric delivery across 23 states in the United States. *Diabetes Care* 2013;36:1209.

[5] Catalano PM, McIntyre HD, Cruickshank JK, et al. The hyperglycemia and adverse pregnancy outcome study: associations of GDM and obesity with pregnancy outcomes. *Diabetes Care* 2012;35(4):780–6.

[6] Dabelea D, Snell-Bergeon JK, Hartsfield CL, et al. Increasing prevalence of gestational diabetes mellitus (GDM) over time and by birth cohort: Kaiser Permanente of Colorado GDM Screening Program. *Diabetes Care* 2005;28:579.

[7] Dall TM, Yang W, Halder P, et al. The economic burden of elevated blood glucose levels in 2012: diagnosed and undiagnosed diabetes, gestational diabetes mellitus, and prediabetes. *Diabetes Care* 2014 Dec;37(12):3172–79.

[8] Ferrara A. Increasing prevalence of gestational diabetes mellitus: a public health perspective. *Diabetes Care* 2007;30 Suppl 2:S141.

[9] Getahun D, Nath C, Ananth CV, et al. Gestational diabetes in the United States: temporal trends 1989 through 2004. *Am J Obstet Gynecol* 2008;198:525.e1.

[10] HAPO Study Cooperative Research Group, Metzger BE, Lowe LP, et al. Hyperglycemia and adverse pregnancy outcomes. *New Engl J Med* 2008;358(19):1991–2002.

[11] Hartling L, Dryden DM, Guthrie A, et al. *Screening and diagnosing gestational diabetes mellitus.* Evidence report/technology assessment no. 210. (Prepared by the University of Alberta Evidence-based Practice Center under Contract No. 290–2007–10021–I.) AHRQ Publication No. 12(13)–E021–EF. Rockville, MD: Agency for Healthcare Research and Quality; October 2012. Available from: https://effectivehealthcare.ahrq.gov/products/gestationaldiabetes-screening-diagnosis/research. (accessed 10 February 2020).

[11] Kim SY, Saraiva C, Curtis M, et al. Fraction of gestational diabetes mellitus attributable to overweight and obesity by race/ethnicity, California, 2007–2009. *Am J Public Health* 2013;103:e65.

[12] Moyer VA, US Preventive Services Task Force. Screening for gestational diabetes mellitus: US Preventive Services Task Force recommendation statement. *Ann Intern Med* 2014;160:414.

[13] Retnakran R, Shah BR. Impact of twin gestation and fetal sex on maternal risk of diabetes during and after pregnancy. *Diabetes Care* 2016;Aug:39(8):e110–1.

[14] Society of Maternal-Fetal Medicine (SMFM) Publications Committee. SMFM statement: pharmacological treatment of gestational diabetes. *Am J Obstet Gynecol* 2018;218(5):B2–B4.

[15] Solomon CG, Willett WC, Carey VJ, et al. A prospective study of pregravid determinants of gestational diabetes mellitus. *JAMA* 1997;278(13):1078.

> **推荐网站**

Effective Health Care Program. http://www.effectivehealthcare.ahrq.gov/reports/final.cfm

相 关 指 南

国家学会指南

标　题	来　源	时间 / 全文
第 190 号美国妇产科医师学会实践简报：妊娠期糖尿病	美国妇产科医师学会	2018 年 2 月（重申于 2019） *Obstet Gynecol* 2018 Feb；131（2）：e49–e64.
妊娠期糖尿病的药物治疗	美国母胎医学学会	2018 年 5 月 *Am J Obstet Gynecol* 2018 May；218（5）：B2–B4.

循证医学证据

证据类型	标题及结论	时间 / 全文
随机对照试验（randomized controlled trial，RCT）	澳大利亚碳水化合物不耐受研究 结论：第一个大规模的证明 GDM 治疗获益的研究	2005 Crowther CA, Hiller JE, Moss JR, et al. Effect of treatment of gestational diabetes mellitus on pregnancy outcomes. Australian Carbohydrate Intolerance Study in Pregnant Women（ACHOIS）Trial Group. *N Engl J Med* 2005; 352:2477–86.
RCT	结论：表明 GDM 治疗益处的多中心试验	2009 Landon MB, Spong CY, Thorn E, et al. A multicenter, randomized trial of treatment for mild gestational diabetes. Eunice Kennedy Shriver National Institute of Child Health and Human Development Maternal-Fetal Medicine Units Network. *N Engl J Med* 2009; 361:1339–48.
前瞻性盲法研究	结论：＞ 28 000 例女性参加的多中心双盲研究明确了血糖逐步增加和不良妊娠结局的关系	2008 HAPO Study Cooperative Research Group, Metzger BE, Lowe LP, et al. Hyperglycemia and adverse pregnancy outcomes. *N Engl J Med* 2008; 358（19）：1991–2002.

第 4 章　病毒感染与妊娠
Viral Infections and Pregnancy

Catherine A. Bigelow　Lauren Ferrara　**著**

张翠莲　徐晓航　常　硕　**译**　　王谢桐　**校**

本章概要

- 妊娠期急性病毒感染会对胎儿造成多种不同程度的潜在不良影响。
- 应对有急性病毒性疾病感染症状的孕妇进行血清学检查。
- 若血清检测结果提示孕妇处于病毒感染急性期，需进行羊膜腔穿刺术和病毒聚合酶链反应（PCR）判断是否发生宫内感染。
- 需要对妊娠期新诊断出 HIV 感染的患者进行多学科治疗。
- 胎儿、新生儿或儿童的临床结局与妊娠期病毒感染的时间和严重程度有关。

一、背景

（一）疾病的定义

- 妊娠期病毒感染在妊娠患者中引起一系列症状，这些症状因病原体而异。

（二）发病率 / 患病率 [1]

- 巨细胞病毒（cytomegalovirus，CMV）感染是最常见的妊娠期病毒性疾病，在美国的既往血清检测呈阴性的孕妇中，原发性巨细胞病毒感染的发生率为 0.7%～4%。
- 对人类免疫缺陷病毒（human immunodeficiency virus，HIV）阳性孕妇进行多学科治疗大幅减少了围产期的病毒传播。
- 寨卡病毒已引起全世界的关注，尽管可能只有 20% 的孕妇出现病毒感染相关症状，但其与胎儿发育畸形显著相关。

- 麻疹，曾于 2000 年宣布被消灭，但目前美国麻疹感染病例有所增加，2019 年有 31 个州累计报告确诊病例达 1282 例。

（三）病因

- 妊娠期病毒感染由特定的病原体引起，导致母体和胎儿出现特征性的临床表现（见"鉴别诊断"）。

（四）病理 / 发病机制

- 妊娠期免疫状态的改变，会增加部分感染性疾病的患病风险。
- 病毒可能通过胎盘发生母婴传播，致胎儿出现宫内生长受限和先天性畸形等并发症。

（五）预测 / 危险因素

- 病毒感染的危险因素主要和暴露风险有关。
  - ➤ 细小病毒：与幼儿在一起的工作。
  - ➤ HIV：高危行为或医务工作者。

---

[1]. 引自 American College of Obstetricians and Gynecologists 2015; Centers for Disease Control and Prevention 2020

- ➤ 寨卡病毒：疫区旅居史或与有疫区旅居史的人发生性关系。
- ➤ 麻疹：疫苗接种率较低的高风险地区旅居史或与该区域的人接触史。

二、预防

> **临床精粹**
> - 工具避孕和暴露前预防能够降低 HIV 性传播的风险。
> - 妊娠前接种风疹、乙型肝炎和水痘疫苗可以预防这些病毒的感染。
> - 目前没有措施可以预防单纯疱疹病毒、巨细胞病毒和细小病毒的感染。
> - 尽量避免到寨卡病毒疫区旅行。若性伴侣有疫区旅居史，应采用工具避孕。

（一）筛查

- 美国妇产科医师学会（American College of Obstetricians and Gynecologists，ACOG）推荐首次产检时常规筛查 HIV、乙型肝炎、水痘和风疹病毒。
- 因近期在美国部分高风险人群和地区中爆发麻疹病毒感染，疑似有麻疹病毒暴露史的孕妇应该进行相关血清学检查，并根据检查结果进行治疗。
- 因为尚缺乏预防性的疫苗及针对原发性感染有效的治疗方案，所以不建议对巨细胞病毒或细小病毒常规进行血清学筛查。
- 不建议常规通过生殖道取样培养的方法来筛查单纯疱疹病毒。
- 如果患者曾前往过寨卡病毒疫区，应进行寨卡病毒的筛查。

（二）一级预防

- 常规接种风疹疫苗（麻疹 - 流行性腮腺炎 - 风疹活疫苗，MMR）、水痘疫苗（水痘—带状疱疹疫苗，Varivax）和乙型肝炎疫苗可以大幅降低病毒的原发感染率。
- 通过对人群进行使用屏障避孕（防止性传播）和反对共用针头（防止体液传播）的宣传教育来预防 HIV 感染。
- HIV 暴露前后使用抗逆转录病毒药物降低感染高风险人群的 HIV 感染风险。
- 目前还没有针对巨细胞病毒、细小病毒或单纯疱疹病毒感染的一级预防策略。
- 避免前往寨卡病毒疫区可最大限度地减少暴露风险。当必须前往时，穿着长衣长裤并使用含避蚊胺的驱蚊剂，以防止蚊虫叮咬，从而降低暴露风险。

（三）二级预防

- 复发性单纯疱疹病毒感染可以通过在孕 36 周后服用伐昔洛韦来进行预防。

三、诊断

> **临床精粹**
> - 为缩小妊娠期急性病毒感染患者的鉴别诊断范围，临床医师需询问患者的早期症状，包括有无皮疹、旅居史、是否存在高危行为、是否接触感染人群等。
> - 皮疹、淋巴结或生殖器病变可帮助诊断。
> - 对于疑似感染的患者，应首先采集母体血清进行病原体检查。若结果呈阳性，很多情况下需要对羊水进行病毒 PCR 检测以明确胎儿是否发生宫内感染。
> - 为评估胎儿是否发生畸形或水肿，需对胎儿解剖学相关指标进行检查。

（一）鉴别诊断

诊　断	特　点
巨细胞病毒（CMV）感染	- 孕妇：多无明显症状和体征。少数出现发热、肌肉关节痛、乏力 - 胎儿：宫内生长受限、羊水过多、非免疫性胎儿水肿、脑室周围钙化、肠管回声增强、小头畸形、肝钙化、枕大池增大 - 新生儿：感音神经性耳聋、肝大、脾大、视网膜脉络膜炎、脑室周围颅内钙化、血小板减少、小头畸形、智力低下

（续表）

诊　断	特　点
人类细小病毒 B19 感染	• 孕妇：躯干网状皮疹（感染性红斑）和周围性关节病，20% 的患者无症状 • 胎儿：自然流产、非免疫性胎儿水肿、死产 • 新生儿：无明显长期不良影响
风疹（德国麻疹）	• 孕妇：轻度前驱症状如低热、乏力不适、咽喉痛等。斑丘疹性红斑始于面部，蔓延至躯干和四肢 • 胎儿：自然流产、死产、宫内生长受限 • 新生儿：先天性白内障、心脏病、长骨放射线透度异常、感音神经性听力损失、髓外造血（"blueberry muffin" 皮损）
麻疹	• 孕妇：早期症状包括发热（可至 40.6℃）乏力，伴有结膜炎、鼻炎和咳嗽。斑丘疹性红斑始于面部，蔓延至躯干和四肢。同时住院、患肺炎、腹泻、脑炎的风险增加 • 胎儿：自然流产、死产、低体重儿、早产 • 新生儿：出生后 10 天内出现皮疹，多种远期后遗症
人类免疫缺陷病毒（HIV）感染	• 孕妇：近 60% 患者无明显症状，可表现为急性反转录病毒综合征（发热、淋巴结病变、咽炎、斑丘疹、肌肉关节痛、体重减轻、头痛、皮肤黏膜溃疡） • 胎儿：缺乏产前检查证据 • 新生儿：无典型症状
单纯疱疹病毒（HSV）* 感染	• 孕妇：外阴部痛性溃疡、排尿困难、发热、腹股沟淋巴结肿大、头痛、肌肉痛、尿潴留 • 胎儿：缺乏产前检查证据 • 新生儿：血小板减少、皮肤黏膜水疱或瘢痕、转氨酶增高、结膜炎、低血压、黄疸、弥散性血管内凝血、呼吸暂停
水痘－带状疱疹病毒（VZV）感染	• 孕妇：10%～20% 的孕妇进展为肺炎（死亡率高达40%），脑炎、发热、乏力、斑丘疹，进而发展至疱疹 • 胎儿：肢体发育不全、小头畸形 • 新生儿：皮肤瘢痕、视网膜脉络膜炎、小头畸形
乙型肝炎病毒感染	• 孕妇：厌食、恶心、乏力。少数患者出现黄疸、急性重症肝炎 • 胎儿：缺乏产前检查证据 • 新生儿：无典型症状
寨卡病毒感染	• 孕妇：通常无症状，可能出现发热、皮疹、关节痛 • 胎儿：超声检查可能发现小头畸形、脑室扩大、脑内钙化

*.原发性单纯疱疹病毒感染相关症状

（二）典型表现

• 孕妇、胎儿、新生儿病毒感染后的典型临床表现见鉴别诊断。

（三）临床诊断

1. 病史

➢ 询问患者前驱症状、旅居史、有无皮疹、是否接触感染病例，以及是否存在可能增加急性肝炎或 HIV 感染风险的高危行为。

➢ 明确患者既往免疫系统情况。

➢ 收集超声报告，记录胎儿发育及异常情况。

2. 体格检查

➢ 生命体征检查时留意患者是否发热。

➢ 头、眼、耳、鼻、咽喉（HEENT）的全面评估（包括口咽部及淋巴结检查）和检查有无特征性皮疹可帮助诊断多种急性病毒感染，了解病变类型、分布和病程。

➢ 腹部体格检查以明确是否存在急性病毒性肝炎引起的肝脏压痛、肝大等。

➢ 需进行细致的盆腔检查。若发现生殖器、肛门及腰以下皮肤疱疹，有助于单纯疱疹病毒感染的诊断。

（四）实验室检查

1. 诊断检查项目

• 巨细胞病毒 IgM 和 IgG 及抗体亲和力检测：若为阳性，采集羊水进行巨细胞病毒 PCR 检测。

• 人类细小病毒 B19 IgM 和 IgG 检测：若为阳性，采集羊水进行人类细小病毒 B19 PCR 检测。

• 风疹病毒 IgM 和 IgG、病毒培养：若为阳性，绒毛活检术或采集羊水进行风疹病毒 PCR 检测。

• 麻疹病毒 IgG：若呈阴性但患者有高危暴露史，应对患者进行经验性治疗。

• 人类免疫缺陷病毒 1/2 型抗体筛查：若呈阳性，需通过 RT-PCR 测定病毒载量。

• 单纯疱疹病毒可通过 PCR（首选）、病毒培养或直接免疫荧光抗体检测确认是否感染。

• 水疱基底部进行寨卡病毒 PCR 检测或收集水疱液进行寨卡病毒分离培养：若为阳性，采集羊水或胎血进行 PCR 检测。

• 全面的乙型肝炎血清学检查（乙型肝炎表面抗体和抗原，乙型肝炎核心抗体 IgM+ IgG 和乙型肝炎核心抗原，乙型肝炎 e 抗原）：若呈阳性，应进一步进行乙型肝炎病毒 DNA 定量和分型检测。

- 寨卡病毒 IgM 检测：若呈阳性，则进一步测定血清 PCR。可以考虑行羊膜腔穿刺术，但此方法的敏感度尚不明确。

2. 影像学检查

- 当怀疑患者于妊娠期有急性巨细胞病毒、细小病毒、水痘、风疹或寨卡病毒感染时，应推荐其进行详细的胎儿超声检查，以评估对胎儿的影响（见前述）。
- 右上腹超声检查有助于诊断急性肝炎感染，排除其他原因引起的转氨酶升高。
- 针对急性 HIV 或 HSV 感染，目前尚无推荐的影像学检查方法。

（五）疾病诊断的潜在缺陷 / 常见错误

- 妊娠期急性病毒感染的诊断以实验室检查为基础，较少出现诊断错误。
- 诊断错误与每项特定的实验室检测的假阳性率和假阴性率有关。
- 最常见的诊断错误在于对胎儿生长受限或某些胎儿畸形等进行鉴别诊断时，忽略了病毒感染的可能。

四、治疗

（一）治疗原则

- 大多数妊娠期病毒感染都具有自限性，仅需对患者进行支持治疗。
- 对于疑似贫血的胎儿，应超声测量大脑中动脉收缩期的峰值速度（MCA-PSV）。如果 MCA-PSV > 中位值（MOM）的 1.5 倍，建议采取经皮脐血管穿刺和胎儿输血的方法来纠正急性病毒感染导致的胎儿贫血。
- 为了降低垂直传播的风险，若孕妇乙肝病毒载量 > 200 000U/ml，应对其进行治疗。妊娠期乙型肝炎的一线治疗药物是核苷反转录酶抑制药——富马酸替诺福韦酯。二线治疗药物是拉

米夫定。

- 为了降低病毒载量和妊娠期垂直传播率，所有 HIV 阳性的孕妇需要进行抗反转录病毒治疗（ART）。一线治疗方案为三联用药方案，包括两种核苷反转录酶抑制药（NRTI）类骨架药物和一种蛋白酶抑制药或整合酶抑制药。药物的选择应与具有 HIV 临床治疗背景的传染病学专家共同制订。
- 对于病毒载量 > 1000copy/ml 或病毒载量未知的 HIV 阳性患者，应在分娩时静脉注射齐多夫定（AZT），以降低分娩时垂直传播的风险。

（二）住院适应证

- 虽然许多急性细小病毒感染的患者没有临床症状，但对于患有再生障碍性贫血的孕妇，可能需要住院检查并根据病情进行输血治疗。
- 对于感染 HIV 且依从性差的患者，建议入院观察。

（三）治疗方法

治疗方式	注 释
保守治疗	
支持治疗	适用于急性巨细胞病毒、人类细小病毒 B19、寨卡病毒或风疹感染的患者，因为这些病毒感染通常是自限性的，并且目前还没有孕妇适用的治疗方式
药物治疗	
治疗 HIV 的抗反转录病毒（ARV）药物	使用抗反转录病毒药物时应监测患者的血清学检查结果、病毒载量、CD4 计数，并协同传染病学专家制订个体化的治疗方案
应用抗病毒药物可减少乙型肝炎、水痘和单纯疱疹的垂直传播	使用替诺福韦治疗乙型肝炎时应监测肝功能和肝炎病毒载量。使用阿昔洛韦治疗水痘或疱疹则不需要监测
对血清学阴性但有麻疹暴露史者应静脉给予免疫球蛋白（IVIG）治疗	一些患者需要使用对乙酰氨基酚或其他非甾体抗炎药（NSAID）来预防炎症。通常在静脉注射免疫球蛋白之前，给予抗组胺药物或联合糖皮质激素给药。预处理过程中监测血液学参数、肾功能和代谢状态

（续表）

治疗方式	注　释
影像学评估	对于妊娠期急性感染的患者，推荐进行一系列的产科超声检查评估胎儿生长及是否发生先天性感染或发育畸形（见上文）
其他	对于疑似贫血和水肿的胎儿，在急性感染期可能需要经皮脐血管穿刺（PUBS）和胎儿输血治疗

（四）并发症的预防和处理

- HIV 感染的孕妇进行抗反转录病毒治疗与胎儿发生宫内生长受限相关，服用抗逆转录病毒药物的患者应在整个孕期进行连续的超声检查监测胎儿生长发育情况。

> **临床精粹**
> - 产科超声和多普勒测量大脑中动脉峰值流速可预测胎儿贫血。对于 MCA 升高和急性细小病毒感染的胎儿，可能需要采集胎儿血液并进行宫内输血。
> - 当母体乙肝病毒载量 > 200 000U/ml 时，应进行治疗，以降低垂直传播的风险。
> - HIV 患者在孕期应接受抗反转录病毒治疗，以降低垂直传播的风险。分娩时是否使用齐多夫定（AZT）取决于病毒载量和患者用药的依从性。
> - 对于妊娠期急性 CMV、VZV 或寨卡病毒感染的患者，推荐进行产科超声评估胎头大小和颅内解剖结构。

五、预后

> **临床精粹**
> - 大多数孕期感染的病毒性疾病都具有自限性，仅需要支持治疗即可自愈。
> - 胎儿预后有较大差异，取决于急性病毒性

- 疾病的种类和感染时间。
- 对患有乙型肝炎或 HIV 的妊娠女性，应密切监测病情并协同传染病学专家评估疾病进展，这些可能影响治疗决策及远期预后。

（一）未经治疗的疾病自然转归

- 大多数妊娠期病毒感染都具有自限性，仅需要支持治疗，并且有良好的预后。
- 急性水痘感染可进展为水痘性肺炎，发病率低，但可能会危及孕妇生命。
- 急性人类细小病毒 B19 的母婴传播发生率 17%～33%。
- 细小病毒相关的胎儿水肿和胎儿贫血预示预后较差，胎儿死亡率高达 40%～70%。
- 急性乙型肝炎可发展为慢性乙型肝炎，可能导致肝硬化、肝细胞癌和死亡。
- 未经治疗的 HIV 病毒感染可导致免疫功能进行性下降、获得性免疫缺陷综合征（AIDS）和机会性感染。
- 寨卡病毒的母婴传播风险为 1%～10%，如果于孕早期暴露，胎儿出现并发症的风险增加。

（二）治疗后患者的预后

- 孕期感染病毒若具有自限性，则预后良好。
- 胎儿预后有较大差异，具体取决于急性病毒性疾病的种类和感染时间。
- 因细小病毒感染导致的贫血进行宫内输血的胎儿，如果没有出现水肿，则预后良好、没有远期神经系统后遗症。

（三）随访和监测

- 对于患有乙型肝炎的女性，应监测肝功能和病毒载量，疾病出现恶化时可能需要开始抗病毒治疗。
- 应与传染病学专家一同对 HIV 感染患者进行包括 HIV 病毒载量、CD4 细胞计数，以及因免疫抑制导致的并发症等的监测。

参考文献

[1] American College of Obstetricians and Gynecologists. Cytomegalovirus, parvovirus B19, varicella zoster, and toxoplasmosis in pregnancy. Practice bulletin no. 151. *Obstet Gynecol* 2015;1–16.

[2] Centers for Disease Control and Prevention. *Measles cases and outbreaks*. Atlanta, GA: CDC; 2020. Available from: https://www.cdc.gov/measles/cases-outbreaks.html (accessed 14 February 2020).

[3] Connor EM, Sperling RS, Gelber R, et al. Reduction of maternal-infant transmission of human immunodeficiency virus type 1 with zidovudine treatment. Pediatric AIDS Clinical Trials Group Protocol 076 Study Group. *N Engl J Med* 1994;331(18):1173.

[4] Honein MA, Dawson AL et al. Birth defects among fetuses and infants of US women with evidence of possible Zika virus infection during pregnancy. *JAMA* 2017;317(1):59–68.

[5] Kilpatrick SJ, Papile LA, Macones GA, et al., eds. Chapter 5: prepregnancy care. In *Guidelines for perinatal care.* 8th ed. Washington, DC and Itasca, IL: American College of Obstetrics and Gynecology and American Academy of Pediatrics; 2017: 131–47.

[6] Panel on Treatment of HIV-Infected Pregnant Women and Prevention of Perinatal Transmission. *Recommendations for use of antiretroviral drugs in pregnant HIV-1-infected women for maternal health and interventions to reduce perinatal HIV transmission in the United States*. Available from: http://aidsinfo.nih.gov/contentfiles/lvguidelines/PerinatalGL.pdf (accessed 17 January 2020).

[7] von Kaisenberg CS, Jonat W. Fetal parvovirus B19 infection. *Ultrasound Obstet Gynecol* 2001;18:280–8.

推荐网站

Centers for Disease Control and Prevention. www.cdc.gov
American College of Obstetrics and Gynecology. www.acog.org

相关指南

国家学会指南

标 题	来 源	日期 / 全文
第151号美国妇产科医师学会实践指南：巨细胞病毒、人类细小病毒B19、水痘–带状疱疹和妊娠弓形虫病	美国妇产科医师学会评论：妊娠特异性感染的诊断和治疗概述	2015年6月 *Obstet Gynecol* 2015 Jun；125（6）：1510–25.
先天性巨细胞病毒感染的诊断与处理	美国母胎医学会（Society for Maternal-Fetal Medicine，SMFM）	2016年6月 *Am J Obstet Gynecol* 2016 Jun；214（6）：B5–B11
第86号美国妇产科医师学会实践指南：妊娠期病毒性肝炎	美国妇产科医师学会	2007（重申于2018年）*Obstet Gynecol* 2007; 110:941–55.
第167号美国妇产科医师学会实践指南：感染人体免疫缺陷病毒的女性和青少年的妇科护理	美国妇产科医师学会	2016年10月（重申于2019年）*Obstet Gynecol* 2016; 128: e89–110
美国妇产科医师学会实践简报：麻疹爆发期间孕妇和育龄女性的管理	美国妇产科医师学会	2019 https://www.acog.org/Clinical-Guidance and-Publications/Practice Advisories/Management-of-Pregnant-and Reproductive-Age-Women-during-a Measles-Outbreak

循证医学证据

证据类型	标题及结论	日期 / 全文
随机对照试验（RCT）	使用齐多夫定治疗减少1型人体免疫缺陷病毒的母婴传播评论：双盲安慰剂对照RCT显示，感染HIV的女性分娩时给予齐多夫定（AZT）能够减少垂直传播	1994 Connor EM, Sperling RS, Gelber R, et al. Reduction of maternal-infant transmission of human immunodeficiency virus type 1 with zidovudine treatment. Pediatric AIDS Clinical Trials Group Protocol 076 Study Group. *N Engl J Med* 1994; 331（18）：1173.

第 5 章　前置胎盘和病态胎盘附着
Placenta Previa and Morbidly Adherent Placenta

Elizabeth Yoselevsky　Katherine A. Connolly　Noel Strong　著

洪凡真　译　　王谢桐　校

本章概要

- 前置胎盘是指胎盘完全或部分覆盖宫颈内口的状态。应该使用超声对患者进行前置胎盘的筛查。前置胎盘与出血风险相关，甚至会发生危及生命的大量出血，建议患者骨盆休息（译者注：避免阴道放置月经棉条、阴道灌洗和性交，避免举重物），一旦有出血应立即与医生取得联系。诊断为不可逆性前置胎盘的患者需要经剖宫产分娩。
- 病态胎盘附着（morbidly adherent placenta，MAP）是以胎盘异常附着在子宫壁或肌层为特征的一系列疾病。根据胎盘浸润的深度，该疾病可进一步分类。侵入性胎盘是指胎盘异常黏附于子宫肌层。植入性胎盘是指胎盘侵入子宫肌层。穿透性胎盘是指胎盘穿透子宫肌层和浆膜，甚至可能侵及邻近的器官，如肠管和膀胱。
- MAP 通过超声诊断，偶尔通过磁共振进行诊断。试图从子宫壁上将胎盘剥离可能会导致危及生命的大出血，所以通常在剖宫产分娩的同时进行子宫切除术。

一、背景

（一）疾病定义

- 前置胎盘：胎盘组织完全或部分覆盖宫颈内口。
- MAP：部分或者全部胎盘侵入子宫壁或其周围器官并难以分离。

（二）发病率 / 患病率

- 前置胎盘：0.35%～0.46%。
- MAP：高达 1/533。

（三）病因

- 前置胎盘：病因不明。理论上，子宫底部内膜组织的损伤导致胎盘向子宫下端更健康的优势内膜生长；子宫内膜的损伤可能是由既往手术或流产引起的。
- MAP：病因不明，认为与子宫肌层的损伤有关。

（四）病理 / 发病机制

- 前置胎盘可无症状，也可能表现为无痛性阴道流血，这是由于宫颈扩张或子宫下段延伸引起的，两种情况都会破坏胎盘附着。

（五）病态胎盘附着的预测 / 危险因素

危险因素	发生 MAP 的风险
既往剖宫产（cesarean delivery，CD）	
1 次既往 CD	0.3%
2 次既往 CD	0.6%
3 次既往 CD	2.7%

（续表）

危险因素	发生 MAP 的风险
剖宫产史合并前置胎盘	
0 次既往 CD	1%～5%
1 次既往 CD	11%～25%
2 次既往 CD	35%～47%
3 次既往 CD	40%
4+ 次既往 CD	50%～67%

二、预防

> **临床精粹**
> - 既往有子宫手术史的女性，如剖宫产术或子宫肌瘤切除术，有胎盘异常附着的风险，因此避免手术可能会预防胎盘侵入的发生。

（一）筛查

- 前置胎盘：孕期常规超声评估胎儿解剖结构或胎龄时对胎盘进行定位。如果胎盘位置未知，妊娠 20 周之后出现阴道出血的女性应该考虑进行超声检查。
- MAP：在常规超声检查中，应当注意提示胎盘异常附着于子宫壁的特征。

（二）一级预防

- 剖宫产和其他宫内手术已经被证实与胎盘种植异常有关（如前置胎盘和侵入性胎盘）。因此，避免这些手术操作可能有助于减少胎盘异常的可能性。

三、诊断

> **临床精粹**
> - 前置胎盘
>   - 妊娠 20 周后的无痛性阴道出血可能提示前置胎盘。
>   - 前置胎盘通过超声诊断：如果胎盘覆盖

> 宫颈内口，则考虑前置；如果胎盘边缘距离宫颈内口＜2cm，则考虑低置。
> - MAP
>   - 通常孕期无症状，但是如果伴有前置胎盘，也可能会出现阴道出血。
>   - MAP 通过超声诊断：植入征象包括胎盘内不规则的血管间隙，伴或不伴有湍流，覆盖胎盘的子宫肌层变薄，胎盘突入膀胱，子宫 - 膀胱界面的血管增加。
>   - 磁共振用于补充超声检查，以确定胎盘边界，以及是否侵入母体组织。
>   - 最终，根据病理检查确定胎盘侵入子宫壁的程度后才能确诊 MAP。

（一）鉴别诊断

鉴别诊断	特 征
胎盘早剥	胎盘的一部分过早脱落，引起腹痛和阴道流血，胎盘未覆盖宫颈口，胎心率监测或宫缩时可能出现胎儿窘迫
血管前置	胎儿血管横跨宫颈口，可能会出现危及胎儿生命的阴道出血

（二）临床症状

- 通常前置胎盘没有症状。任何孕中期和孕晚期出现无痛性阴道流血的患者都要怀疑前置胎盘。
- MAP 可能在整个孕期都没有症状。如果合并前置胎盘，侵入性胎盘可能会在孕中期和孕晚期出现无痛性阴道流血。主要的临床症状是在分娩时，新生儿娩出后胎盘不能完全从子宫上剥离，导致大量出血。

（三）临床诊断

1. 病史

- 前置胎盘：如果患者没有关于胎盘位置的超声结果，临床医生应该询问孕中期和孕晚期有无阴道流血。
- MAP：临床医生应该询问患者的子宫手术史，以评估患者病态胎盘附着的风险是否增加。

2. 体格检查

- 前置胎盘：如果怀疑前置胎盘，临床医生应该避免进行阴道指检。

3. 疾病严重程度分类

- 任何侵入子宫壁病态附着于子宫的胎盘都称为侵入性胎盘。侵入性胎盘的进一步分类描述了胎盘的浸润深度。植入性胎盘指的是胎盘组织已全部或部分植入子宫肌层，而穿透性胎盘指的是穿过子宫肌层和浆膜并侵入邻近器官（如肠管或膀胱）的胎盘。

（四）实验室诊断

1. 诊断检查项目

- 诊断为前置胎盘和（或）MAP 的患者需要监测全血细胞计数以检测贫血，并在住院后筛查血型及血型抗体类型，以便随时获得交叉配血。

2. 影像学检查

- 前置胎盘：经阴道超声检查足以诊断前置胎盘。
- MAP：经阴道超声检查也可以初步诊断病态胎盘附着。如果超声检查难以确诊或更好的描述胎盘浸润程度，尤其是胎盘附着于子宫后壁时，超声检查难以评估，可以选择磁共振进行进一步检查。

（五）疾病诊断的潜在陷阱 / 常见错误

- 前置胎盘应该定期进行超声监测，因为它可能在孕晚期会随着子宫的生长、胎盘的重塑而消失。

四、治疗

（一）治疗原则

- 前置胎盘：一旦确诊前置胎盘，应该避免任何可能破坏胎盘的阴道内操作，如性交或阴道指检。如果不伴有阴道流血，通常在 36～37 周择期行剖宫产术。
- MAP：目前尚无 MAP 的治疗方法，但是可以采取措施使孕妇的发病率降至最低。如果孕期存在贫血应及时纠正。手术应由母胎医学专家、麻醉科医生、新生儿科医生，以及其他外科医生组成的多学科团队进行计划。如果孕期确诊侵入性胎盘，应在 34～36 周进行计划性剖宫产术。一般治疗是子宫切除术，但是如果没有发生大出血，有希望进行保守治疗者，则可以通过延迟剥离胎盘来保留子宫。

（二）住院适应证

- 前置胎盘或 MAP 的患者通常在发生第一次阴道出血时就已经住院。一旦病情稳定，并且出血量没有增加，就会让他们出院。如果这些患者再次出现出血，临床医生会选择让他们住院直到分娩。

（三）住院患者的管理

- 因前置胎盘或侵入性胎盘住院的患者到确定病情稳定之前一直按照术前患者进行诊疗。这需要让患者禁饮食，检测血型及血型抗体类型，交叉配血，开放 2 条大静脉置管并进行持续的胎心和宫缩监护。一旦患者病情稳定，没有进一步的阴道出血，她通常可以恢复正常活动，如正常饮食、走动、间歇性进行胎心和宫缩监护。应该时刻准备好血型、抗体筛查，以及交叉配型的血液。如果孕周 < 34 周，则在考虑有早产可能的情况下予以倍他米松促胎肺成熟。

（四）治疗方案

1. 前置胎盘

治 疗	建 议
保守	如果与前置胎盘相关阴道出血是自限性的，孕妇没有休克征象，并且也没有胎儿宫内窘迫的征象，则可以暂观察
手术	如果前置胎盘引起危及生命的出血及胎儿宫内窘迫，则需要进行剖宫产术。否则，在 36～37 周进行择期剖宫产术

2. 病态胎盘附着

治 疗	建 议
保守	剖宫产术后，可将胎盘留在原位而避免子宫切除。有时候可以通过宫腔镜手术将胎盘组织切除。将胎盘原位保留应该谨慎小心，因为这可能会造成危及生命的迟发性出血，导致急症手术和子宫切除术

（续表）

治 疗	建 议
手术	建议在 34～36 周进行择期剖宫产子宫切除术，如果有发生大出血的风险，手术最好在具有多学科团队和重症监护室的三级医学中心进行
介入	介入放射学科可以在剖宫产前将血管内球囊导管置入髂内动脉，以减少剖宫产后子宫灌注

（五）并发症的预防 / 管理

- 前置胎盘和 MAP 的早期诊断至关重要。应该建议前置胎盘的患者避免性交或任何可能损伤胎盘的检查。

- 对于 MAP 患者的分娩计划，应采取多学科会诊的方法，包括母胎医学专家、麻醉科医师、新生儿科医师、可能还需要泌尿外科医师、普外科医师，以及介入放射学科医师来针对该患者制订手术方法。

> **临床精粹**
>
> - 不要对已经诊断为前置胎盘的患者进行阴道检查。
> - 常规超声对所有患者的胎盘进行定位是非常重要的。
> - 对前置胎盘或既往剖宫产的患者应特别注意检查胎盘 – 子宫肌层的边界。

五、预后

> **临床精粹**
>
> - 临床上，前置胎盘和 MAP 的患者比正常胎盘的患者更容易发生大出血。在医疗资源充足的国家中，与前置胎盘相关的孕产妇死亡率 < 1%。与没有 MAP 的患者相比，患有 MAP 的孕产妇的死亡率增加。

后续检查和监测

- 对于超声确诊有前置胎盘或可疑 MAP 的患者，应进行连续的超声随访以评估胎儿的生长，并继续监测胎盘的位置及侵入情况。如果怀疑有穿透性胎盘或超声显示不清晰，则可以考虑进行 MRI 检查，而 MRI 将有助于多学科会诊。

参 考 文 献

[1] Ananth CV, Smulian JC, Vintzileos AM. The association of placenta previa with history of cesarean delivery and abortion: a metaanalysis. *Am J Obstet Gynecol* 1997;177(5):1071.

[2] Clark, SL. Placenta previa and abruptio placentae. In: Creasy RK, Resnik R eds. *Maternal fetal medicine: Principles and practice.* Philadelphia: WB Saunders; 1999:616.

[3] Faiz AS, Ananth CV. Etiology and risk factors for placenta previa: an overview and meta-analysis of observational studies. *J Matern Fetal Neonatal Med* 2003;13(3):175.

[4] Knuttien MG, Jani A, Gaba, RC, et al. Balloon occlusion of the hypogastric arteries in the management of placenta accreta: A case report and review of the literature. *Semin Intervent Radiol* 2012 Sep;29(3):161–8.

[5] Wu S, Kocherginsky M, Hibbard JU. Abnormal placentation: twenty-year analysis. *Am J Obstet Gynecol* 2005;192: 1458–61.

推 荐 网 站

American College of Obstetricians and Gynecologists. www.acog.org
Society for Maternal-Fetal Medicine. www.smfm.org

相 关 指 南

国家学会指南

标 题	来 源	日期 / 全文
侵入性胎盘	美国母胎医学学会	2010 Publications committee, Society for Maternal-Fetal Medicine. Placenta accreta. *Am J Obstet and Gynecol* 2010; 203:430–9

第6章 胃肠道疾病与妊娠
Gastrointestinal Disorders and Pregnancy

Eric P. Bergh　Maria Teresa Mella　著

洪凡真 **译**　　王谢桐 **校**

本章概要

- 识别和治疗妊娠期常见的胃肠道（gastrointestinal，GI）不适。
- 识别和治疗上消化道常见疾病。
- 识别和治疗小肠和结肠的常见疾病。
- 识别和治疗肝脏、胆囊和胰腺疾病。

一、背景

- 妊娠期发生的正常解剖结构、生理和功能的变化使得胃肠道疾病的诊断和评估变得复杂。尽管许多常见的疾病并不会危及生命，但是临床医生应该注意一些妊娠期特发的可能具有很高的母胎发病率的胃肠道疾病。

（一）疾病分类

- 胃肠道疾病可按位置分类，包括上消化道疾病、下消化道疾病，以及肝脏疾病、胆囊疾病和胰腺疾病。
- 也可以根据疾病的持续时间进行分类，包括急性与慢性疾病。
- 妊娠期特发的疾病，包括妊娠剧吐、妊娠期肝内胆汁淤积、子痫前期、HELLP 综合征（溶血、肝酶升高和血小板减少）和妊娠期急性脂肪肝。

（二）发病率 / 患病率

- 妊娠期胃肠道疾病的发病率和患病率对于每种

疾病都是特定的。虽然大多数孕妇都会经历某种程度的恶心、呕吐、便秘和胃灼热，但是还有一些孕妇会患有慢性衰弱或危及生命的疾病。

（三）妊娠期的生理变化

- 妊娠期的生理变化包括继发于激素作用和子宫增大的胃肠动力下降。
- 食管下括约肌张力降低导致频繁的胃食管反流或"胃灼热"。
- 胆囊收缩力降低、排空延迟，以及胆石形成增加，增加了妊娠期胆结石和胰腺炎的发病风险。
- 结肠中钠和水的吸收增加，导致便秘恶化。
- 痔疮是继发于便秘和增大子宫下方静脉压升高的妊娠期常见病。

（四）妊娠期特发胃肠道疾病的病理学 / 发病机制

- 妊娠剧吐是对妊娠相关激素［尤其是 β-人绒毛膜促性腺激素（β-hCG）血清水平升高］的过度反应。表现为对饮食调节和镇吐药无反应的严重的、顽固的恶心和呕吐，一般会持续至妊娠16周以后。

- 当胆汁酸清除不完整时，就会发生妊娠期肝内胆汁淤积（intrahepatic cholestasis of pregnancy，ICP）。血清胆汁酸积聚会导致瘙痒［通常是手掌和（或）脚底，晚上加重］和（或）黄疸。尽管ICP的确切病因尚不明确，但血清胆汁酸升高且越接近足月越会增加自然死胎的风险。

- 子痫前期和HELLP综合征均与不同程度血管功能障碍导致的终末器官损害有关。

- 当微泡性脂肪在肝细胞内聚积破坏了母体的正常肝脏功能，就会导致妊娠期急性脂肪肝。母体和胎儿线粒体β氧化脂肪酸的遗传缺陷（长链3-羟酰基辅酶A脱氢酶缺乏症，long-chain 3-hydroyacyl CoA dehydrogenase deficiency，LCHADD）可能使某些女性容易患上这种疾病。

（五）发生率

GI 疾病	发生率
某种程度的恶心、呕吐	不确定
便秘	不确定
痔疮	不确定
妊娠剧吐	0.3～3∶100（2015年调查数据）
妊娠期肝内胆汁淤积	人群差异
妊娠期急性脂肪肝	1∶10 000（Nelson 等，2013）
阑尾炎	1∶800～1∶1500（Andersen，Nielsen 1999; Mourad 等，2000）
胆囊炎	1∶1000（Cunningham，2014）
胰腺炎	1∶3450（Eddy 等，2008）
HELLP 综合征	1∶1000（Stone 等，1998）

二、预防

- 预防通常旨在使饮食和生活方式与妊娠相关的身体变化相适应。

- 对于患有慢性炎性肠病的女性，坚持大多数孕前维持治疗，可以实现对结肠炎的持续抑制。

（一）筛查

- 有减肥手术史的女性（尤其是与减少吸收有关的手术，如胃旁路术）应该尽早进行妊娠糖尿病的筛查，定期评估血清营养素、维生素水平，并在妊娠期进行连续超声检查以监测胎儿发育情况。

- 有炎性肠病病史的女性应该检查血清和粪便生物学标志物，以帮助评估疾病的活动性。

（二）一级预防

- 少食多餐，以防止因子宫增大导致的胃容量降低而引起的恶心、呕吐。

- 坚持平衡饮食，避免摄入高脂肪食物。

- 保证摄入充足的水分，以防止由于结肠吸收增加而引起的便秘。

- 对于溃疡性结肠炎和克罗恩病，应该监测 Ca^{2+}、维生素 B_{12} 和铁的水平。叶酸补充药可能有助于减少贫血和神经管缺陷的发生。

- 子痫前期高风险的患者每日予以阿司匹林（81mg）。

- 产前维生素与食物一起进食，不要空腹服用。

（三）二级预防

- 恶心和呕吐的治疗方式是避免刺激和调整饮食（少食多餐）。除了含姜的食物，还建议进食高蛋白、含盐、温和的食物及碳酸饮料。维生素 B_6 和多西拉敏是治疗轻度症状的一线口服药物 H_1 受体拮抗药、多巴胺拮抗药和血清素拮抗药可能对中、重度的患者有效。妊娠剧吐的患者通常需要多种口服药物，包括偶尔使用糖皮质激素来控制症状。

- 摄入充足的水分、高纤维饮食，以及大便软化药（多库酯钠）是妊娠期便秘常见的治疗方法。

- 痔疮通常通过药物治疗（局部用药），但是严重时在妊娠期可能需要进行手术治疗。

- 调节生活方式。例如，与食物一起服用维生素或抬高床头以减少反流性食管炎的症状。通常认为在孕期口服抑酸药、H_2 受体阻断药和质子泵抑制药是安全的。

- 5-ASA 衍生物（柳氮磺吡啶）、皮质类固醇和免疫调节药是治疗炎性肠病的主要手段。

三、诊断

- 妊娠期胃肠道疾病的诊断需要详细的内科、外科及产科病史。应特别注意当前孕周、疼痛的发作和特征，以及呕吐物和排泄物的成分和质量。鉴别诊断应该包括妊娠特有的疾病及腹痛的产科原因。

- 由于增大的妊娠子宫引起的解剖学变化，未孕患者与阑尾炎相关的右下腹疼痛随着孕期阑尾的连续移位而偏向头侧。

- 全血细胞计数、生化全套、肝功能，以及胰酶（胰淀粉酶 / 胰脂肪酶）的变化有助于指导诊断。当怀疑妊娠期肝内胆汁淤积时，应该检测总胆汁酸，尽管总胆汁酸血清水平升高可能会在症状发作后几周才出现。

- 在妊娠期胃肠道疾病的诊断中采用了多种影像学检查。普遍认为，妊娠期使用盆腹部超声和磁共振成像（MRI）是安全的。静脉或口服对比剂后进行腹部 X 线摄影和计算机断层扫描（CT）常用于诊断妊娠期胃肠道疾病，并且妊娠期特定方案可以将胎儿暴露的射线降至 5rad 以下（低于该水平的射线不会产生不良影响）（Brent，1989）。除极少数情况外，妊娠期不推荐使用钆类对比剂。

- 如果有适应证，妊娠期可以进行诊断和治疗性内镜检查，包括乙状结肠内镜检查、磁共振胰胆管成像（magnetic resonance cholangiopancreatography，MRCP）、经内镜逆行胆胰管成像（endoscopic retrogrde cholangiopancreatography，ERCP）和结肠镜检查。

（一）妊娠期腹痛的非胃肠道原因

鉴别诊断	特　征
胎盘早剥	位于子宫中央上方的剧烈腹痛。典型症状是伴或不伴有阴道流血的强直性子宫收缩

（续表）

鉴别诊断	特　征
早产	伴随宫颈管缩短或扩张的背痛或腹部绞痛，可能伴有恶心、呕吐、阴道流血或者羊水从破裂的胎膜中流出
卵巢扭转	反复发作的单侧盆腹部疼痛，并且可能在症状后几天出现。盆腹部检查可能显示附件区饱满。超声检查通常提示卵巢肿物、囊肿伴周围水肿
尿路结石	从侧腹部放射到腹股沟的绞痛，可通过脊肋部压痛或下腹部压痛再现。典型症状为顽固性疼痛和血尿，通常肾脏超声提示患侧肾积水
肾盂肾炎	腰痛放射到腹部，并伴有发热、白细胞增多、恶心和呕吐。妊娠时通常伴有尿痛或尿路感染病史（尿液培养阳性）
肌瘤变性	有肌瘤病史或者超声诊断液化性坏死肌瘤的患者出现盆腹部疼痛。经常伴有低热
子宫破裂	典型的中腹部剧烈疼痛，伴有休克和低血压，伴或不伴有阴道流血。在宫底上方可以触及胎体，腹部超声下看到子宫外有游离液体并且不能明确胎儿状态

（二）妊娠期恶心 / 呕吐的鉴别诊断

鉴别诊断	特　征
妊娠剧吐	伴有饥饿和脱水征象，饮食调节无效的严重恶心、呕吐，持续到 16 周以上的
阑尾炎	恶心、呕吐，持续性腹痛［右下腹（RLQ）或右上腹（RUQ）］，经常伴有低热和白细胞增多。盆腹部超声、MRI、CT 的表现与阑尾炎一致
胆石症	右上腹疼痛伴有恶心、呕吐、发热，以及白细胞增多。腹部超声提示胆石症、胆汁淤积、胆总管扩张，以及胆囊壁增厚
胰腺炎	伴有恶心、呕吐、发热和心动过速的上腹痛。血清学检查通常显示血清胰腺酶明显升高和低钙血症
肠梗阻	腹痛、恶心呕吐，常伴有盆腹部手术史、子宫内膜异位症病史或炎性肠病史。常伴随子宫体积的变化而发生。腹部 X 线摄影、CT 和 MRI 均有助于肠梗阻的诊断
妊娠期急性脂肪肝	孕晚期发生的恶心、呕吐，并伴有上腹痛和黄疸。可能发生于高血压或子痫前期患者。进行性肝衰竭导致不同程度的低血糖、转氨酶升高和凝血功能障碍

CT. 计算机断层扫描；MRI. 磁共振成像

（三）典型表现

- 妊娠期胃肠道疾病有不同临床表现。由于恶心 / 呕吐在整个妊娠期通常会有起伏，所以许多疾病可能会漏诊或延误诊断。因此，即便主诉症状不严重，临床上也应该保持高度警惕。

- 许多疾病的临床表现包括恶心、呕吐和腹痛。这些疾病在上述表格中已经列出。

- 子痫前期和 HELLP 综合征是发生于妊娠 20 周以后的通常伴有肝功能障碍的妊娠期特发性疾病。除了 RUQ 疼痛外，这些疾病还可能伴发高血压、视物模糊、头痛、凝血和代谢功能障碍。患有妊娠期急性脂肪肝的患者除恶心、呕吐和黄疸外，通常还有子痫前期的症状和体征。

- 妊娠期肝内胆汁淤积通常发生在孕中期和孕晚期，并且在手掌和足底部出现无法忍受的广泛性和局灶性瘙痒，夜间尤重。

- 慢性炎性肠病可能会在妊娠期发作，并伴有恶心、呕吐，腹部、直肠或肛周不适，以及血便或腹泻。

（四）临床诊断

1. 病史

- 在评估妊娠期胃肠道疾病时，应详细询问内外科、妇产科病史。还要询问患者正在服用的所有慢性药物，以及最近使用的抗生素。另外，还要追踪患者的饮食、旅居史及疾病接触史。系统回顾应该包括胃肠道症状、神经系统、血液系统和泌尿生殖系统症状。

2. 体格检查

- 彻底的腹部检查，检查子宫压痛以排除产科原因导致的腹痛。

- 直肠检查评估痔疮。

- 应该特别注意评估深部触诊后的疼痛，因为增大的子宫可能使前腹壁远离发炎的脏器，从而掩盖腹膜体征和反跳痛。

- 听诊肠鸣音。

- 在无法诊断早产或者胎盘早剥的情况下可以进行盆腔检查以确定宫颈口是否扩张。

- 用宫缩压力探头评估宫缩的出现和频率。

- 检查双侧脊肋部压痛，因为继发于尿路梗阻的肾盂肾炎和肾积水会导致与腹痛相关的背痛。

- 应进行床旁超声检查，以评估胎儿情况、羊水深度，以及宫外游离液体。

3. 疾病严重程度分类

- 胃肠道疾病一般可以按敏锐度分类。

  - 门诊治疗的孕期常见良性疾病：恶心、呕吐、胃食管反流、便秘、痔疮，以及妊娠期肝内胆汁淤积。

  - 通常需要住院治疗的胃肠道疾病：炎性肠病发作和妊娠剧吐。

  - 最好通过外科手术治疗的胃肠道疾病：胆囊炎、阑尾炎、胰腺炎、肠梗阻、假性结肠梗阻。

（五）实验室诊断

1. 诊断检查项目

通常在评估妊娠期腹痛时应该合理安排以下实验室检查。

- 全血细胞计数及分类、基本生化检查（适用于所有胃肠道不适的患者）。

- 肝功能、胰酶（胰淀粉酶和胰脂肪酶）[在怀疑上消化道疾病包括恶心、呕吐、高血压疾病（子痫前期、HELLP 综合征、妊娠期急性脂肪肝）、胰腺炎或肝胆疾病时检查]。

- 尿常规、尿沉渣镜检、尿液培养（疑似尿路感染、肾盂肾炎或肾结石的情况下检查）。

- 凝血检查[凝血酶原时间（PT）、活化部分凝血活酶时间（APTT）、纤维蛋白原]（高血压疾病、胎盘早剥、死胎时检查）。

- 血型与抗体筛检（在怀疑有外科、产科急症或阴道流血时检查）。

2. 影像学检查

- 建议所有孕妇均从床旁盆腹腔超声开始评估常见的妊娠期特异性疾病，疾病可能是良性的（如肌瘤）也可能是危及生命的（如大面积胎盘早剥）。

- 为了进一步评估附件、阑尾、胆囊或肾脏情况可以进行更正规的腹部、盆腔或者肾脏超声检查。

- 当超声不能确诊并且怀疑腹部病变时，MRI 有助于阑尾炎的确诊。
- 静脉注射或口服对比剂后进行腹部 X 线和计算机断层扫描（CT）常用于诊断妊娠期胃肠道疾病，尤其是在没有 MRI 设备的医疗机构。如前所述，妊娠期特定方案可以将胎儿暴露的射线降至 5rad 以下（低于该水平的射线不会产生不良影响）（Brent，1989）。妊娠期不推荐使用钆类对比剂。

（六）有关疾病诊断的潜在陷阱 / 常见错误

- 妊娠期阑尾炎可能因为以下原因被漏诊或者延误诊断。
  - ➤ 孕中期和孕晚期右下腹的疼痛会向头侧移位。
  - ➤ 增大的子宫使壁腹膜与发炎的脏器分离，导致腹痛减轻。
  - ➤ 正常妊娠期经常会出现轻度白细胞增多（最高可达 $15 \times 10^9/L$）（Kuvin，Brecher，1962）。
  - ➤ 正常妊娠期经常会出现恶心、呕吐等症状。

四、治疗

- 妊娠剧吐：补液、止吐、补钾、调节生活方式及饮食，并持续保持。
- 妊娠期肝内胆汁淤积：一线治疗是熊脱氧胆酸联合或不联合苯海拉明以缓解症状。通过咨询母胎医学并且确保胎儿安全的状况下，妊娠可维持到接近足月或足月早期。
- 子痫前期伴有严重的肝脏疾病（血清转氨酶升高至正常值上限的 2 倍）或 HELLP 综合征的患者及时终止妊娠。
- 胆囊炎和阑尾炎：一线治疗是手术治疗。

（一）住院适应证

- 妊娠剧吐：不能进食，严重的代谢异常。
- 子痫前期伴有严重的肝脏疾病（血清转氨酶升高至正常值上限的 2 倍）或 HELLP 综合征的患者应该住院治疗。
- 胆囊炎、阑尾炎、胰腺炎：一旦发现立即住院直到术后可以出院。

（二）住院患者管理

- 妊娠剧吐患者的住院治疗，包括补充维生素 B_1、电解质，静脉补液，以及充分控制止吐症状以使进食恢复。在症状严重、药物无法控制的情况下，患者可选择终止妊娠。
- 结肠炎的管理通常需要胃肠科会诊，治疗包括补液、补钙、止疼、胃肠道休息，以及可能添加糖皮质激素或免疫调节药恢复维持治疗。
- 外科急症应该请外科会诊。通常，除了手术探查之外，主要治疗还包括补液、胃肠道休息和止疼。

> **临床精粹**
> - 妊娠期胃肠道疾病多种多样，有很大差异，包括妊娠期特发的几种疾病。
> - 随着妊娠的进展孕产妇生理和解剖发生改变，导致妊娠期胃肠道疾病的非典型表现。
> - 病史采集、体格检查、血清学和影像学检查对于全面的患者评估和准确的诊断都是至关重要的。

参 考 文 献

[1] American College of Obstetricians and Gynecologists. Nonmedically indicated early-term deliveries. Committee opinion no. 561. *Obstet Gynecol* 2013;121:911–5.

[2] Andersen B, Nielsen TF. Appendicitis in pregnancy: diagnosis, management and complications. *Acta Obstet Gynecol Scand* 1999;78(9):758–62.

[3] Belfort MA, Saade G, Foley MR, et al. *Critical care obstetrics*. 5th ed. Hoboken, NJ: Blackwell Publishing; 2010.

[4] Berghella V. *Evidence based guidelines*. 2nd ed. New York: Informa Healthcare; 2012.

[5] Brent RL. The effect of embryonic and fetal exposure to x-ray, microwaves, and ultrasound: counseling the pregnant and nonpregnant patient about these risks. *Semin Oncol* 1989;16(5): 347–68.

[6] Cunningham FG, Leveno KJ, Bloom SL, et al. *Williams obstetrics*. 24th ed. New York: McGraw-Hill Education; 2014.

[7] Eddy JJ, Gideosen MD, Song JY, et al: Pancreatitis in pregnancy. *Obstet Gyncol* 2008;112:1075–81.

[8] Gabbe SG, Niebyl J, Simpson J, et al. *Obstetrics normal and problem pregnancies*. 7th ed. New York: Elsevier; 2017.

[9] Interventions for nausea and vomiting in early pregnancy.

Cochrane Database Syst Rev 2015 Sep 8;(9).

[10] Kuvin SF, Brecher G. Differential neutrophil counts in pregnancy. *New Eng J Med* 1962;266:877–8.

[11] Mourad J, Elliott JP, Erickson L, Lisboa L. Appendicitis in pregnancy: new information that contradicts long-held clinical beliefs. *Am J Obstet Gynecol* 2000;182(5):1027–9.

[12] Nelson DB, Yost NP, Cunningham FG. Acute fatty liver of pregnancy: clinical outcomes and expected duration of recovery. *Am J Obstet Gynecol* 2013 Nov;209(5):456.e1–7.

[13] Resnik R, Creasy R, Iams J, et al. *Creasy & Resnik's maternal-fetal medicine*. 7th ed. Philadelphia: Elsevier Saunders; 2014.

[14] Stone JH. HELLP Syndrome: Hemolysis, Elevated liver enzymes, and low platelets. *JAMA* 1998;280(6):559–62.

第 7 章　孕期超声检查
Ultrasound in Pregnancy

Eric P. Bergh　Angela Bianco　著

黄　薇　王睿莹　译　　王谢桐　校

> **本章概要**
> - 超声评估胎儿和胎盘改变产科学领域。
> - 临床医生应熟悉经阴道和经腹部超声检查的适应证。
> - 超声引导下的有创性操作可用于诊断和治疗。

一、背景

超声的出现改变整个产科学，已被证实对精确确定孕龄、诊断胎儿异常、多胎妊娠、胎位异常、宫颈缩短和胎盘异常至关重要。此外，超声引导下的操作促进了遗传学诊断的改进，以及胎儿宫内治疗的发展。

二、适应证

- 证实或明确本次妊娠的孕龄。
- 确认妊娠状况（如胎儿数目）。
- 筛查胎儿解剖异常。
- 评估胎儿生长发育和健康状况。
- 检测宫颈缩短以确认患者早产风险。
- 筛查胎盘异常。
- 超声引导下操作和 3D/4D 超声用于孕期诊断或治疗。

三、经阴道超声检查

- 适合获取孕早期、宫颈和附件结构的高分辨率图像。
- 可在整个孕期进行。
- 膀胱排空时亦可获得最佳图像（操作前患者应排空膀胱）。
- 患者取膀胱截石位。
- 计算孕 14 周前孕龄：正中矢状面测量胎儿冠 - 臀长（图 7-1）。
- 测量孕 11～14 周胎儿颈项透明层：测量正中矢状面胎儿颈后皮肤下的透明层厚度。当测量值高于第 97 百分位数时，胎儿非整倍体（即染色体异常）的风险增高（图 7-2）。
- 测量孕 12～28 周宫颈长度：测量膀胱排空后正中矢状面下宫颈内口到外口的距离，取 3 次测量的平均值（图 7-3）。宫颈长度的测量适用于有宫颈缩短证据或以往有早产史者。宫颈缩短的患者可给予孕激素治疗或宫颈环扎术以预防早产。
- 评估附件结构：侧扫矢状面可确定双侧附件特征，显示囊肿、肿块和可疑异位妊娠。
- 确定胎盘异常，在矢状面显示胎盘边缘与宫颈内口的位置关系。
  - ➢ 完全性前置胎盘：胎盘下缘覆盖宫颈内口（图 7-4）。

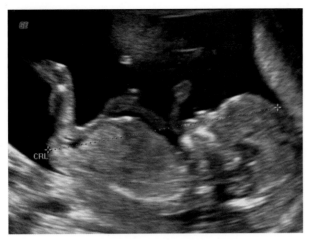

▲ 图 7-1 孕早期胎儿矢状面测量冠 - 臀长（**CRL**）

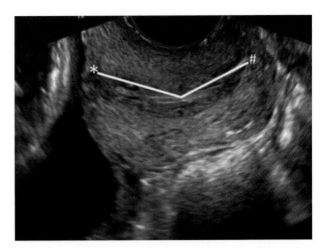

▲ 图 7-3 经阴道超声检查测量宫颈内口（*）和外口（#）之间的宫颈长度

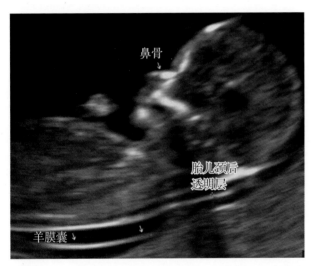

▲ 图 7-2 测量胎儿颈后透明层厚度，矢状面可见羊膜囊和鼻骨

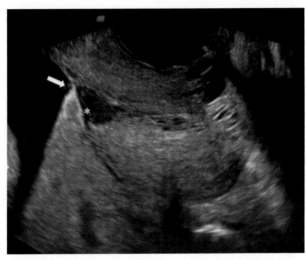

▲ 图 7-4 经阴道超声检查显示宫颈和胎盘边缘（白箭）覆盖在宫颈内口上（*）

> 边缘性前置胎盘：胎盘下缘到宫颈内口的距离＜ 2cm。

> 既往有剖宫产史的低置胎盘或前置胎盘患者发生病理性胎盘粘连（侵入性胎盘）的风险增高。当子宫肌层与膀胱之间界限不清，或出现多个血管胎盘池时，应高度怀疑胎盘粘连（植入）。

> 当胎儿血管横卧在宫颈内口上时，应采用彩色多普勒超声检查排除血管前置。

四、经腹部超声检查

• 适合于孕中期评估胎儿的解剖结构，在孕晚期评估胎儿生长发育情况，以及确认胎先露（头先露或臀先露）。对于体重较轻的患者，腹部超声可在孕早期确定孕龄。

• 膀胱充盈时可获得最佳图像。充盈的膀胱为超声检查创造了一个超声"窗"，可以更好地穿透和显示腹盆腔结构。

• 患者取仰卧位。有时为了获得特定的图像，可能采取左侧或右侧卧位，尤其是肥胖者。若患者有明显的向心性肥胖，抬高侧腹部可更好地显示胎儿图像和腹腔内脏。

• 在孕中期，经腹部超声检查发现解剖异常，应高度怀疑胎儿非整倍体或遗传综合征。

- 胎盘：若经腹超声提示胎盘位置低置，则应采用经阴道超声检查评估胎盘边缘到宫颈内口的距离。

  ➢ 多胎妊娠，无论是经阴道还是经腹部超声，最好在孕 10～14 周进行绒毛膜定性的测定。

    ◆ 当胎盘明显相互分离或胎儿性别不一致时提示双绒毛膜囊。当胎盘相邻时，羊膜嵌入绒毛膜图像显示特征性的 λ 征且伴有增厚的隔膜，提示双绒毛膜双胎（图 7-5）。

    ◆ 呈 T 征且伴有相对薄的羊膜隔膜时，提示单绒毛膜双胎（图 7-6）。

- 评估胎儿大小 / 体重：获取以下图像来测量胎儿生物参数，包括双顶径、头围、腹围、股骨长（图 7-7 至图 7-9）。尽管许多在线计算器同样可以估算体重，但目前大多数超声设备均是根据生物测量来计算胎儿体重。

  ➢ 小于胎龄儿：是指体重低于同胎龄平均体重的第 10 百分位数的胎儿，原因包括孕龄不准确、原发性小于胎龄、感染、遗传及胎盘原因。

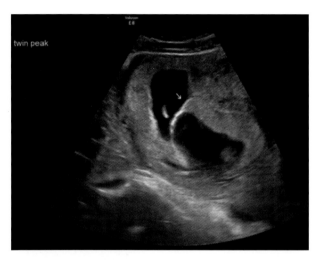

▲ 图 7-5　双绒毛膜双胎伴 λ 征或"双胎峰"征（白箭）

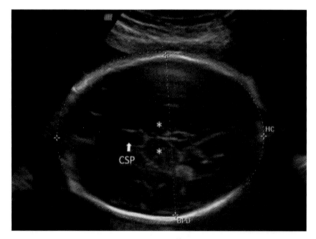

▲ 图 7-7　在透明隔（CSP）和丘脑（*）平面的胎儿颅骨轴位图，双顶径（BPD）是从近侧顶骨骨外缘到远侧顶骨骨内缘的距离；头围（HC）是围绕颅骨测量的椭圆的长度

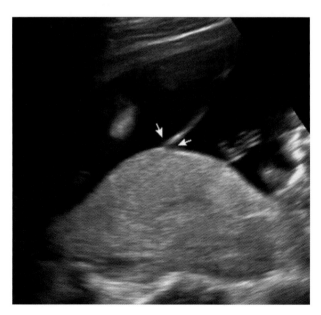

▲ 图 7-6　单绒毛膜双胎妊娠，见 T 征（白箭）

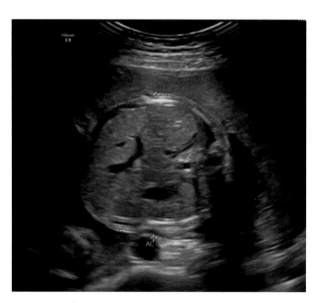

▲ 图 7-8　胎儿腹部在胃和脐静脉（UV）水平的轴位图；以此水平围绕胎儿皮肤测量呈椭圆形的腹围（AC）

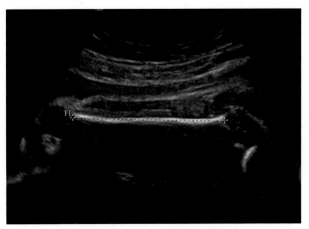

▲ 图 7-9　胎儿股骨纵切面

测量两端骨化的骨干间的距离为股骨长度（FL）

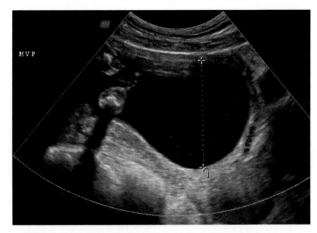

▲ 图 7-10　标尺间距离为最大羊水暗区垂直深度（MVP）

（彩图版本见书末）

➢ 大于胎龄儿：是指体重大于同胎龄平均体重的第 90 百分位数的胎儿。其最常见的原因包括孕龄不准确、未控制的母亲糖尿病及原发性大于胎龄儿。

➢ 在双胞胎中，> 20% 的生长不协调可能源于共用胎盘分配不均或遗传因素，需要加强监测。

● 羊水：羊水指数（amniotic fluid index，AFI）是指将孕妇腹部分为 4 个象限，各象限最大羊水池垂直径线的总和，正常范围为 5～24cm。

➢ 羊水过少：当 AFI < 5cm 时诊断羊水过少。其原因包括胎膜破裂、使用慢性非甾体抗炎药（NSAID）或胎儿液体产生疾病（如肾脏异常或下尿路梗阻）。

➢ 羊水过多：当 AFI > 24cm 时诊断羊水过多。其病因较多，可能是特发性的，或与某些羊膜腔内感染（巨细胞病毒、弓形虫等）、未控制的母亲糖尿病或胎儿吞咽障碍有关。

➢ 最大羊水暗区垂直深度（maximum vertical pocket，MVP）：通常基于医生建议，MVP 可以代替 AFI。正常的 MVP 是任一羊水暗区深度为 2～8cm（图 7-10）。MVP ≤ 2cm 为羊水过少，MVP ≥ 8cm 为羊水过多。

● 胎儿状况

➢ 脉冲多普勒超声

◆ 脐动脉：多普勒超声可以检测脐动脉收缩期和舒张期血流的比值，适用于可疑生长受限的胎儿。脐动脉舒张期血流异常或反流提示胎盘功能不良，可作为加强胎监或提前终止妊娠的适应证。

◆ 大脑中动脉：多普勒超声可检测大脑中动脉血流。异常增加的血流提示低血液黏滞度和胎儿贫血可能。

➢ 胎儿生物物理监测（biophysical profile，BPP）

◆ BPP 是一个评估胎儿健康状况的评分系统，好分数表明胎儿 1 周内死亡的风险低。BPP 需超声实时监测 30min 并评估以下指标，包括胎儿呼吸运动、胎动、胎儿肌张力、羊水量。

五、超声引导下操作

以下操作步骤均为超声引导下的穿刺，通常在一名助手协助下实施。

● 绒毛活检术

➢ 穿刺针采集胎盘绒毛进行遗传学诊断。

➢ 有非整倍体或遗传异常基础风险者，或者孕早期存在超声异常者，根据患者意愿选择性进行。

➢ 在孕早期的 10～14 周进行。

➢ 经腹部超声或经阴道超声检查引导下进行。

- 并发症包括 1‰~2‰的妊娠丢失率（Akolekar 等，2015），依赖于操作者而变动。
  - 胎儿肢体短缩缺陷者与在孕 10 周之前实施有关。
- 羊膜腔穿刺术
  - 穿刺针刺入羊膜腔采集羊水用于多种诊断目的。
    - 收集羊水细胞（脱落的胎儿皮肤细胞）用于遗传诊断。
    - 评估羊水是否存在羊膜腔内感染。
    - 在选择性早产的情况下，评估羊水的胎儿肺成熟度标志物。
    - 评估羊水中的神经管缺陷和腹壁缺损相关标志物（血清 α 蛋白和乙酰胆碱酯酶升高）。
  - 可在孕 15 周后的任何时间进行，由于有胎膜破裂和医源性早产的风险，绝大多数医生选择在孕周≤23 周进行。
  - 有 1‰的妊娠丢失风险（Akolekar 等，2015）。
  - 并发症包括羊膜腔内感染（表现为发热和腹痛）、出血、胎膜破裂或胎儿死亡。
    - 一旦发生羊膜腔内感染，应及早终止妊娠，避免母亲脓毒症风险。
    - 羊膜腔穿刺术后发生胎膜破裂，在无感染情况下，有 80%~90% 的患者胎膜能够自行修复而得以自然解决。
- 经皮脐血管穿刺术
  - 穿刺针采集胎儿血液样本，最常用于可疑贫血的胎儿，同时可进行宫内输血。通常在脐静脉进行采样和输血，理想位置是胎盘的脐带附着处。在无法安全到达脐静脉的情况下，也可进行腹腔内输血。肝内采样和心脏穿刺同样可行，但由于技术难度和并发症风险高而很少采用。
  - 超声发现胎儿水肿或胎儿大脑中动脉血流异常增加，怀疑胎儿严重贫血时进行此操作。典型病因包括严重的胎儿感染（细小病毒）或 Rh 同种免疫。

- 在孕 18~34 周实施操作。
- 并发症包括胎膜破裂、宫内感染及罕见的胎儿死亡。
- 孕期超声引导下的其他操作，但不属于本章节内容，包括多胎妊娠减胎术、终止妊娠、在双胎输血综合征中采用激光烧灼异常的胎盘血管、先进的胎儿治疗手术（如下尿路梗阻的膀胱引流），以及胎儿胸腔积液的胸壁引流。

六、3D/4D 超声

- 日趋完善的超声技术目前可提供 3D 和 4D 结构的图像（实时三维图像）。尽管不是常规技术，但 3D/4D 超声评估某些先天性异常时尤为有用，包括以下 5 个方面。
  - 评估胎儿面部和腭裂（图 7-11）。
  - 结合胎儿磁共振成像（MRI），评估胎儿大脑的神经系统异常。
  - 评估胎儿脊柱的开放性神经管缺陷。
  - 评估胎儿四肢确定骨骼发育不良和肢体缺陷。
  - 评估胎儿心脏的先天性疾病和出生后修复计划。
- 若没有可疑的异常需要 3D/4D 提供临床帮助，不建议常规行 3D/4D 超声检查作为"纪念"。

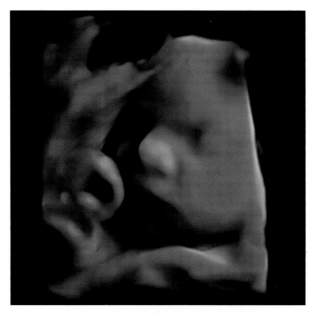

▲ 图 7-11 孕晚期胎儿面部 3D 图像

参 考 文 献

[1] Akolekar R, Beta J, Picciarelli G, et al. Procedure-related risk of miscarriage following amniocentesis and chorionic villus sampling: a systematic review and meta-analysis. *Ultrasound Obstet Gynecol* 2015;45:16.

[2] American Institute of Ultrasound in Medicine. AIUM practice guideline for the performance of obstetric ultrasound examinations. *J Ultrasound Med* 2013;32(6):1083–1101.

[3] Practice bulletin no. 175: Ultrasound in pregnancy. *Obstet Gynecol* 2016;128(6):e241–e256.

推 荐 网 站

American College of Obstetricians and Gynecologists. www.acog.org
Society for Maternal-Fetal Medicine. www.smfm.org
American Institute of Ultrasound in Medicine. www.aium.org
Perinatology. www.perinatology.com
The Fetus. https://sonoworld.com/thefetus/home.aspx

相 关 指 南

国家学会指南

标 题	来 源	日期 / 全文
第 175 号美国妇产科医师学会实践简报：孕期超声检查	美国妇产科医师学会	2016 *Obstet Gynecol* 2016;128(6):e241–e256.

国际学会指南

标 题	来 源	日期 / 全文
美国超声医学会（AIUM）产科超声检查实践指南	美国超声医学会	2013 *J Ultrasound Med* 2013;32(6):1083–1101.

第8章 携带者筛查和非整倍体筛查
Carrier Screening and Aneuploidy Screening

Luciana Vieira　Keith Eddleman　著

郭艺红　译　　洪凡真　校

本章概要

- 妊娠相关遗传检测包括携带者筛查和非整倍体筛查。
- 携带者筛查确定了无症状个体可以遗传给后代的基因突变。
- 随着基因组学的进步，目前已经可以进行 280 多种疾病的携带者筛查。
- 非整倍体筛查能确定染色体异常风险增加的胎儿，应该提供给所有孕妇。
- 非整倍体筛查方法有多种选择。常见的检测方法基于各种来源的信息，包括孕妇血清胎盘生物标志物水平、胎儿超声和孕妇循环中胎儿 DNA 的检测。
- 携带者筛查和非整倍体筛查可识别"高危"胎儿。有创性检测、绒毛活检术和羊膜腔穿刺术，则用于明确诊断。

一、携带者筛查

（一）背景

- 携带者筛查能够识别无症状个体可能遗传给后代的基因突变。
- 携带者筛查可用于越来越多的隐性遗传病和 X 染色体遗传病。
- 根据患者的种族、民族或家族史指导携带者筛查。
- 随着基因组学的发展，目前已有可以筛查 280 多种疾病的筛查检测组合。
- 由于周转时间快速和成本较低，一些商业实验室直接向消费者提供这种检测。一般来说，专业协会不鼓励这种类型的检测，因为它绕过了重要的检测前和检测后的咨询信息。

- 遗传咨询应该解释特定疾病的检出率、结果的阳性预测价值、伴侣测试，以及筛查的局限性。
- 携带者筛查通常不会检测到特定疾病的所有突变。因此，仍然存在"残余风险"。每种疾病的残余风险是根据疾病的突变监测和种族来确定的。
- 理想情况下，携带者筛查应该是孕前检查计划的一部分。如果一名女性在某种疾病上呈阳性，那么她的伴侣也可以接受同种疾病的检测。如果发现夫妻双方都是该疾病的携带者，则建议在受孕前进行正式的遗传咨询，以评估生殖技术的选择（即供体配子、植入前遗传学诊断、产前诊断）。确诊检测可能需要几周的时间才能完成，因此在妊娠前应完成这项检测让患者有时间做出知情的生殖决定。

（二）适应证和其他考虑因素

- 孕前和产前携带者筛查可以进行特定家族、全家族和扩展携带者筛查。

- 然而，在当今日益多元化 / 跨文化的社会中，通常很难准确辨别出患者的家族来源。出于这个原因，一些夫妇会选择全家族筛查。最好在评估检测前和咨询后选择出最适合患者 / 夫妇的筛查策略［有关携带者频率和残余风险的最新指南，请参阅最新的美国妇产科医师学会（ACOG），见参考文献］。

- 所有考虑妊娠或已经妊娠的患者，无论采用何种筛查方法，都应该对囊性纤维化、脊髓性肌萎缩、地中海贫血和血红蛋白病进行携带者筛查。

- 建议对有脆性 X 相关疾病家族史、提示脆性 X 综合征的智力残疾，以及个人或家族卵巢功能不全的女性进行脆性 X 突变携带者预筛查。

- 应该为有血缘关系的夫妇提供遗传咨询，以讨论隐性疾病增加的风险。

- 应该告知患者，任何关于基因疾病筛查的建议都是自愿的，在知情同意和咨询之后，患者可能会拒绝进行检测。

- 对于发现为疾病携带者的患者或他们的伴侣，医疗服务提供者应该告知这对夫妇对他们亲属的影响，并建议他们考虑进行筛查。然而，在未经患者（或其携带者伴侣）同意的情况下，医疗服务提供者不应向其亲属披露这些信息。

二、非整倍体筛查和诊断检测

（一）背景

- 产前筛查的主要目标是对常见的染色体异常进行产前检测，因为每 150 例活产儿中就有 1 例发生染色体异常。

- 一个整倍体胎儿有 2 个完整拷贝的单倍体常染色体，外加 2 条性染色体（总共 46 条），这被称为整倍体。非整倍体是指单倍染色体发生一个或多个染色体增加或减少，导致每个细胞的染色体数目不平衡（常染色体或性染色体非整倍体），或者是所有单倍体染色体以 23 的倍数增加（即三倍体、四倍体）。

- 胎儿染色体异常通常与孕妇年龄增加有关，有唐氏综合征、18 三体综合征、13 三体综合征、三 X 染色体综合征和 Klinefelter 综合征。其他危险因素包括既往胎儿非整倍体病史和胎儿畸形的存在。

- 唐氏综合征是活产儿中最常见的常染色体三体，患病率为 1/800。然而，孕早期最常见的三体实际上是 16 三体。

- 阳性筛查结果表明唐氏综合征或其他非整倍体的风险增加，但并不能诊断。一般来说，"阳性筛查"是实验室确定的一个界限，以最大限度地提高特定疾病的检测率，同时将假阳性的数量降至最低。许多实验室使用特定年龄非整倍体的基础风险作为阳性筛查的分界点。相反，阴性检测并不能完全排除非整倍体，而是降低了通过筛查检测计算出的基线风险。这不是诊断结果。

（二）基本原理和检测时间

- 无论孕妇的年龄如何，非整倍体的筛查和有创性诊断检测应该对所有孕妇提供。理想情况下，这种筛查应该在第一次产前咨询或妊娠 20 周之前讨论和提供。

- 对于非整倍体筛查的选择，应该告知患者筛查和有创性 / 诊断性检测的区别，以便他们做出合适的选择。

- 除了诊断性检测的风险和益处外，患者还应该被告知每种检测的检出率和假阳性率，以及优缺点和局限性。评估特定人群或年龄组中的阳性预测值和阴性预测值也很重要。

  ➢ 检测前和检测后咨询必不可少，以评估每次检测后胎儿异常的可能性。

  ➢ 对于有染色体异常、遗传病或先天畸形家族史的患者，建议由遗传学或母胎医学专家提供遗传咨询。

（三）孕早期筛查

- 孕早期筛查是在孕 11~13 周进行的（头臀长度测量在 38~45mm 和 84mm，血清学筛查最早可以在孕 9 周完成）。

- 孕早期的筛查包括测量胎儿颈后透明层（NT）的超声检查和母亲血清检测，包括人绒毛膜促性腺激素（human chorionic gonadotropin，hCG，理想情况下是游离的 β-hCG）、妊娠相关血浆蛋白 A（pregnancy associated plasma protein-A，PAPP-A）。一些筛查方案也将孕早期孕妇血清甲胎蛋白（α-fetoprotein，AFP）纳入其中。

- 胎儿颈后透明层厚度是指在胎儿颈部背侧测量的充满液体的空间。

  - NT > 3mm，或 > 头臀长第 99 个百分位数，与胎儿非整倍体和结构畸形独立相关。

  - 对超声医师进行适当的技术认证和持续的质量审查是保证筛查质量必不可少的工作。

- 风险评估是使用血清结果、NT 测量，以及母亲年龄、以前的非整倍体病史、体重、种族和胎儿数量来计算的。然而，这种筛查不适用于多胎妊娠，双胞胎妊娠的检出率较低。

- 用 NT 测定和血清筛查相结合的方法，唐氏综合征的检出率为 79%~87%，假阳性率为 5%。

- 其他可以在孕早期评估的非整倍体标志物包括鼻骨缺失和静脉导管波形异常。

- 进行 NT 测量的超声医师必须获得认证，并遵守 NT 质量审查计划（NTQR）或胎儿医学基金会（FMF）或其他质量审查机构所制订的严格的操作流程。

（四）孕中期筛查

- 四联筛查

  - 在孕 15~16 周后进行四联筛查（范围根据实验室的不同而略有不同）。该筛查检测 4 种母体血清成分，包括 hCG、甲胎蛋白（AFP）、二聚体抑制素 A、游离雌三醇。

  - 此筛查测试不包括报告结果中的超声检查结果，但联机计算器（如 perinatology.com）允许根据超声检查结果修改报告风险。四联筛查还考虑了孕妇的年龄、体重、种族、糖尿病的存在和胎儿数量（最多 2 个）。

  - 四联筛查唐氏综合征的检出率为 67%~81%，假阳性率为 5%。

  - 为获得最佳结果，必须报告血清采样时的准确妊娠日期。

- 其他孕中期筛查检测

  - 五联筛查

    - 五联筛查除了四联标志物外，还包括高糖基化的 hCG（也称为侵袭性滋养层抗原）。

    - 其有效性还没有得到全面的评估。因此，没有被广泛使用。

  - 三联筛查

    - 三联筛查法检测 hCG、AFP 和游离雌三醇。

    - 它的敏感度低于四联筛查和孕早期筛查（69%，筛查结果阳性率为 5%），而且很少使用。

- 孕妇血清甲胎蛋白筛查

  - 所有女性都应该接受孕中期甲胎蛋白检测，以筛查神经管缺陷。

  - 以孕妇甲胎蛋白水平 2.0MoM 或 2.5MoM（中位数的倍数）作为正常上限，大多数实验室报告无脑儿的检出率 ≥ 90%，脊柱裂的检出率为 80%，不过对患病胎儿的阳性预测值仅为 2%~6%。

  - 许多专家认为，在使用目前最先进的超声设备时，单独使用超声波对神经管缺陷的检出率高于孕妇血清甲胎蛋白（AFP）。虽然我们支持使用超声波来检测胎儿畸形，但母体血清 AFP 仍然是检测开放性神经管缺陷的标准。

（五）孕早期和中期联合筛查

- 综合方法

  - 作为孕早期和中期综合筛查的一部分，患者在孕早期接受 NT 测量和分析筛查，然后进行孕中期四联筛查，但仅收到合并了这两种检测结果的单一检测结果。

➤ 虽然唐氏综合征的检出率较低，但可以在没有测量胎儿颈后透明层厚度的情况下进行全面筛查。这适用于没有超声诊断师进行 NT 测量的情况。

➤ 局限性包括隐瞒孕早期筛查结果和不坚持第二次抽血（可高达 25%）。

• 序贯方法

➤ 对于序贯的孕早期和孕中期的筛查，在孕早期的筛查（NT 测量和血清分析）完成后，对患者进行初步的风险评估。

◆ 如果结果是"阳性"，或者非整倍体的风险超过实验室得出的分界值，患者就会收到通知，进行进一步的有创性检测，如果她拒绝有创性检测，可以进行细胞游离 DNA（cDNA）筛查。

◆ 如果结果是低风险或"阴性"，她会被告知进行孕中期四联筛查，并在之后收到第二个结果。

• 依情况而定

➤ 根据孕早期筛查的结果，依情况而定的孕早期和中期筛查结果将非整倍体风险分为高、中、低 3 类。

➤ 对有高风险结果的女性进行早期诊断程序或 cDNA 筛查。对于那些低风险的人，无须进行进一步的测试。

➤ 只有具有中等风险结果的女性才会接受孕中期筛查（因此进入孕中期筛查的女性较少）。

• 其他情况

➤ 独立使用多项筛查检测会导致不可接受的高阳性率，因此不推荐使用。

➤ 在仅有孕早期非整倍体筛查的患者中，孕妇血清甲胎蛋白（MSAFP）应作为孕中期筛查神经管缺陷的独立试验。

（六）非整倍体的超声筛查

• 非整倍体的超声筛查通常在孕 18～22 周对解剖结果扫描时进行。

• 解剖学超声旨在识别非整倍体的主要结构缺陷

和次要的超声"软指标"。

• 与唐氏综合征相关的主要结构异常包括心脏畸形和十二指肠闭锁。

• 软指标包括非特异性征象，如心内强回声、颈项皮肤皱褶增厚、肾盂扩张、肠管强回声、脑室增宽、脉络丛囊肿（仅与 18 三体相关）和股骨短（有关软指标和影像学标准的完整列表，见"第 163 号 ACOG 实践公告：胎儿非整倍体筛查"）。

• 其他软指标包括肱骨短小、趾间隔畸形和先天性指侧弯。

• 如果发现软指标，则应将患者的筛查结果乘以适当的似然比。如果结果低于"阳性筛查"的界限，那么仍然可以称患者为"筛查阴性"。然而，如果修改后的结果高于分界值，则应进行有创性检测。

• 超声软指标在接受非有创性产前筛查的患者中的作用或可改变的风险尚不清楚。

（七）无创胎儿游离 DNA 非整倍体筛查

• 非整倍体筛查的最新技术是在母体循环中鉴定胎儿游离 DNA（cfDNA）。

• cfDNA 筛查评估孕妇血液中胎儿 DNA 的短片段，可用于筛查多种胎儿状况。

• 胎儿的 cfDNA 片段主要通过经历了细胞凋亡或程序性细胞死亡的胎盘细胞释放到母体循环中。

➤ 这占母体血液中总 cDNA 的 3%～13%（其余为母体来源）。这一数量在整个妊娠期间增加，并在胎儿出生后不久从母体循环中清除。

• 筛查最早可以在孕 10 周进行，唐氏综合征的筛查检出率最高（＞98%）。

➤ 13 三体和 18 三体的检出率较低。

➤ 可用于确定胎儿性别，Rh 阴性母亲是否怀有 Rh 阳性胎儿。

• 除了与非整倍体风险增加相关的"未得出结论"结果外，局限性胎盘嵌合体、母体嵌合体和母体恶性肿瘤也与 cfDNA 筛查假阳性相关。需要更多的信息来确定低胎儿分数或"未得出结论"结果的含义并进行适当的咨询。这一结果最常见的原因是母体肥胖。

三、有创性 / 诊断性检测

（一）适应证

- 能够给所有患者提供有创性或诊断性检测机会。然而，以下患者遗传异常的风险增加。
  - ➢ 高龄孕妇。
  - ➢ 父亲年龄较大。
  - ➢ 亲本为染色体重排携带者。
  - ➢ 亲本为非整倍体或非整倍体嵌合体。
  - ➢ 既往生育过结构性缺陷的儿童。
  - ➢ 亲本为遗传性疾病携带者。
  - ➢ 既往有常染色体三体或性染色体非整倍体的胎儿或儿童。
  - ➢ 超声检查发现有结构异常。
  - ➢ 血清筛查阳性（孕早期或孕中期）。
  - ➢ 通过体外受精受孕的患者。

（二）植入前遗传学诊断

- 植入前遗传学诊断是在植入前对胚胎进行特定遗传缺陷测试的过程。
- 它可以用来检测大多数已经在家族中发现基因突变的情况。
- 局限性
  - ➢ 虽然一个或几个细胞的活组织检查是从早期胚胎获得的，依然建议用绒毛活检术（CVS）或羊膜腔穿刺术来确认结果。
  - ➢ 这一过程需要体外受精，因此成本高昂。

（三）绒毛活检术

- 胎盘绒毛是在超声引导下用针（经腹 CVS 或 TA-CVS）或专门的导管（经宫颈 CVS 或 TC-CVS）获得，不需要进入羊膜囊进行绒毛活检术。
  - ➢ 注射器产生的负压，用来吸入少量的胎盘绒毛。

- 虽然用于 TC-CVS 的导管在妊娠 12 周后不被 FDA 批准使用，但这一过程是在妊娠 10～14 周进行的。
- 并发症
  - ➢ 与手术相关的流产率为 0.22%～2.6%。
    - ◆ 流产率的波动范围很大，可能是由于与妊娠前 3 个月的背景流产率难于区分，因此在一些研究中可能被高估了。然而，Cochrane 图书馆 2003 年的一项系统回顾发现，妊娠流产率与羊膜腔穿刺术和经腹绒毛活检术相似。
  - ➢ 其他并发症包括阴道出血或点滴出血（经宫颈 CVS 后高达 32%）。
  - ➢ 绒毛标本培养失败、羊水渗漏或感染的发生率均 < 0.5%。
- CVS 对比羊膜腔穿刺术的一个主要优点是更早进行诊断（但由于肢体残缺风险增加，不早于 10 周）。
- 然而，绒毛活检术也有一些缺点。DNA 甲基化模式在妊娠前 3 个月并不固定，因此对于一些疾病（如脆性 X 染色体），CVS 可能不是最好的检测手段。此外，在接受 Rh 同种免疫的女性中，理论上存在 CVS 可能使同种免疫加重的风险。

（四）羊膜腔穿刺术

- 羊膜腔穿刺术是世界范围内诊断胎儿非整倍体和其他遗传疾病的最常见的方法。
- 这项手术是在孕 15.5～20 周后进行的（可以在这个孕龄之后进行，但必须考虑到围生期胎膜早破和医源性早产的风险，以及如果女性选择终止妊娠，测试结果可能无法在允许终止妊娠的时间框架内获得）。考虑到马蹄内翻足的发生（双足畸形），羊膜腔穿刺术不应在此胎龄之前进行。
- 该手术采用无菌技术，在超声引导下使用 20 号或 22 号的脊椎穿刺针。
  - ➢ 从没有胎儿部位和脐带的区域中获得 20～30ml 的羊水。

> 如有可能，应避免针头通过胎盘。

- 并发症
  - 与手术相关的流产率为 0.06%～1.0%。
    - 与手术相关的流产大部分可能是由于先前存在的异常，如胎盘早剥、侵入性胎盘、胎儿异常、子宫异常和感染。
    - 20 世纪 80 年代, Tabor 研究是唯一一项显示流产率为 1% 的随机试验。然而，这是在持续超声引导普及之前和超声技术在许多中心仍然粗糙之前进行的。
  - 1%～2% 的病例会发生一过性点滴阴道出血或羊水渗漏。

参考文献

[1] Alfirevic Z, Sundberg K, Brigham S. Amniocentesis and chorionic villus sampling for prenatal diagnosis. *Cochrane Database Syst Rev* 2003(3):CD003252.

[2] American College of Obstetricians and Gynecologists, Gynecologists' Committee on Practice Bulletins-Obstetrics, Committee on Genetics, Society for Maternal-Fetal Medicine. Practice bulletin no. 162: Prenatal diagnostic testing for genetic disorders. *Obstet Gynecol* 2016;127(5):e108–22.

[3] Committee on Genetics. Committee opinion no. 691: Carrier screening for genetic conditions. *Obstet Gynecol* 2017;129(3):e41–e55.

[4] Committee on Genetics. Committee opinion no. 693: Counseling about genetic testing and communication of genetic test results. *Obstet Gynecol* 2017;129(4):e96–e101.

[5] Committee on Practice Bulletins—Obstetrics, Committee on Genetics, Society for Maternal-Fetal Medicine. Practice bulletin no. 163: Screening for fetal aneuploidy. *Obstet Gynecol* 2016;127(5):e123–37.

[6] Committee opinion no. 640: Cell-free DNA screening for fetal aneuploidy. *Obstet Gynecol* 2015;126(3):e31–7.

[7] Committee opinion no. 690: Carrier screening in the age of genomic medicine. *Obstet Gynecol* 2017;129(3):e35–e40.

[8] Eddleman KA, Malone FD, Sullivan L, et al. Pregnancy loss rates after midtrimester amniocentesis. *Obstet Gynecol* 2006;108(5):1067–72.

[9] Gregg AR, Gross SJ, Best RG, et al. ACMG statement on noninvasive prenatal screening for fetal aneuploidy. *Genet Med* 2013;15(5):395–8.

[10] Grody WW, Thompson BH, Gregg AR, et al. ACMG position statement on prenatal/preconception expanded carrier screening. *Genet Med* 2013;15(6):482–3.

[11] Tabor A, Philip J, Madsen M, et al. Randomised controlled trial of genetic amniocentesis in 4606 low-risk women. *Lancet* 1986;1(8493):1287–93.

[12] Tabor A, Vestergaard CH, Lidegaard O. Fetal loss rate after chorionic villus sampling and amniocentesis: an 11–year national registry study. *Ultrasound Obstet Gynecol* 2009;34(1):19–24.

推荐网站

American College of Obstetricians and Gynecologists. www.acog.org
American College of Medical Genetics and Genomics. www.acmg.net

相关指南

国家学会指南

标 题	来 源	日期/全文
第 162 号实践指南：遗传病的产前诊断	美国妇产科医师学会 妇产科医师实践委员会遗传学委员会 母胎医学学会	2016 *Obstet Gynecol* 2016;127(5):e108–22.
第 163 号实践指南：筛查胎儿非整倍体	产科实践委员会遗传学委员会 母胎医学学会	2016 *Obstet Gynecol* 2016;127(5):e123–37.
第 640 号专家委员会意见：胎儿非整倍体的游离 DNA 筛查	美国妇产科医师学会 母胎医学学会	2015 *Obstet Gynecol* 2015;126(3):e31–7.
第 690 号专家委员会意见：基因组学时代下的携带者筛查	美国妇产科医师学会 遗传学委员会	2017 *Obstet Gynecol* 2017;129(3):e35–e40.
第 691 号专家委员会意见：携带者筛查的遗传条件	美国妇产科医师学会 遗传学委员会	2017 *Obstet Gynecol* 2017;129(3):e41–e55.
第 693 号专家委员会意见：关于基因检测的咨询和检测结果的沟通	美国妇产科医师学会 遗传学委员会	2017 *Obstet Gynecol* 2017;129(4):e96–e101.

第9章 早 产
Preterm Birth

Andrei Rebarber **著**

郭艺红 **译**　洪凡真 **校**

本章概要

- 当胎儿在 20～37 孕周出生时，称为早产。
- 复杂的多因素病因阻碍了单一的通用治疗方案的应用，而针对不同的临床情况依个体化调整的治疗方案则可以改善结局。
- 早产增加新生儿死亡率和残疾率，并与产妇并发症增加有关。

一、背景

- 早产是美国婴儿死亡的主要原因。准确识别真正发生早产的孕妇，便可以适当地应用改善新生儿结局的干预措施，如产前糖皮质激素治疗、预防 B 组链球菌感染治疗、用于神经保护的硫酸镁治疗，以及必要时将产妇转运到具有相应孕周新生儿救治能力的机构。

（一）疾病分类

- 早产被定义为妊娠满 37 周前的活产。根据胎龄，早产的分类如下。
  - ➢ 极度早产（＜ 28 周）。
  - ➢ 中度早产（28～32 周）。
  - ➢ 轻度早产（32～37 周）。

（二）发病率 / 患病率

- 2016 年，在美国出生的婴儿中，每 10 名中就有 1 名早产。
- 早产率的种族和民族差异依然存在。2016 年，非洲裔美国女性的早产率（14%）比白种人女性的早产率（9%）高出 50%。

（三）经济影响

- 美国医学研究所（institute Of medicine）2006 年的一份报道估计，美国每年在救治早产方面的花费为 262 亿美元，相当于每个早产儿花费＞ 51 000 美元。以下为相关的花费比例分布。
  - ➢ 婴儿的医疗保健费用：169 亿美元（65%）。
  - ➢ 母亲的接生分娩成本：19 亿美元（7%）。
  - ➢ 早期干预服务：6.11 亿美元（2%）。
  - ➢ 特殊教育服务：11 亿美元（4%）。
  - ➢ 弥补家庭和劳动力市场的生产力损失：57 亿美元（22%）。

（四）病因

- 以下 3 点为发生早产的原因。
  - ➢ 胎膜完整的自发性早产。
  - ➢ 未足月胎膜早破。
  - ➢ 产妇或胎儿适应证的引产或剖宫产。

（五）病理/发病机制

- 早产的病理生理学涉及 5 个主要发病过程，最终导致自发性早产，与分娩的途径一致。
  - 与母体焦虑、抑郁或胎儿应激有关的母体或胎儿下丘脑-垂体-肾上腺轴的激活。
  - 感染。
  - 蜕膜出血。
  - 病理性子宫膨胀。
  - 宫颈机能不全。

（六）预测/危险因素

危险因素

- 无伴侣
- 社会经济水平低
- 焦虑、压力
- 抑郁、使用选择性 5- 羟色胺再摄取抑制药
- 生活事件（离婚、分居、死亡）
- 妊娠期腹部手术
- 职业问题（直立姿势、使用工业机器、体力消耗、与工作或工作条件有关的精神或环境压力）
- 多胎妊娠
- 羊水过多
- 子宫异常，包括己烯雌酚引起的子宫和平滑肌瘤的改变
- 未足月胎膜破裂
- 孕中期流产史
- 宫颈手术史
- 宫颈过早扩张或消退（宫颈较短）
- 性传播感染
- 全身性感染、肾盂肾炎、阑尾炎、肺炎
- 菌尿
- 牙周病
- 前置胎盘
- 胎盘早剥
- 阴道出血，尤其是在妊娠 3 个月以上
- 既往早产史
- 滥用毒品
- 吸烟
- 产妇年龄（＜ 18 岁或＞ 40 岁）
- 非裔美国人种族
- 营养不良和身体质量指数低
- 产前护理不足
- 贫血（血红蛋白＜ 10g/dl）
- 子宫收缩力过强
- 教育水平低
- 母系一级亲属自然早产史，特别是如果孕妇自己曾是早产儿
- 胎儿异常
- 胎儿生长受限
- 环境因素（如高温、空气污染）
- 胎儿死亡
- 阴道分泌物中胎儿纤维连接蛋白检测呈阳性
- 遗传变异

二、预防

- 妊娠前妇科访视：计划妊娠，评估和预防前面提到的危险因素，获得基本妇科检查/病史材料，在妊娠前≥ 3 个月开始使用叶酸（Frayne 等，2016 年；Robbins 等，2018）。
- 戒烟：戒烟方案，包括使用烟碱替代疗法（nicotine replacement therapy，NRT）或安非他酮补充药（Bérard 等，2016；Chamberlain 等，2017；Cooper 等，2014）。
- 对所有孕妇进行菌尿筛查：在妊娠 12～16 周或第一次产前检查时进行清洁尿液培养（Nicolle 等，2005）。
- 牙周病：建议转至口腔科治疗，尽管其对早产的影响是有争议的（Michalowicz 等，2013）。
- 药物滥用：采用综合的戒毒方案，包括使用美沙酮维持（Jones 等，2008；Sweeney 等，2000）。
- 低体质量指数：生活方式、营养咨询（Jeric 等，2013）。
- 妊娠间隔：教育和避孕咨询（Salihu 等，2012）。
- 焦虑/抑郁障碍：治疗疾病的药物在整个妊娠期持续应用（Malm 等，2015）。
- 孕前宫颈手术（LEEP/ 锥切术）：妊娠 18～22 周经阴道宫颈长度评估，如果短的话可以考虑黄体酮治疗（Romero 等，2018）。
- 子宫异常。
  - 在妊娠 18～22 周进行单次经阴道超声检查宫颈长度评估，如果短，可以考虑黄体酮治疗。
  - 如果既往有不良妊娠史，可以考虑宫腔镜子宫成形术（Daly 等，1989；Romero 等，2018）。
- 高序多胎妊娠（≥ 3 胎儿）：多胎妊娠减胎术（Stone 等，2002）。
- 无早产史（单胎/双胎妊娠）的女性宫颈短：在妊娠 18～22 周进行经阴道宫颈筛查，若宫颈长度≤ 2.5cm，给予黄体酮和（或）阴道栓剂

（Goya 等，2016；Romero 等，2017，2018）。

- 之前 ≥ 2 次孕中期流产（16～24 周）或 ≥ 3 次较早期（＜ 34 周）早产病史者，建议在妊娠 12～14 周进行经阴道宫颈环扎术，妊娠 16～36 周每周肌内注射己酸羟孕酮 250mg（Iam 和 Berghella，2010）。

- 既往有 1 次孕中期丢失（孕 16～24 周），或 1～2 次早产的女性：妊娠 16～36 周，每周肌内注射己酸羟孕酮 250mg，从孕 14～16 周开始连续测量宫颈长度（每 2 周 1 次）直到孕 24 周结束。如果妊娠 24 周前宫颈长度 ≤ 2.5cm，进行经阴道宫颈环扎术（Iams 和 Berghella，2010）。

- 有子痫前期致早产史的女性：从孕 10～12 周开始服用小剂量阿司匹林（80～100mg）（Van Vliet 等，2017）。

- 孕周＜ 24 周的孕妇，症状轻微或没有症状，体检显示宫颈扩张检查：提示需要环扎。当宫颈扩张 2cm 时，考虑进行羊膜腔穿刺术以寻找亚临床感染；在个例中当超声检查结果与炎症相一致时（如羊水中的碎片"淤泥"），或者当胎膜可见并暴露在宫颈外口时，考虑进行羊膜腔穿刺术，因为胎膜脱垂与围产儿预后不良有关（Ehsaniapoor 等，2015）。

- 有既往成功宫颈环扎史的女性：进行病史适应证的环扎。孕 14～24 周连续测量宫颈长度，如果宫颈长度 ≤ 2.5cm，进行超声提示下的宫颈环扎术（Society for Maternal-Fetal Medicine，2012）。

（一）一级预防

- 虽然早产的危险因素很多，但只有一些是可以预防的，而另一些则是不可预防的。在孕前或孕早期对这些进行识别，尽可能地实施干预措施，如前面提到的那样，这有助于预防早产。

- 孕 16～24 周超声检查宫颈过短是早产的危险因素，也是中期筛查宫颈过短的基本方法，补充

黄体酮可能会延长妊娠。

- 多胎妊娠比单胎妊娠更容易早产。在不孕夫妇中使用单胚胎移植和控制性刺激周期预防多胎妊娠可以预防早产。

（二）二级预防

- 既往早产是最重要的危险因素，在某些情况下补充黄体酮 ± 宫颈环扎术被证明可以防止再次早产。

三、诊断

- 虽然 2/3 的早产发生在没有风险因素的女性中，但两个最大的危险因素为多胎妊娠和既往早产史。

- 笔者根据有规律的痛性子宫收缩伴有宫颈改变[扩张和（或）消失]的临床标准来诊断早产。

- 笔者对疑似早产女性的初步评估包括评估宫缩频率、持续时间和强度，检查子宫以评估硬度和压痛，母亲生命体征、宫颈指诊和镜检，超声评估胎儿的胎龄和估计胎儿体重。

（一）鉴别诊断

鉴别诊断	特 征
尿路感染	排尿困难、尿频、尿急等排尿异常症状。尿液硝酸盐和（或）白细胞酯酶检测呈阳性。耻骨上局灶性疼痛和（或）肋脊角压痛
假临产	宫缩消退，宫颈无随时间变化的记录，胎儿纤维连接蛋白试验阴性，宫颈长度采用经阴道显像 ≥ 2.5cm
变性肌瘤	子宫肌瘤病史，通常直径＞ 5～7cm，局灶性疼痛而不是弥漫性疼痛，无宫颈改变，常发生在孕中期和孕晚期
阴道感染	对阴道分泌物进行胎膜破裂检测呈阴性（使用二硝基苯基偶氮萘酚二磺酸钠试纸、Amnisure 试验、涂片羊齿状结晶检查）或临床检查未发现后穹窿有积液。阴道分泌物的颜色或气味符合感染
脱水	常伴有恶心、呕吐和（或）腹泻的胃肠道症状。可能是严重妊娠剧吐的并发症

（二）典型表现

- 早产的先兆体征和症状可能会出现几个小时，

然后才能达到真正早产的诊断标准（伴有宫颈改变的宫缩）。这些症状包括月经样痉挛、轻度不规则的宫缩、腰痛、阴道或盆腔有压力感，阴道分泌黏液，可能是透明的、粉红色的，或者略带血性（即黏液栓，见红），也可以是点状/少量出血。值得注意的是，轻度不规则宫缩在妊娠的各个阶段都是常见的，因此增加了区分真假临产的难度。此外，阴道分泌物增多在整个妊娠期也很常见，宫颈外翻引起的阴道少量出血也很常见，后者尤其与性交有关。

（三）临床诊断

1. 病史

- 回顾分析患者过去和现在的产科、妇科、手术和用药病史，包括早产的危险因素，进行全面的评估。最近的生活方式包括性交、旅行、锻炼和（或）创伤，都是需要参考的重要内容。根据早期超声检查准确推算孕周，在制订管理策略中至关重要。

2. 体格检查

- 获取产妇生命体征（体温、血压、心率、呼吸频率）。
- 心肺功能检查。
- 评估肋脊角压痛。
- 检查子宫以评估硬度、压痛、胎儿大小和胎儿位置。
- 以下为窥器检查的具体项目。
  - ➢ 估计宫颈扩张。宫颈扩张 ≥ 3cm 支持早产的诊断。
  - ➢ 评估是否有子宫出血并估计出血量。
  - ➢ 用标准方法评估胎膜状态（完整或破裂）。
  - ➢ 进行胎儿纤维连接蛋白（fFN）检测（可以不使用窥器进行"盲法"取样），有些医生则是选择性地进行 fFN 检测，只在宫颈长度为 20～30mm 的女性中进行。
- 宫颈指检。
  - ➢ 在窥器检查后，通过指检来进行宫颈的扩张和

消退的评估。评估宫颈的顺应性和位置，宫颈软化和前移更符合真实的分娩特征。

注：检查前应排除前置胎盘和胎膜破裂。

3. 实用的临床决策规则和计算

子宫收缩（每 20 分钟 ≥ 4 次或每 6 分钟 ≥ 8 次）和以下 2 种情况中的一种，即可诊断为早产。

- 宫颈扩张 ≥ 3cm。
- 有记录的宫颈改变或宫颈消退 ≥ 80% 或宫颈扩张 > 2cm。

如果经阴道宫颈长度评估是可行的，那么以下 2 种情况可以考虑早产。

- ➢ 经阴道超声检查测得宫颈长度 < 20mm。
- ➢ 经阴道超声检查测得宫颈长度为 20～30mm 且胎儿纤维连接蛋白阳性。

"Quipp APP 是一种临床决策工具，可帮助计算在预先指定的时间范围内分娩的个性化百分比风险评分，这可能有助于确定临床环境下的治疗方案"（Carter 等，2020）。它为无症状的早产高危女性设计，也适用于有早产症状的女性管理。

（四）实验室诊断

- 目前还没有单一检测方法可以诊断真正的早产。

1. 诊断检查列表

- 宫缩监测（即产力计）和胎心率监测。
- 对于宫颈扩张 < 3cm、阴超检查宫颈长度 20～30mm 的孕周 < 34 周的女性，进行窥器检查并检测 fFN，在临床检查（如二硝基苯基偶氮萘酚二磺酸钠试纸、后穹隆羊水深度、涂片羊齿状结晶检查）结论不明确的情况下，进行 Amnisure 检查（即羊水渗漏的评估）。
- 孕妇血液检测包括血型筛查、全血细胞计数、全套的生化检查（仅在有临床病史适应证的情况下进行）。
- 如果在过去 5 周内尚未做过直肠阴道 B 组链球菌培养，则需进行此检测；抗生素的预防取决于培养的结果。
- 尿液培养，因为无症状菌尿症与早产和分娩的

风险增加相关。

- 考虑到可卡因的使用和胎盘早剥的关系，对有药物滥用危险因素的患者进行药物检测。
- 性传播疾病（如衣原体、淋病）的检测取决于患者感染这些疾病的危险因素。

2. 影像学检查项目

- 对所有患者都应进行经腹超声检查，评估胎儿体重、胎盘位置和羊水量。
- 经阴道超声检查测量宫颈长度——在总人群中，妊娠 34 周前宫颈 ≤ 2.5cm 对早产有预测作用，而宫颈长度则对早产有很高的阴性预测价值。一项对单一患者人群数据的 Meta 分析报道指出，临床医生中对先兆早产女性宫颈长度有了解的，比没有获得这些信息的，降低了早产率 [22% vs. 35%，相对风险（RR）=0.64，95%CI 0.44～0.94，3 项试验，*n*=287]，但其他结果没有显著差异（Berghella 等，2016）。

注：妊娠第 34 周是围产期发病率和死亡率过低的临界点，低于此限时，抑制早产如只能使分娩短期延迟，则难以证实抑制早产的治疗成本与潜在母婴并发症的关系。美国妇产科医师学会表示，建议在孕 34^{+0}～36^{+6} 周的单胎妊娠女性在 7 天内面临早产危险的情况下使用倍他米松，但有以下说明：①绒毛膜羊膜炎女性不应在产前使用糖皮质激素；②对于有早产症状的女性，不应为了进行产前糖皮质激素治疗而使用宫缩抑制药延迟分娩，不应为了使用糖皮质激素而推迟有医学 / 产科适应证的早产分娩；③如患者已接受一个疗程的产前糖皮质激素，则不应在产前使用糖皮质激素；④应监测新生儿是否有低血糖。最近的数据还表明，倍他米松对之前没有接受过产前糖皮质激素治疗的妊娠 34^{+0}～36^{+6} 周晚期早产高危孕妇可能是有益的（Committee on Obstetric Practice，2017；Lockwood，2018）（流程图 9-1）。

（五）关于疾病诊断的潜在陷阱 / 常见错误

- 在妊娠 < 34 周的孕妇中，即使明确符合早产宫缩标准，也只有 13% 的女性在 1 周内分娩。

- 在有症状的女性中，胎儿纤维连接蛋白定性试验阳性（设定为 50ng/ml 为阳性）对 14 天内分娩的阳性预测值在一项前瞻性试验中仅为 20%，对 < 34 周分娩的阳性预测值仅为 32%。
- 有症状的宫颈长度 < 20mm 的女性在 7 天内分娩的风险较高（ > 25%），增加 fFN 检测与单独测量宫颈长度相比，并不能进一步显著提高预测价值。
- 无论 fFN 结果如何，有症状的宫颈长度 ≥ 30mm 的女性在 7 天内分娩的风险较低（ < 5%）。与单独测量宫颈长度相比，增加 fFN 检测并不能进一步显著提高预测价值。
- 近期的性交和阴道出血可能导致胎儿纤维连接蛋白出现假阳性。
- 一般来说，对于有症状的女性来说，至少 4～6h 的观察期对于确定是否真正早产分娩是足够的。在此期间如无进行性宫颈扩张和消退，无其他明显产科并发症，且可以确保胎儿安全的患者，通常可安全出院。

四、治疗

（一）治疗原则

- 虽然早产的诊断往往是一个不精确的过程，但努力对真正早产的女性进行准确识别，可以便于为其提供适当的干预措施，从而改善新生儿结局，如产前糖皮质激素治疗、预防 B 组链球菌感染、用硫酸镁保护神经，以及必要时转诊到具有相应孕周新生儿救治能力的机构。相反，对假性早产的女性进行准确的分类，可以避免和减少 50% 以上的疑似早产患者不必要的干预及相关成本，而这些患者将继续在没有治疗的情况下足月分娩。

（二）住院适应证

- 如果我们评估妊娠 20～37 周的早产孕妇即将分娩的风险很高，或者存在需要住院治疗的其他诊断（如肾盂肾炎、子宫肌瘤变性需要控制疼痛），则需要将其收住院治疗。

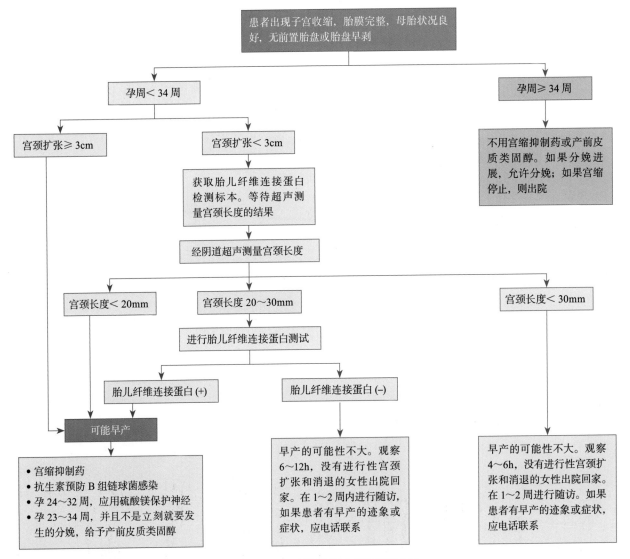

▲ 流程图 9-1　建议疑似早产的管理方法

（三）治疗方法

治　疗	备　注
只要治疗前 14 天没有应用过皮质类固醇且妊娠 ≤34 周时，就可以进行一次重复的产前糖皮质激素"补救"疗程	• **倍他米松混悬液**：12mg，肌内注射，每日 1 次，共 2 次，或每次 6mg，共 4 次 • **地塞米松**：肌内注射，间隔 12h 　– 一过性母体高血糖：类固醇效应在第一次用药后 12h 开始，可能持续 5 天 　– 一过性胎心率（FHR）和行为改变，通常在治疗后 4～7 天恢复到基线，最常见的是 FHR 在用药后第 2 天和第 3 天变异性降低，也有文献报道胎儿呼吸和身体活动减少
宫缩抑制药物最长用至 48h，以推迟分娩，从而使母体应用的倍他米松在胎儿身上达到最大疗效	• **吲哚美辛**：负荷量 50～100mg（口服或经直肠），随后每 4～6h 口服 25mg 　– 对母体的影响：恶心、胃肠反流、胃炎和呕吐 　– 对胎儿的影响：羊水过少、胎儿动脉导管闭合 • **硝苯地平**：钙通道阻滞药，初始负荷量为 20～30mg，口服，随后每 3～8h 再口服 10～20mg，最长 48h，最大剂量为 180mg/d 　– 对母体的影响：恶心、潮红、头痛、头晕和心悸 • **特布他林**：β_2 受体激动药，0.25mg，每 20～30min 皮下注射 1 次，最多 4 次，或直到宫缩被抑制。一旦分娩被抑制，可以每 3～4h 皮下注射 0.25mg，直到无宫缩 24h 　– 对母体的影响：心动过速、心悸和血压降低、低血钾、高血糖和脂肪分解 　– 对胎儿的影响：高胰岛素血症、低血糖

（续表）

治 疗	备 注
用抗生素进行 B 组链球菌化学预防。在分娩前至少 4h 给药，是分娩期抗生素预防的最有效方式	• **青霉素**：首剂静脉注射 500 万 U，然后每 4h 静脉注射 250 万～300 万 U，直至分娩 • **氨苄西林**：首剂静脉注射 2g，然后每 4h 静脉注射 1g，直至分娩 • **青霉素过敏患者** 　– 低危患者：首剂静脉注射头孢唑林 2g，然后每 8h 静脉注射 1g，直到分娩 　– 高危患者：克林霉素 900mg，每 8h 静脉注射 1 次，直到分娩；或首剂静脉注射万古霉素 2g，然后每 12h 静脉注射 1g，直到分娩
硫酸镁用于妊娠 24～32 周，并且在 24h 内可能分娩的孕产妇。在宫内暴露于硫酸镁中对早产儿具有神经保护作用，可以预防脑性瘫痪和其他类型的严重运动功能障碍的发生。即使没有分娩，硫酸镁输注的最长时间 ≤ 24h。如果再次预测分娩将要发生，且妊娠 < 32 周，并且最初的硫酸镁输注已停止 > 6h，则可以再次进行全剂量硫酸镁治疗	• **硫酸镁**：20min 以上输入 4g 负荷剂量，维持量为 1g/h • 对胎儿的影响：胎心率基线降低（通常仍保持在正常范围内），胎儿心率变异性降低，但这种情况发生的可能性较小或无 • 对母体的影响：出汗、潮红、发热、血压下降、恶心、呕吐、头痛、肌肉无力、视力障碍和心悸。呼吸困难或胸痛可能是肺水肿的症状，这是一种罕见的不良反应

（四）并发症的预防 / 处理

胎儿使用吲哚美辛和其他 COX 抑制药（如舒林酸、尼美舒利）的主要问题是造成动脉导管狭窄和羊水过少。一些早产儿动脉导管狭窄的病例报道中，在妊娠期，吲哚美辛的暴露时间 > 48h，最常见的是在孕 31～32 周后。因此，不推荐在孕 32 周后使用吲哚美辛。在孕 24～32 周，如果治疗持续时间 > 48h，可以通过胎儿超声心动图评估来监测药物对动脉导管的影像。导管狭窄的超声征象包括三尖瓣反流、右心室功能不全和搏动指数 < 1.9。

钙通道阻滞药是已知对药物过敏、低血压或前负荷依赖性心脏损伤的女性的禁忌药，左心室功能不全或充血性心力衰竭的女性应慎用。同时使用钙通道阻滞药和硫酸镁可以产生协同作用抑制肌肉收缩，从而导致呼吸抑制。

肺水肿是使用 β 受体激动药治疗的一种少见的不良反应，发生在 0.3% 的患者中。肺水肿可能是由几个附加因素引起的，包括过量静脉输注晶体引起的液体超负荷，心率增加导致的舒张期充盈时间缩短，以及妊娠时血浆容量的增加。或者肺水肿与 β 受体激动药治疗无关，而可能是由于感染、炎症或子痫前期相关的血管通透性增加所致。因此，如果使用该药，应仔细注意液体管理，以及感染和液体超负荷的迹象。心肌缺血是一种罕见的并发症。美国食品药品管理局（FDA）警告，孕妇不应为了治疗早产或预防反复早产而长时间（ > 48～72h）注射特布他林，因为这可能会导致严重的母体心脏问题和死亡。FDA 还认为，不应该口服特布他林用于预防或治疗早产，因为它还没有被证明是有效的，而且也有类似的安全性问题（US FDA 2011）。

五、预后

• 早产急性发作的女性，卧床休息、补液、使用镇静药、抗生素和补充黄体酮对预防早产无效。

• 抑制急性早产的宫缩抑制药对延长妊娠的益处有限。2009 年的一项随机试验的 Meta 分析发现，这些药物在延迟分娩 48h（75%～93%，对照组为 53%）和 7 天（61%～78%，对照组为 39%）方面比安慰剂 / 对照组更有效，但在延迟分娩至 37 周方面与对照组无显著差异（Haas 等，2009）。

• 早产的治疗目标如下。

➢ 推迟分娩，以便产前可以完成糖皮质激素的使用。

➢ 如果患者早产，便于将母亲安全地运送到能够提供相应孕周新生儿护理的场所。

➢ 当自限性的病理性分娩原因（如腹部手术）

不太可能导致复发事件时，延长妊娠。

（一）未经治疗疾病的自然史

- 早产综合征与多种疾病机制有关，导致早产过程常常无法阻止，新生儿死亡率和发病率较高。

（二）接受治疗患者的预后

- 接受了最佳治疗的早产婴儿，短期和长期发病率有所改善，新生儿死亡率有所降低。循证实践的应用改善了结局。欧洲多国的一项前瞻性研究表明了这一点，该研究报道了4种循证实践的应用，降低了住院死亡率（RR=0.72，95%CI 0.60～0.87），以及住院死亡或严重疾病发病率的综合风险［定义为脑室内出血（IVH）Ⅲ级或Ⅳ级、囊性脑室周围白质软化症（PVL）、早产儿视网膜病变综合征（ROP）Ⅲ～Ⅳ期和重度坏死性小肠结肠炎（NEC）］或两者兼而有之的风险（RR=0.82，95%CI 0.73～0.92）。这4项循证实施包括：①在有适当新生儿护理水平的单位的产科分娩；②产前使用皮质类固醇；③预防体温过低（进入新生儿病房时的体温≥36℃）；④在出生后2h内使用表面活性物质，或者早期鼻腔持续气道正压通气（CPAP）（Zeitlin 等，2016）。

（三）随访和监测

- 对于前次早产的女性，宫腔评估可以在产后的两次妊娠之间进行，以确定宫腔情况是否正常。

- 大多数文献指出，有自然早产史的女性补充黄体酮可以减少复发。我们建议有自然早产史的女性每周肌内注射己酸羟孕酮250mg（也称为长效黄体酮）。然而，最近一篇报道对这种方法的有效性提出了质疑，提出应基于复发风险和其他共同影响因素进行个体化管理（Blackwell 等，2019）。在对己酸羟孕酮和阴道孕酮的对比分析中，后者的疗效更佳，因此一些临床医生已经倾向于给有早产史的患者阴道内使用天然黄体酮（Saccon 等，2017）。在随访讨论中，必须做到适当的患者沟通和决策共享模式。

参考文献

[1] American College of Obstetricians and Gynecologists. Prevention of group B streptococcal early-onset disease in newborns. ACOG committee opinion no. 782. *Obstet Gynecol* 2019;134:e19–40.

[2] Bérard A, Zhao JP, Sheehy O. Success of smoking cessation interventions during pregnancy. *Am J Obstet Gynecol* 2016;215(5):611.e1.

[3] Berghella V, Saccone G. Fetal fibronectin testing for prevention of preterm birth in singleton pregnancies with threatened preterm labor: a systematic review and metaanalysis of randomized controlled trials. *Am J Obstet Gynecol* 2016 Oct;215(4):431–8.

[4] Berghella V, Palacio M, Ness A, et al. Cervical length screening for prevention of preterm birth in singleton pregnancy with threatened preterm labor: systematic review and meta-analysis of randomized controlled trials using individual patient-level data. *Ultrasound Obstet Gynecol* 2017;49:322. Epub 2017 Feb 8.

[5] Blackwell SC, Gyamfi-Bannerman C, Biggio JR Jr, et al. 17-OHPC to prevent recurrent preterm birth in singleton gestations (PROLONG study): a multicenter, international, randomized double-blind trial. *Am J Perinatol* 2020; 37(2):127. Epub 2019 Oct 25.

[6] Carter J, Seed PT, Watson HA, et al. Development and validation of prediction models for QUiPP App v.2: tool for predicting preterm birth in women with symptoms of threatened preterm labor. *Ultrasound Obstet Gynecol* 2020; 55:357–67.

[7] Chamberlain C, O'Mara-Eves A, Porter J, et al. Psychosocial interventions for supporting women to stop smoking in pregnancy. *Cochrane Database Syst Rev* 2017;2:CD001055. Epub 2017 Feb 14.

[8] Chawanpaiboon S, Vogel JP, Moller AB, et al. Global, regional and national estimates of levels of preterm birth in 2014: a systematic review and modelling analysis. *Lancet Global Health* 2019;7: e37–46.

[9] Committee on Obstetric Practice. Committee opinion no. 713: Antenatal corticosteroid therapy for fetal maturation. *Obstet Gynecol* 2017;130(2):e102.

[10] Cooper S, Taggar J, Lewis S. Effect of nicotine patches in pregnancy on infant and maternal outcomes at 2 years: Followup from the randomised, double-blind, placebo-controlled SNAP trial. Smoking, Nicotine and Pregnancy (SNAP) Trial Team. *Lancet Respir Med* 2014;2(9):728. Epub 2014 Aug 10.

[11] Daly DC, Maier D, Soto-Albors C. Hysteroscopic metroplasty: six years' experience. *Obstet Gynecol* 1989;73(2):201.

[12] Ehsanipoor RM, Seligman NS, Saccone G, et al. Physical examination-indicated cerclage: A systematic review and metaanalysis. *Obstet Gynecol* 2015;126(1):125.

[13] Frayne DJ, Verbiest S, Chelmow D, et al. Health care system measures to advance preconception wellness: Consensus recommendations of the Clinical Workgroup of the National Preconception Health and Health Care Initiative. *Obstet Gynecol* 2016 May;127(5):863–72.

[14] Goya M, de la Calle M, Pratcorona L, et al., PECEP-Twins Trial Group. Cervical pessary to prevent preterm birth in women with twin gestation and sonographic short cervix: a multicenter randomized controlled trial (PECEP-Twins). *Am J Obstet*

Gynecol 2016;214(2):145. Epub 2015 Nov 25.

[15] Gyamfi-Bannerman C, Thom EA, Blackwell SC, et al. Antenatal betamethasone for women at risk for late preterm delivery. *N Engl J Med* 2016;374:1311–20.

[16] Haas DM, Imperiale TF, Kirkpatrick PR, et al. Tocolytic therapy: a meta-analysis and decision analysis. *Obstet Gynecol* 2009;113(3):585.

[17] Iams JD, Berghella V. Care for women with prior preterm birth. *Am J Obstet Gynecol* 2010;203:89.

[18] Jeric M, Roje D, Medic N, et al. Maternal pre-pregnancy underweight and fetal growth in relation to institute of medicine recommendations for gestational weight gain. *Early Hum Dev* 2013;89(5):277. Epub 2012 Nov 8.

[19] Jones HE, O'Grady KE, Malfi D, et al. Methadone maintenance vs. methadone taper during pregnancy: maternal and neonatal outcomes. *Am J Addict* 2008;17(5):372.

[20] Lockwood CJ. Preterm labor: Clinical findings, diagnostic evaluation, and initial treatment. Uptodate Chapter – Algorithm, last updated 27 June 2018.

[21] Malm H, Sourander A, Gissler M, et al. Pregnancy complications following prenatal exposure to SSRIs or maternal psychiatric disorders: Results from population-based national register data. *Am J Psychiatry* 2015;172(12):1224.

[22] Michalowicz BS, Gustafsson A, Thumbigere-Math V, et al. The effects of periodontal treatment on pregnancy outcomes. *J Clin Periodontol* 2013 Apr;40 Suppl 14:S195–208.

[23] Nicolle LE, Bradley S, Colgan R, et al. Infectious Diseases Society of America guidelines for the diagnosis and treatment of asymptomatic bacteriuria in adults. Infectious Diseases Society of America, American Society of Nephrology, American Geriatric Society. *Clin Infect Dis* 2005;40(5):643.

[24] Robbins C, Boulet SL, Morgan I, et al. Disparities in preconception health indicators. Behavioral Risk Factor Surveillance System, 2013–2015, and Pregnancy Risk Assessment Monitoring System, 2013–2014. *MMWR Surveill Summ* 2018;67(1):1. Epub 2018 Jan 19.

[25] Romero R, Conde-Agudelo A, El-Refaie W, et al. Vaginal progesterone decreases preterm birth and neonatal morbidity and mortality in women with a twin gestation and a short cervix: an updated meta-analysis of individual patient data. *Ultrasound Obstet Gynecol* 2017;49(3):303.

[26] Romero R, Conde-Agudelo A, Da Fonseca E, et al. Vaginal progesterone for preventing preterm birth and adverse perinatal outcomes in singleton gestations with a short cervix: a meta-analysis of individual patient data. *Am J Obstet Gynecol* 2018;218(2):161. Epub 2017 Nov 17.

[27] Saccone G, Khalifeh A, Elimian A, et al. Vaginal progesterone vs. intramuscular 17α-hydroxyprogesterone caproate for prevention of recurrent spontaneous preterm birth in singleton gestations: systematic review and meta-analysis of randomized controlled trials. *Ultrasound Obstet Gynecol* 2017 Mar;49(3):315–21.

[28] Salihu HM, August EM, Mbah AK, et al. The impact of birth spacing on subsequent feto-infant outcomes among community enrollees of a federal healthy start project. *J Community Health* 2012 Feb;37(1):137–42.

[29] Society for Maternal-Fetal Medicine Publications Committee, with assistance of Vincenzo Berghella. Progesterone and preterm birth prevention: translating clinical trials data into clinical practice. *Am J Obstet Gynecol* 2012;206(5):376.

[30] Stone J, Eddleman K, Lynch L, et al. A single center experience with 1000 consecutive cases of multifetal pregnancy reduction. *Am J Obstet Gynecol* 2002;187(5):1163.

[31] Sweeney PJ, Schwartz RM, Mattis NG, et al. The effect of integrating substance abuse treatment with prenatal care on birth outcome. *J Perinatol* 2000 Jun;20(4):219–24.

[32] US Food and Drug Administration. FDA Drug Safety Communication: *New warnings against use of terbutaline to treat preterm labor*. 2011 (updated 2017). Available from: http://www.fda.gov/Drugs/DrugSafety/ucm243539.htm#ds.

[33] van Vliet EO, Askie LA, Mol BW, et al. Antiplatelet agents and the prevention of spontaneous preterm birth: A systematic review and meta-analysis. *Obstet Gynecol* 2017 Feb;129(2):327–336.

[34] Zeitlin J, Manktelow BN, Piedvache A, et al. EPICE Research Group. Use of evidence based practices to improve survival without severe morbidity for very preterm infants: results from the EPICE population based cohort. *BMJ* 2016;354:i2976. Epub 2016 Jul 5.

[35] Zhang Ge, Feenstra B, Bacelis J, et al. Genetic associations with gestational duration and spontaneous preterm birth. *N Engl J Med* 2017;377:1156–67.

推 荐 网 站

American College of Obstetricians and Gynecologists. www.acog.org (Practice Bulletins and Committee Opinions available at this website)

March of Dimes Prematurity Collaborative. http://www.marchofdimes.org/professionals/prematurity-collaborative.aspx

Antenatal Corticosteroids (ANCS Toolkit) – Ohio Perinatal Quality Collaborative. http://www.opqc.net/projects/OB-ANCS

Maternal and Infant Health. http://www.cdc.gov/reproductivehealth/maternalinfanthealth

Society for Maternal-Fetal Medicine toolkit with practice algorithms and other materials to better implement clinical screening and interventions to prevent PTB. http://www.smfm.org/publications/231–smfm-preterm-birth-toolkit

World Health Organization recommendations on interventions to improve preterm birth outcomes. http://www.who.int/reproductivehealth/publications/maternal perinatal health/preterm-birth-highlights/en/

The Quipp app. https://quipp.org/

相关指南

国家学会指南

标　题	来　源	日期 / 全文
早产的预测和预防（实践指南）	美国妇产科医师学会 2018 年重申	2012 American College of Obstetricians and Gynecologists. Prediction and prevention of preterm birth. Practice bulletin no. 130. *Obstet Gynecol* 2012;120:964–73.
早产前应用硫酸镁对神经的保护作用（委员会意见）	美国妇产科医师学会 2018 年重申	2010 American College of Obstetricians and Gynecologists. Magnesium sulfate before anticipated preterm birth for neuroprotection. Committee opinion no. 455. *Obstet Gynecol* 2010;115:669–71.
宫颈环扎术对宫颈机能不全的治疗作用（实践指南）	美国妇产科医师学会 2019 年重申	2014 American College of Obstetricians and Gynecologists. Cerclage for the management of cervical insufficiency. Practice bulletin no. 142. *Obstet Gynecol* 2014;123:372–9.
早产的管理（实践指南）	美国妇产科医师学会 2018 年重申	2016 American College of Obstetricians and Gynecologists. Management of preterm labor. Practice bulletin no. 171. *Obstet Gynecol* 2016;128:e155–64.
产前皮质类固醇对胎儿成熟的治疗	美国妇产科医师学会 2018 年重申	2017 American College of Obstetricians and Gynecologists. Antenatal corticosteroid therapy for fetal maturation. Committee opinion no. 713. *Obstet Gynecol* 2017;130:e102–9.

第 10 章　异常分娩
Abnormal Labor

Dyese Taylor　Lois Brustman　Frederick Friedman Jr.　著

王　珊　译　　洪凡真　校

本章概要

- 异常分娩是指分娩进度第 95 百分位数以外的分娩。虽然对"正常分娩"的准确定义存在争议,但根据预期的分娩进度指南,任何偏离预期分娩进度的情况都可能被认为是"异常分娩"。
- 难产分为产程延长或产程停滞。产程延长是指比预期的要慢,但仍有进展的分娩。产程停滞的定义是完全停止生产进程。
- 异常分娩的确切病因有时并不清楚,但可以归纳两大类,包括收缩力的障碍或产妇骨盆与胎儿的相对头盆不称。
- 分娩分为三个阶段。第一阶段从临产开始,直到宫口开全,这一阶段又分为潜伏期阶段和活跃期阶段。第二阶段从宫口开全开始,一直持续到胎儿出生。第三阶段从胎儿娩出到胎盘娩出。
- 对于异常分娩缺乏高效的治疗方法。在适当的情况下,加速产程和有效的阴道助产可以降低剖宫产率。

一、背景

(一)疾病定义

- 分娩可以定义为有规律的痛性子宫收缩,导致宫颈的持续扩张和宫颈管消失,伴随胎儿下降和最终娩出。
- 异常或困难的分娩(难产)是指偏离大多数产妇分娩进程的分娩,可分为产程延长或产程停滞。

(二)疾病分类

- 异常分娩分为产程延长和产程停滞。
- 历史上,异常分娩的定义是基于 1955 年发表的 Friedman 曲线(产程图)。然而,根据 Zhang 等

分别于 2010 年和 2013 年发表的美国国家围产期合作项目队列和安全劳动联盟的两项回顾性数据分析,笔者更新了这一曲线。这条产程曲线被认为更能代表当前的产科实践,包括缩宫素、局部麻醉药使用增多,以及体重指数增加的女性人群。

(三)发病率和患病率

- 在美国,异常分娩在活产婴儿中占 21%。考虑到美国新生儿数量 < 400 万,则有 84 万的活产发生异常分娩。
- 异常分娩在初产妇中的发病率最高。
- 分娩过程异常或产程停滞是首次足月剖宫产最常见的适应证。

（四）经济影响

- 异常分娩的经济影响很难量化，必须考虑额外花费（及其并发症的费用），经阴道试产失败转剖宫产术的花费，产程延长导致的孕产妇和（或）胎儿并发症可能引发的诉讼（无论是预知的还是由实际操作导致），且需将这些花费与选择性剖宫产术的花费及其并发症产生的直接或间接的花费进行比较。
- 异常分娩导致住院时间延长、更多来自医疗保健团队的干预（时间、精力和物力），以及新生儿重症监护室入院率增高。

（五）病因

- 异常分娩的确切原因有时并不明确，其潜在的病因可归纳为两类，为收缩力障碍或产妇骨盆与胎儿的相对头盆不称。这些异常分娩的病因通常指三个方面，为产力、产道和胎儿。
- 异常表现，如持续性枕后位、额先露、面先露，或明显头盆倾势不均常常导致异常分娩，可能需要剖宫产。
- 无论是入口平面、出口平面狭窄，还是中骨盆狭窄，都会导致异常分娩。虽然罕见，均小骨盆（任一直径＜8cm）需要剖宫产。
- 由于干扰子宫收缩力，某些并发症增加了难产的可能性，如感染（绒毛膜羊膜炎或子宫内膜炎）和子宫过度膨胀（如多胎妊娠或羊水过多）被认为是导致难产的原因。

（六）病理 / 发病机制

- 异常分娩是由上述原因引起的功能障碍导致的。

（七）预测 / 危险因素

- 没有强力证据，但以下被认为是难产的危险因素。

危险因素	发生率
肥胖	N/A
产妇年龄增长	N/A
妊娠间隔增加	N/A
异常胎先露	N/A

二、预防

> **临床精粹**
> - 没有任何强有力的证据能够表明某种干预措施可以预防异常分娩。积极管理产程、分娩期间的水合葡萄糖的摄入、助产和人工破膜术等干预措施仍在研究中。

（一）筛查

- 在确定是否可以经阴分娩方面，通过临床上骨盆测量或 X 线片评估产妇头盆不称预测价值很差。（Maharaj，2010）。

（二）一级预防

- 对于异常分娩没有有效的一级预防。然而，积极的产程管理可以防止其发生。

三、诊断

> **临床精粹**
> - 潜伏期延长：宫口扩张 4cm 的时间，初产妇≥20h 或经产妇≥14h 称为潜伏期延长。
> - 初产妇，宫口开大 4～5cm 的时间＞6h，扩张 5～6cm 的时间＞3h，扩张 6～7cm 的时间＞2h，此后至宫口开全每扩张 1cm 的时间＞2h，为产程延长。
> - 经产妇，宫口开大 4～5cm 的时间＞7h，扩张 5～6cm 的时间＞3h，扩张 6～7cm 的时间＞2h，此后至宫口开全每扩张 1cm 的时间＞2h，为产程延长。
> - 产程停滞诊断为宫口扩张≥6cm，伴随胎膜早破；或以下任一情况，如宫缩良好≥4h 没有宫颈变化或宫缩欠佳≥6h 无宫颈变化。
> - 第二产程初产妇应≤3h，经产妇应≤2h。然而，当使用神经阻滞麻醉，如果胎头进行性下降，可适当延长 1h。

（一）鉴别诊断

鉴别诊断	特　征
假临产或产前宫缩	产程中很难区分假临产或产前宫缩。假临产宫缩频率和强度通常随着时间的推移而减少，且不伴有宫颈扩张。

（二）典型临床表现

- 无异常分娩的典型表现。一旦达到诊断标准，就要可疑异常分娩（流程图 10-1）。

（三）临床诊断

1. 病史

- 有已知胎儿畸形病史可能会阻碍分娩的患者可出现异常分娩。

2. 体格检查

- 异常分娩依据宫颈检查和宫缩频率及强度来诊断。通过触诊评估宫缩的强度和频率。活跃期宫缩每 2～3min 发生一次，每次持续 60s。
- 临床骨盆测量将有助于充分评估骨盆条件。
- 可通过利奥波德手法评估胎儿体重（Abnormal Labor，in Cunningham 等，2013）。

（四）实验室诊断

1. 诊断检查项目

- 体外探头可用于评估宫缩的频率和持续时间。

- 内压导管（IUPC）可用于评估宫缩的强度、频率和持续时间。宫缩强度使用 Montevideo 单位，为 200～300MVU，充分评估 10min。
- 产程中不能确定时，超声检查可用于评估胎儿体重和胎方位。

3. 影像学检查项目

- 既往认为骨盆的 X 线片评估可以预测是否会发生异常分娩。然而，这已被证明预测价值不高。
- 当可疑异常分娩时，超声检查可评估子宫和胎儿的结构异常或胎方位异常。
- 磁共振成像很少用于评估骨盆条件，但可作为传统 X 线测量的替代方法。

（五）在诊断方面的潜在陷阱 / 常见错误

- 异常分娩并不确切，经阴道自然分娩的女性的产程可能在第 95 百分位数之外，它应作为临床改进管理的指导。

四、治疗

（一）治疗原则

- 在宫缩频率和强度不足的异常分娩，缩宫素、人工破膜，或两者联合应用可有效缩短产程。重要的是，这两种干预措施单独或联合应用都会降低剖宫产率或手术助产。

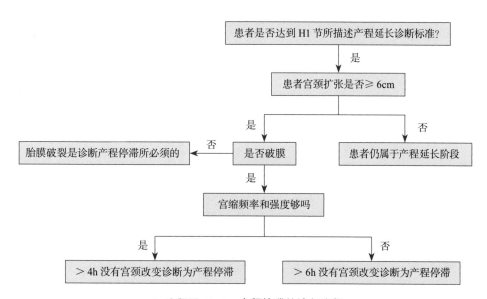

▲ 流程图 10-1　产程停滞的诊断流程

（二）治疗方法

治疗方法	注 释
保守治疗	期待疗法或者人工破膜刺激宫缩
药物（所有药物或联合用药物的嵌套列表）及剂量	缩宫素刺激子宫收缩。应滴注缩宫素以防止子宫收缩过频，宫缩过频定义为 30min 内，每 10min > 5 次宫缩
外科（技术列表）	患者诊断为产程停滞则进行剖宫产
放射学治疗	不适用
心理学的（包括认知、行为等治疗方法）	不适用
补救	不适用
其他	不适用

（三）并发症的预防和管理

- 剖宫产。
- 绒毛膜羊膜炎。

> **临床精粹**
> - 如果认为子宫收缩不良导致异常分娩，应用缩宫素或人工破膜。
> - 应进行超声检查以评估胎方位。

- 对于异常分娩没有有效的干预措施来确保经阴分娩。
- 处理流程（流程图 10-2）。

五、预后

> **临床精粹**
> - 如果异常分娩的病因没有去除（如母体骨盆因素），那么在随后的妊娠中出现异常分娩的概率很高。
> - 如果给予更多的时间，多数产程延长的患者最终会经阴分娩。

参考文献

[1] Cahill AG, Tuuli MG. Labor in 2013: the new frontier. *Am J Obstet Gynecol* 2013;209:531-4.

[2] Cunningham F, Leveno KJ, Bloom SL, et al. Chapter 20. Abnormal Labor. In: Cunningham F, Leveno KJ, Bloom SL, et al., eds. *Williams obstetrics*. 23rd ed. New York, NY: McGraw-Hill; 2010.

[3] Ehsanipoor, R, Satin, A. Diaphragmatic pacing. In: Post, TW, ed. *UpToDate*. Waltham, MA: UpToDate; 2016.

[4] Friedman EA. Primigravid labor: a graphicostatistical analysis.

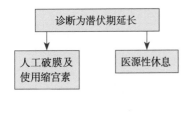
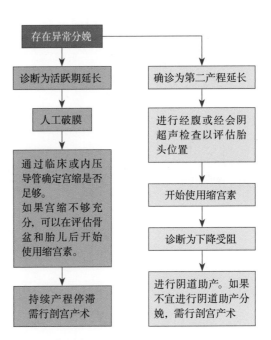

▲ 流程图 10-2　异常分娩处理流程

Obstet Gynecol 1955;6:567–89.

[5] Laughon SK, Branch DW, Beaver J, et al. Changes in labor patterns over 50 years. *Am J Obstet Gynecol* 2012;206:419. e1–9.

[6] Maharaj D. Assessing cephalopelvic disproportion: back to the basics. *Obstet Gynecol Surv* 2010;65:387.

[7] Safe prevention of the primary cesarean delivery. Obstetric care consensus no. 1. American College of Obstetricians and Gynecologists. *Obstet Gynecol* 2014;123:693–711.

[8] Spong CY, Berghella V, Wenstrom KD, et al. Preventing the first cesarean delivery: Summary of a Joint *Eunice Kennedy Shriver*

National Institute of Child Health and Human Development, Society for Maternal-Fetal Medicine, and American College of Obstetricians and Gynecologists Workshop. *Obstet Gynecol* 2012;120(5):1181–93.

[9] Zhang J, Troendle JF, Yancey MK. Reassessing the labor curve in nulliparous women. *Am J Obstet Gynecol* 2002;187:824–8.

[10] Zhang J, Landy HJ, Branch DW, et al. Contemporary patterns of spontaneous labor with normal neonatal outcomes. *Obstet Gynecol* 2010;116(6):1281–87. doi:10.1097/AOG.0b013e3181fdef6e.

相 关 指 南

国家学会指南

标 题	来 源	日期 / 全文
美国妇产科医师学会（ACOG）安全防范首次剖宫产专家共识	ACOG 注释：给出了异常分娩的诊断和管理的概述	2014（重申于 2019） http://www.acog.org/Resources-And-Publications/Obstetric-Care-Consensus-Series/Safe-Prevention-of-the-Primary-Cesarean-Delivey

循证医学证据

证据类型	标题及结论	日期 / 全文
系统综述	预防首次剖宫产 结论：本文综述了目前关于首次剖宫产的最新文献，并提出了降低首次剖宫产率的建议，同时回顾了异常分娩的诊断和处理以及决定剖宫产分娩前的治疗选择。	2012 Spong CY, Berghella V, WenstromKD, et al. Preventing the first cesarean delivery: Summary of a Joint Eunice Kennedy Shriver National Institute of Child Health and Human Development, Society for Maternal-Fetal Medicine, and American College of Obstetriciansand Gynecologists Workshop. *Obstet Gynecol* 2012; 120（5）: 1181–93.
回顾性、横断面研究	正常新生儿结局的自然分娩现代模式 结论：这项回顾性研究对 Friedman 等在 20 世纪 50 年代建立的活跃期和产程时间的定义提出了质疑。与 Friedman 的 4cm 界值相比，它确定 6cm 为活跃期的分界，并推荐延长正常分娩进程的时间	2010 Zhang J, Landy HJ, Branch DW, et al. Contemporary patterns of spontaneous labor with normal neonatal outcomes. *Obstet Gynecol* 2010; 116（6）: 1281–87. doi: 10.1097/AOG.0b013e3181fdef6e
回顾性、横断面研究研究	初产妇分娩：图形统计分析 结论：这篇开创性的论文是 20 世纪 50 年代最初的回顾性研究，该研究确定了准备进行自然经阴分娩的女性的正常分娩模式。在张等的研究中对正常分娩的时间框架提出质疑之前，这一直被认为是产科的原则	1955 Friedman EA. Primigravid labor: a graphicostatistical analysis. *Obstet Gynecol* 1955; 6: 567–89.

第 11 章　剖宫产术和阴道手术分娩
Cesarean Delivery and Operative Vaginal Delivery

Francesco Callipari　Anna Kremer　Fahimeh Sasan　Jian Jenny Tang　著

王谢桐　译　　洪凡真　校

本章概要

- 剖宫产术是安全的，能显著降低母儿发病率和死亡率。
- 与阴道分娩相比，剖宫产术女性有更高的近期和远期健康风险。
- 剖宫产术近期风险包括出血、感染和伤口愈合延迟。
- 预防性应用抗生素显著降低了术后发热、子宫内膜炎、伤口感染等严重的母体感染并发症。
- 剖宫产术远期风险包括较高的再次剖宫产术概率，胎盘异常的风险增加（如前置胎盘和侵入性胎盘）。
- 对于适当的患者，阴道手术分娩（产钳术或胎头负压吸引分娩）可以加速阴道安全分娩和避免剖宫产术。

一、背景

- 无论哪种分娩方式，分娩对母儿都有风险。
- 剖宫产术（CD）是一种切开腹部，然后从子宫娩出婴儿的方法。
- 尽管剖宫产术是安全的，而且是许多产科和胎儿并发症的首选分娩方式，但剖宫产术比阴道分娩的母体发病率和死亡率更高。
- 与阴道分娩相比，剖宫产术的近期风险，包括出血、感染、伤口愈合延迟、费用增加。
- 与阴道分娩相比，剖宫产术的远期风险，包括需要再次行剖宫产术、胎盘异常的风险增加（如侵入性胎盘和前置胎盘）。
- 剖宫产术分为初次剖宫产术和再次剖宫产术。

- 1996—2011 年，首次剖宫产率和总剖宫产率迅速增加，美国 2009 年达分娩总数的 32.9%。
- 在美国 60% 的剖宫产术是首次。
- 产科和公共卫生部门担心过度使用首次剖宫产术，目前正在努力降低首次剖宫产率。
- 适当的分娩管理可减少首次剖宫产率，也可减少剖宫产术后并发症。
- 在适当选择的患者前提下，阴道手术分娩（产钳术或胎头负压吸引分娩）可以加速阴道安全分娩和避免剖宫产术。

（一）发病率和患病率 ❶

- 在美国，有超过 30% 的新生儿是剖宫产术分娩。
- 选定的因素是导致 CD 率增加的原因（图 11-1）。

---

❶. 引自 Barber 等，2011；Hamilton 等，2015；Martin 等，2015；Menacker 和 Hamilton，2010

- 阴道手术分娩的患病率从 1990 年的 9% 下降到 2012 年的 3.4%。自 2005 年以来，美国产钳术在所有分娩中只占不到 1%。

（二）经济影响

- 在美国，每年有 130 万例剖宫产术，在全球有 2000 万例。

导致剖宫产率增加的因素

产科因素	• 初次剖宫产率增加 • 引产失败，使用引产增加 • 阴道手术分娩减少 • 巨大胎儿及巨大胎儿剖宫产术增加 • 臀位阴道分娩下降 • 再次剖宫产率增加 • 剖宫产后阴道分娩减少
母体因素	• 年龄＞ 35 岁的女性比例增加 • 初产妇比例增加 • 母亲要求的剖宫产术增加 • 肥胖
医生因素	• 医疗事故诉讼问题

引自 Gabbe 等，2016；Chapter 19 Cesarean Delivery, p. 426

二、预防

- 考虑到剖宫产所带来的并发症，美国妇产科医师学会最近发表了一项共识声明，试图减少首次剖宫产的发生率（ACOG 2014；Safe prevention 2014）。

推荐分为强（1 级）和弱（2 级），证据质量分为高（A 级）、中（B 级）和低（C 级）。

（一）第一产程

- 潜伏期延长（初产妇＞ 20h，经产妇＞ 14h）不应该是剖宫产术适应证（1B 级）。
- 第一产程进展缓慢但仍逐渐进展的很少会是剖宫产术适应证（1B 级）。
- 只要胎儿和产妇情况稳定，在大多数临产产妇中，宫颈扩张 6cm 是活跃期的临界值。因此，在宫口扩张≤ 6cm，不应采用活跃期的进展标准（1B 级）
- 以第一产程活跃期停滞作为剖宫产术适应证，需要胎膜已破、宫口扩张＞ 6cm、良好宫缩 4h 或宫缩不佳已用缩宫素 6h 产程没有进展、宫口没有继续扩张（1B 级）。

（二）第二产程

- 尚未确定所有产妇都应手术分娩的第二产程具体绝对最长时间（1C 级）。
- 在诊断第二产程停滞之前，如果母胎条件允许，允许以下情况。
  ➢ 经产妇观察≥ 2h（1B 级）。
  ➢ 初产妇观察≥ 3h（1B 级）。

只要确定产程有进展，根据不同的情况（如使用硬膜外镇痛或胎位不正），延长时间是合适的。

- 在第二产程中阴道手术分娩应该被认为是一种可以接受的替代剖宫产术的方法。应该鼓励对阴道手术分娩相关的实用技能进行培训并持续保持（1B 级）。
- 第二产程如果胎头位置不正，人工旋转胎儿枕骨是避免阴道手术产或剖宫产术的合理选择。在第二产程中评估胎位是非常重要的，可以有效避免因胎头不正导致的剖宫产术（1B 级）。

（三）胎心率监测

- 羊水灌注可以安全降低反复胎心变异减速的剖宫产率（1A 级）。
- 当胎心率监测异常或不确定时（如变异减少），头皮刺激可用于评估胎儿酸碱状态，在这种情况下，可以安全改变分娩方式（1C 级）。

（四）引产

- 一般应根据母胎医学适应证，知情同意并记录后进行引产。引产应在孕 41 周及以上进行，以降低剖宫产术风险和围产期发病率和死亡率的风险（1A 级）。
- 当孕妇宫颈不成熟引产时，应进行促宫颈成熟（1B 级）。
- 如果母体和胎儿状态尚好，可以允许更长的潜伏期（＞ 24h 或更长），以避免因潜伏期引产失败的剖宫产术，在确定引产失败前，需胎膜已破并应用缩宫素≥ 18h（1B 级）。

（五）胎先露异常

- 应当从孕 36 周开始评估并记录胎先露，以便提供胎头外倒转术（1C 级）。

（六）怀疑巨大胎儿

- 为避免潜在产伤的剖宫产术，非糖尿病孕妇应将估计胎儿体重限制在＜ 5000g，糖尿病孕妇应将估计胎儿体重限制在＜ 4500g。出生体重 ≥ 5000g 者很罕见，应告知患者对于胎儿体重估计，特别是在孕晚期，是不精确的（2C 级）。
- 应告知孕妇医学会关于母体体重管理指南，以避免体重过度增加（1B 级）。

（七）双胎妊娠

- 第一个胎儿是头位的双胎妊娠，剖宫产术并不能改善围产期结局。因此应该建议无论是头 / 头位或头 / 非头位的双胎妊娠尝试经阴分娩（1B 级）。

（八）其他 ❶

- 个人、组织和管理机构应努力开展研究，为指导剖宫产术决策提供更好的知识，并鼓励政策改变，安全降低首次剖宫产率（1C 级）。

三、诊断

（一）初次剖宫产术的适应证

- 在美国，60% 是初次剖宫产术。在美国，下述分娩是初次剖宫产术最常见的适应证，占 80%。
- 产程进展失败（34%）。
- 胎儿窘迫（23%）。
- 胎儿畸形（17%）。
- 多胎妊娠（7%）。
- 胎盘异常（如前置胎盘、前置血管）。
- 疑似巨大胎儿（4%）。

（二）时机

- 有计划的足月剖宫产术应在 ≥ 孕 39 周（Barber

等，2011；Martin 等，2013；Safe prevention 2014）。

（三）剖宫产术前应用抗生素

- 预防性应用抗生素，通常是单次静脉注射窄谱抗生素，如头孢唑林，应在切皮前 30～60min 给予，以保证足够的组织药物浓度（Mackeen 等，2014）。对青霉素过敏者，可使用甲硝唑或克林霉素和庆大霉素。

（四）实验室检测

- 全血计数。
- 血型和抗体筛检。

（五）技术

- 取 Pfannenstiel 切口，用手术刀切开皮肤，与纵切口相比，术后疼痛少、创面抗张力强、切口美观。
- 用手指钝性打开腹膜，尽量减少对其他器官损伤。
- 通过下推膀胱以保护膀胱。
- 子宫下段横切口进入宫腔。
- 自然娩出而不是手取胎盘。
- 初次剖宫产术子宫缝合两层。
- 闭合腹膜以减少以后的粘连。
- 皮下组织厚度 ≥ 2cm 者，建议缝合皮下组织层，如此可降低随后的伤口裂开风险。
- 用皮下缝合线而不是用钉缝合皮肤。

（六）麻醉

- 95% 的剖宫产术采用局部麻醉或硬膜外阻滞。
- 术中患者是清醒的。
- 最大限度地降低吸入性肺炎或辅助气道。
- 最大限度地减少全身用药，减少对胎儿影响。
- 允许术后使用长效阿片样物质镇痛。

（七）预防血栓

- 机械性血栓预防。
- 在肥胖、深静脉血栓形成的高风险患者中使用

---

❶. 引自 American College of Obste-tricians and Gynecologists (ACOG), Society for Maternal-Fetal Medicine (SMFM) 等，2014

药物血栓预防。

（八）皮肤准备

- 以氯己定（洗必泰）为基础的抗菌剂。

（九）备皮

- 备皮不是必需的，但如果需要，在手术当日清晨用理发器除毛。

（十）阴道手术分娩

产钳助产

- 产钳适应证可能是产妇或胎儿的。产妇适应证包括产妇衰竭、产程进展失败或出血。胎儿适应证包括胎儿窘迫和胎位不正（Committee on Practice Bulletins，2015）。
- 产钳助产的先决条件至关重要，应特别强调以下几点。
  - ➢ 宫颈必须充分扩张和展平。
  - ➢ 胎膜破裂。
  - ➢ 胎头必须降至 +2～+ 3。
  - ➢ 应确定头部的准确位置。
  - ➢ 应了解骨盆的类型。
  - ➢ 恰当有效的麻醉。
  - ➢ 手术者应具备器械相关知识。
  - ➢ 知道胎龄和胎儿大小。
  - ➢ 排空膀胱。
  - ➢ 手术者经验丰富。
  - ➢ 知情同意。

（十一）阴道手术助产分类

1. 出口产钳

- 不需要分开阴唇即可见到胎儿头皮。
- 胎儿颅骨骨质部最低点已达到骨盆底。
- 矢状缝位于骨盆前后径上，或为左枕前、右枕前，或为左枕后、右枕后。
- 胎头达到会阴体部。
- 旋转胎头 ≤ 45°。

2. 低位产钳

- 胎儿颅骨骨质部最低点位于 +2cm 或以下，但未达骨盆底。

- 左枕前 / 右枕前旋转 ≤ 45° 至枕前位，左枕后 / 右枕后旋转 ≥ 45° 至枕后位。

（十二）胎头吸引器引导助产（VAVD）

- 用于 VAVD 的同样先决条件同产钳。蘑菇形的吸盘由不锈钢和塑料制成，如 Omnicup（Kiwi），也是我们医院最常用的。
- 负压吸盘必须放置在胎儿头皮的骨性表面，并避开囟门。
- 胎头最低点是放置负压吸盘最理想位置，是胎头俯屈的标记点或支点。枕前位时，在矢状缝后下 2～3cm；枕后位时，后囟门上 2～3cm。
- 滑脱次数 ≤ 3 次。
- 不能同时使用产钳和胎头吸引器。

（十三）胎头吸引设备（图 11-1）

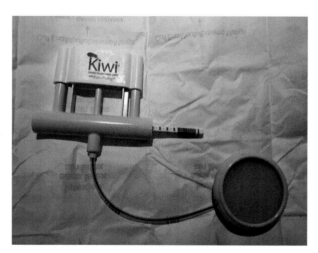

▲ 图 11-1　蘑菇状吸盘由不锈钢和塑料制成：**Kiwi, MityVac, CMI.**

参考文献

[1] American College of Obstetricians and Gynecologists. Safe prevention of the primary cesarean delivery. Obstetric care. Consensus no. 1. *Obstet Gynecol* 2014;123:693–711.

[2] American College of Obstetricians and Gynecologists, Society for Maternal-Fetal Medicine, Caughey AB, Cahill AG, Guise JM, et al. Safe prevention of the primary cesarean delivery. *Am J Obstet Gynecol* 2014;210(3):179–93.

[3] Barber EL, Lundberg L. Belanger K, et al. Contributing indications to the rising cesarean delivery rate. *Obstet Gynecol* 2011;118: 29–38.

[4] Bucklin BA, Hawkins JL, Anderson JR, et al. Obstetric anesthesia workforce survey: twenty-year update. *Anesthesiology*

2005;103(3):645–53.

[5] Committee on Practice Bulletins – Obstetrics. ACOG practice bulletin no. 154. Summary: operative vaginal delivery. *Obstet Gynecol* 2015;126:1118.

[6] Gabbe S, Niebyl J, Simpson J, et al. *Obstetrics: normal and problem pregnancies*. 7th ed. Amsterdam: Elsevier; 2016.

[7] Hamilton BE, Martin JA, Osterman MJ, et al. Births: Final data for 2014. *National Vital Stat Report* 2015;64:1–64.

[8] Mackeen AD, Packard RE, Ota E, et al. Timing of intravenous prophylactic antibiotics for preventing postpartum infection morbidity in women undergoing cesarean delivery. *Cochrane Database Syst Rev* 2014;(2): CD 009516.

[9] Martin JA, Hamilton BE, Osterman MJ, et al. Births: Final data for 2013. *National Vital Stat Report* 2015;64:1–65.

[10] Menacker F, Hamilton BE. Recent trends in Cesarean delivery in the United States. NCHS data brief 2010;(35):1–8.

[12] Osterman MJK, Martin JA. Primary cesarean delivery rates by state. Results from the revised birth certificate, 2006–2012. *Natl Vital Stat Rep* 2014 Jan;63(1):1–11.

[13] Small FM, Grivell RM. Antibiotic prophylaxis versus no prophylaxis for preventing infection after cesarean section. *Cochrane Database Syst Rev* 2014;CD 007482.

[14] Tsakiridis I, Giouleka S, Mamopoulos A, et al. Operative vaginal delivery: a review of four national guidelines. *Perinat Med* 2020 Jan 11. pii:/j/jpme.ahead-of-print/jpm-2019–0433/jpm-2019–0433.xml. doi: 10.1515/jpm-2019–0433. [Epub ahead of print]

推荐网站

American College of Obstetricians and Gynecologists. www.acog.org

相 关 指 南

国家学会指南

标　题	来　源	日期 / 全文
产科护理共识第 1 号：初次刮宫产的安全预防	ACOG 和 母胎医学学会	2014（重申于 2019） https://www.acog.org/Clinical-Guidance-and-Publications/ Obstetric-Care-Consensus-Series/Safe-Prevention-of-the- Primary-Cesarean-Delivery
美国妇产科医师学会（ACOG）第 154 号实践公告：手术阴道分娩	ACOG	2015 Committee on Practice Bulletins–Obstetrics. ACOG Practice Bulletin No. 154: operative vaginal delivery. *Obstet Gynecol* 2015; 126: e56–65.

国际学会指南

标　题	来　源	日期 / 全文
阴道分娩：四个国家指南的回顾	来自英国皇家妇产科学院、澳大利亚和新西兰皇家妇产科学院、加拿大妇产科医师协会、美国妇产科医师学会对经仪器阴道分娩指导方针的描述性回顾	2019 *J Perinat Med* 2020 Jan 11. pii：/j/jpme. ahead-of-print/jpm-2019–0433/jpm- 2019–0433.xml. doi：10.1515/jpm-2019–0433. [Epub ahead of print]

第 12 章　产时及产后出血
Intrapartum and Postpartum Hemorrhage

Faith J. Frieden　著

王谢桐　译　　洪凡真　校

本章概要

- 在全球范围内产科出血是导致孕产妇死亡和并发症的唯一最重要原因。
- 最常见的原因是子宫乏力、损伤和凝血功能障碍。
- 预测、预案和早期识别是管理产科出血的关键，这需要多学科团队。

一、背景

（一）疾病定义

- 产时 / 产后出血是指在分娩期或分娩大量失血，一般定义为分娩后 24h 累积失血量≥ 1000ml 或失血伴随低血容量的症状或体征，包括产时失血，无论何种分娩方式。注意，这与传统的定义不同，阴道分娩＞ 500ml，剖宫产术＞ 1000ml 为产后出血。

（二）疾病分类

- 原发性：发生在分娩后 24h。
- 继发性：发生在产后 24h 至 6～12 周。

（三）发病率和患病率

- 据估计，产后出血发生率为 4%～6%。
- 是孕产妇发病和死亡的主要原因，每年导致 140 000 名孕产妇死亡，每 4min 就有 1 人死亡。

（四）病因

- 至少 80% 的产后出血由子宫收缩乏力引起。

- 出血可与损伤有关，如软产道撕裂、切口出血或子宫破裂。
- 凝血功能障碍可能是出血的原因之一，也可能是出血的结果，因为持续大量出血会导致凝血因子的消耗。

（五）病理 / 发病机制

- 足月子宫每分钟接收 600ml 的血液，这使孕产妇短时间内处于大量失血的风险之中。正常情况下，止血是由多种机制共同完成的，包括子宫肌收缩（机械性压迫血管）、促进凝血的局部及全身性凝血因子。这些机制中的任何一个功能障碍，将导致大量出血。

（六）预测 / 危险因素

危险因素	举　例
胎盘异常	前置、植入、早剥
子宫手术史	
子宫过度膨胀	多胎妊娠、羊水过多、大于胎龄儿、子宫肌瘤

二、预防

> **临床精粹**
> - 为了防止子宫收缩乏力及其相关的出血，在胎儿/胎盘娩出后立即常规使用缩宫素。

（一）筛查

- 根据孕妇安全倡议（SMI），所有患者都应在产前、入院分娩和分娩过程中筛查危险因素，以便识别高危人群，为预防潜在的出血做好准备。

（二）一级预防

- 最好的预防是预测/预案，这可能涉及多学科团队对高危患者的集中讨论，并在需要时转诊到具有相应医疗保健能力的医院分娩。
- 对于有子宫手术史的患者，在分娩前应记录胎盘位置，影像学评估植入的风险。
- 入院时，中等风险患者（既往剖宫产术、多胎妊娠、既往分娩＞4次、既往产后出血、肌瘤、肥胖、血细胞比容＜30）应进行血型及血型抗体筛查。
- 高危患者（前置胎盘/侵入性胎盘、血小板减少症、活动性出血、凝血功能障碍、两种或以上中等危险因素），应查血型及进行血交叉。
- 在产程中，其他危险因素可能会增加出血的风险（如绒毛膜羊膜炎、产程过长、使用硫酸镁），应在此基础上进行评估。

三、诊断

> **临床精粹**
> - 处理产科出血的关键是及时诊断，基于估计或计量的失血量≥1000ml做出诊断。
> - 除了失血量经常被低估以外，还必须注意任何生命体征和尿量的变化。
> - 实验室检查，如全血计数（CBC）和凝血功能，对于诊断和处理是有帮助的。然而，在等待检验结果时，不应拖延治疗。

（一）鉴别诊断

鉴别诊断	特 性
腹腔内出血	由于内出血或扩大的血肿，可能会有生命体征的改变，伴有少量可见出血
硬膜外麻醉引起的血管迷走神经反射或血管舒张	在应用已知会引起低血压的麻醉药或药物后立即出现头晕、心动过速、低血压

（二）典型表现

- 典型的产科出血常表现为出血超出预期，并导致低血容量的症状和体征，如头晕、心慌、低血压、心动过速、少尿和血氧饱和度降低。

（三）临床诊断

1. 病史

- 应该在病史中寻找增加出血的潜在危险因素，如既往产后出血、既往子宫手术、任何可能出现胎盘附着的原因、临床明显的出血障碍、4次以上生育史，以及肌瘤史。
- 临床医生应确定患者是否愿意接受血液制品。

2. 体格检查

- 体格检查应包括计量失血量和评估生命体征，如此可以了解患者对出血的反应。
- 要寻找病因，首先要进行双合诊检查，以确定子宫是否柔软和收缩不良，因为子宫收缩乏力是出血的主要原因。如果出血持续，临床医生应检查下生殖道是否有宫颈或阴道裂伤。在徒手探查或器械清宫之前行子宫超声检查，可以查找胎盘碎片残留的证据。

3. 疾病严重程度分类

SMI 分类

- I期：分娩后失血量＞1000ml，生命体征及化验检查正常；阴道分娩500～999ml应作为I期处理。
- II期：持续出血（估计失血量＞1500ml或应用＞2次子宫收缩药），生命体征和实验室检查正常。
- III期：持续出血（估计失血量＞1500ml或已用＞2单位红细胞，或患者有隐匿性出血、凝血功能障碍、生命体征或实验室检查异常、少尿风险）。

- IV 期：循环衰竭（大量出血、严重低血容量休克、羊水栓塞）。

（四）实验室诊断

1. 诊断检查项目

- 当怀疑产时或产后出血时，医护人员应立即检查血型和交叉配型、血红蛋白、血细胞比容、血小板计数、凝血酶原时间 / 活化部分凝血酶原时间（PT/PTT）、国际标准化比值（INR）和纤维蛋白原。

- 如果继续出血，监测血细胞比容、血小板和凝血功能，以帮助指导输血。然而，在等待化验结果时，输血不应延迟。

- 产后数周发生出血的女性，定量检查 hCG 对评估绒癌是有用的。

2. 影像学检查项目

- 子宫超声检查可能有助于发现残留的妊娠物。对于晚发性产后出血，超声有助于诊断绒癌。

（五）疾病诊断的潜在陷阱 / 常见错误

- 产后出血诊断中最常见的陷阱是低估失血量。特别是健康的年轻女性，在大量失血之前，生命体征可以保持稳定。

四、治疗

（一）治疗原则

- 治疗几乎总是从子宫收缩药开始，因为宫缩乏力是产后出血的主要原因。如有需要，应迅速启动为其他干预措施。

- 一般来说，开始应该先尝试有创性较小的方法，如有必要，根据出血的病因和出血量，采取更积极的手术治疗。

（二）治疗方法列表

治疗	评论
保守治疗	对于产后出血 I 期患者：确保有大的静脉通路、增加静脉输注晶体液、插入留置导尿管、行子宫按摩、通知实验室、通知血库和手术室 通过体格检查确定病因 • 子宫张力（无宫缩、子宫内翻） • 创伤（撕裂、破裂） • 组织（残留产物，植入物） • 凝血酶（凝血功能障碍）
药物治疗包括剂量（药物或联合用药列表）	• 每 500～1000ml 液体加缩宫素 10～40U 或 10U，静脉注射 • 每 2～4h 注射 0.2mg 甲基麦角新碱（高血压避免使用） • 15– 甲基 PGF$_{2\alpha}$ 250μg，肌内注射，间隔 15min 一次，≤ 8 次剂（哮喘、高血压避免使用） • 米索前列醇 800～1000μg，1 次 • 氨甲环酸 1g，静脉注射 10min 以上；30min 后可以重复 1 次 • 启动大量输血程序
手术治疗（技术清单）	• Bakri 球囊 • 宫腔填塞 • 清宫术 • 开腹探查术 • B-Lynch 压迫缝合 • 子宫动脉结扎术 • 子宫切除术
介入治疗	子宫动脉栓塞

临床精粹

• 产科出血的处理应采用多学科、全面、循序渐进的方法进行救治，既要维持血流动力学稳定，又要明确失血原因，对因治疗。

参考文献

[1] Alexander JM, Wortman AC. Intrapartum hemorrhage. *Obstet Gynecol Clin N Am* 2013;40:15–26.

[2] American College of Obstetricians and Gynecologists. Practice Bulletin 183: postpartum hemorrhage. *Obstet Gynecol* 2017 Oct;130(4):e168–e186.

[3] American College of Obstetricians and Gynecologists District II, *Safe motherhood initiative, Maternal Safety Bundle for Obstetric Hemorrhage*, November 2015, revised June 2019.

[4] American College of Obstetricians and Gynecologists, Society for Maternal-Fetal Medicine. Obstetric care consensus no. 7: placenta accreta spectrum. *Obstet Gynecol* 2018 Dec;132(6):e259–e275.

[5] Belfort MA. Overview of postpartum hemorrhage. *UpToDate* 2017 Mar.

推荐网站

California Maternal Quality Care Collaborative. www.cmqcc.org

Council on Patient Safety in Women's Health Care. safehealthcareforeverywoman.org

相关指南

国家学会指南

标　题	来　源	日期 / 全文
产科出血的孕产妇安全包：产科出血检查表	美国妇产科医师学会第二行政区——保护母亲行动	2019 https://www.acog.org/-/media/Districts/District-II/Public/SMI/v2/SMIHemorrhageChecklistREVISEDJUNE2019
产科麻醉的实践指南	美国麻醉医师学会 产科麻醉学会和围产期学学会	2007 Practice guidelines for obstetric anesthesia: an updated report by the American Society of Anesthesiologists Task Force on Obstetric Anesthesia and the Society for Obstetric Anesthesia and Perinatology. *Anesthesiology* 2007 Apr；106（4）：843–63.

国际学会指南

标　题	来　源	日期 / 全文
WHO 推荐的产后出血的防治方法研究	世界卫生组织评论：为公共卫生保健提供基于证据的指导方针，特别是在资源不足的情况下	https://apps.who.int/iris/bitstream/handle/10665/75411/9789241548502_eng.pdf; jsessionid=2EDC38C7B511933CFAF410028A91FC0E?sequence=1

第 13 章　宫内感染

Intraamniotic Infection

Andrew Ditchik　著

马玉燕　译　　洪凡真　校

本章概要

宫内感染（intrauterine infection，IAI）是一种定义不明确的异质性疾病，包括临床和基于组织学的亚临床诊断。

- 使用最新的分级分类法有助于指导建立标准化诊疗方案。
- IAI 的发生率与分娩时的胎龄成反比。
- 包括如下预防措施。
  - 筛查和治疗有 B 族链球菌定植者。
  - 未足月胎膜早破者给予抗生素治疗。
- 治疗措施包括应用广谱抗生素和分娩，剖宫产术应采用常规产科适应证。

一、背景

（一）疾病定义

- IAI 指引起母体和（或）胎儿炎性改变的宫内活动性感染或炎症。
- 可能还包括有亚临床组织学证据的绒毛膜羊膜炎或脐带炎。

（二）发生率 / 患病率

- 临床 IAI：足月产发生率为 1%～4%，早产发生率为 5%～10%。
- 亚临床 IAI（组织学 IAI）：足月产发生率为 20%，早产发生率为 50%。

（三）经济影响

- 因新生儿护理造成的直接成本，以及照料因早产和（或）新生儿脓毒症致残儿童的长期成本，难以进行量化统计。

（四）病因学

- 来自下生殖道的上行性感染最常见（如 B 族链球菌、支原体、解脲支原体等）。
- 血源性传播来自于消化道（如单核细胞性李斯特菌）、口腔、泌尿或呼吸道。
- 有创性操作，如羊膜腔穿刺术。
- 无菌性炎症也可能导致类似的临床特征和结局。

（五）病理 / 发病机制

- 通常包括导致慢性或亚急性疾病的弱毒性病原微生物。
- 感染或炎症会导致母体炎症反应（SIRS）和胎儿炎症反应（FIRS）。
- 多数胎儿损害是由炎症介质导致而非细菌感染。
- 母体并发症包括未足月胎膜早破、早产、难产、剖宫产率增加、产后出血、产褥感染（子宫内膜炎、切口感染）、脓毒症、成人呼吸窘迫综合征，甚至死亡等。

- 胎儿并发症包括脓毒症、肺炎、新生儿肺透明膜病、新生儿窒息、坏死性小肠结肠炎、新生儿颅内出血、脑室周围白质软化、脑性瘫痪、长期神经发育延迟及死亡等。

（六）预测/风险因素

风险因素
• 产程延长
• 胎膜破裂时间过长
• 频繁阴道检查
• 宫内监测
• B族链球菌定植
• 细菌性阴道病
• 其他生殖道感染
• 羊水粪染
• 吸烟
• 饮酒
• 前次妊娠宫内感染史

二、预防

> **临床精粹**
> - B族链球菌定植筛查和临产时的预防性治疗已被证明可降低该菌引起的早发型新生儿脓毒症的风险，且不会增加其他菌引起的脓毒症风险。
> - 目前仍建议孕34周以上的未足月胎膜早破患者引产。
> - 抗生素应用可以延长未足月胎膜早破患者的潜伏期和改善临床结局，但对未足月胎膜完整或足月胎膜早破的患者则不然。

（一）筛查

- 除非有前次妊娠合并B族链球菌新生儿感染史，否则所有孕妇均应进行B族链球菌定植筛查。

（二）一级预防

- B族链球菌筛查阳性，B族链球菌尿液培养阳性，或前次妊娠合并新生儿B族链球菌感染的患者，应在分娩时进行预防性治疗。

- 引产可以减少孕34周后胎膜早破者母体感染的发生率和新生儿重症监护入院率，目前仍被广泛推荐。

- 抗生素应用可以延长未足月胎膜早破患者的潜伏期和改善临床结局，但对未足月胎膜完整或足月胎膜早破者则不然。有多种有效抗生素方案，而阿莫西林/克拉维酸因使新生儿坏死性小肠结肠炎的风险增加，应避免使用。

- 虽然不良的口腔卫生与未足月胎膜早破和早产有关，但分娩期间进行治疗的效果尚不确定。

- 治疗高危人群中的细菌性阴道病是否会降低未足月胎膜早破及早产发生率，目前证据不一。

（三）二级预防

- 应在分娩时对前次妊娠合并新生儿B族链球菌感染的女性进行预防性治疗。

三、诊断

> **要点/临床建议**
> - 对于出现未足月胎膜早破或早产的患者，应怀疑IAI。
> - 特征性临床表现为发热，其他症状可能包括母体或胎儿心动过速、子宫压痛或宫颈脓性分泌物。
> - 母体白细胞增多支持IAI诊断，通过羊膜腔穿刺术行羊水检测也可作为感染或炎症的证据。

（一）鉴别诊断

鉴别诊断	特　点
硬膜外麻醉镇痛分娩	硬膜外麻醉镇痛管置入后发热。分娩过程中通常也出现子宫压痛、母体心动过速和白细胞增多，造成鉴别诊断困难
胎盘早剥	通常出现流血和（或）子宫强直性收缩而不伴有发热
其他感染（尿路感染、流行性感冒、阑尾炎、肺炎）	可能出现此类疾病特有的症状和体征（如咳嗽、排尿困难），以及针对性的实验室检查（如尿常规检查、流行性感冒快速检测）

（续表）

鉴别诊断	特 点
血栓性静脉炎	血栓性静脉炎的表现可能包括肢体肿胀、压痛
结肠炎	伴有胃肠道症状

（二）典型表现

- IAI 通常在分娩或胎膜破裂时出现发热，可能伴有母体或胎儿的心动过速、子宫压痛或宫颈脓性分泌物。早产和（或）未足月胎膜早破而无症状者，应怀疑亚临床 IAI。

（三）临床诊断

1. 病史

- 临床医生应重点关注产妇发热、胎膜早破或早产的证据，以及前次妊娠合并早产、未足月胎膜早破或 IAI 的病史。
- 应知晓如前所述的其他病史利于鉴别诊断。

2. 体格检查

- 体格检查应包括评估产妇生命体征（体温、血压、脉率、呼吸频率和氧饱和度）、胎儿心率、子宫触诊［有无宫缩和（或）宫底压痛］、阴道检查［确定有无胎膜破裂和（或）分娩］，以及可以排除其他诊断的一般评估。

3. 疾病严重程度分级

- IAI 可分为组织学或临床疾病。
  - 组织学 IAI 是指导致胎盘和（或）脐带发生特征性改变的亚临床感染或炎症（图 13-1 和图 13-2）
- 目前的证据支持对临床 IAI 的分层分类。
  - 孤立性母体发热：母体口腔温度为 38～39℃，需经 2 次测量并间隔 30min。
  - 疑似 IAI：如上定义的发热加上胎儿心动过速（胎心率≥ 160bpm）> 10min，白细胞≥ 15×10⁹/L，或宫颈脓性分泌物，或母体口腔温度≥ 39℃。
  - 注：在委员会第 712 号意见宫内感染的产时处理中，重新将母体口腔体温≥ 39℃不伴有其他临床症状者定义为孤立性母体发热。

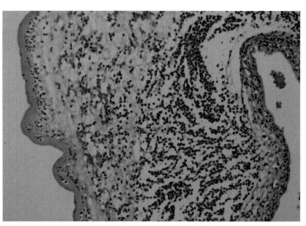

▲ 图 13-1 急性绒毛膜羊膜炎（彩图版本见书末）

经许可转载自 https://upload.wikimedia.org/wikipedia/commons/9/94/Chorioamnionitis_-_low_mag.jpg. Licensed under CC BY SA 3.0.

- 确诊宫内感染：以上指标加经羊膜腔穿刺术证实的感染（革兰染色阳性，葡萄糖< 15mg/dl，白细胞> 30×10⁶/L，白细胞酯酶阳性或羊水培养阳性），或胎盘病理证实有感染的组织学证据。
- 见流程图 13-1。

（四）实验室诊断

1. 诊断检查项目

- 所有发热患者均应抽取全血细胞计数（CBC）和乳酸，强烈推荐在开始使用抗生素前行血液和尿液培养。
- 行尿液检查以评估泌尿系统感染。
- 某些特殊病例可能需要行肾脏和（或）肝脏功能评估。
- 羊膜腔穿刺术可用于诊断可疑的患者，如早产和胎膜完整者或在紧急环扎术前。
  - 目前的证据支持以下实验室结果（IAI 阳性值

发热体温为 38～39℃，分 2 次测量并间隔 30min →胎儿心动过速（胎心率≥ 160bpm）> 10min 和（或）白细胞≥ 15×10⁹/L，或宫颈脓性分泌物

或发热≥ 39℃→羊膜腔穿刺术感染证据（革兰染色阳性、葡萄糖< 15mg/dl、白细胞> 30×10⁶/L、白细胞酯酶阳性或羊水培养阳性），或胎盘病理证实有感染的组织学证据

▲ 流程图 13-1 宫内感染的逐级诊断

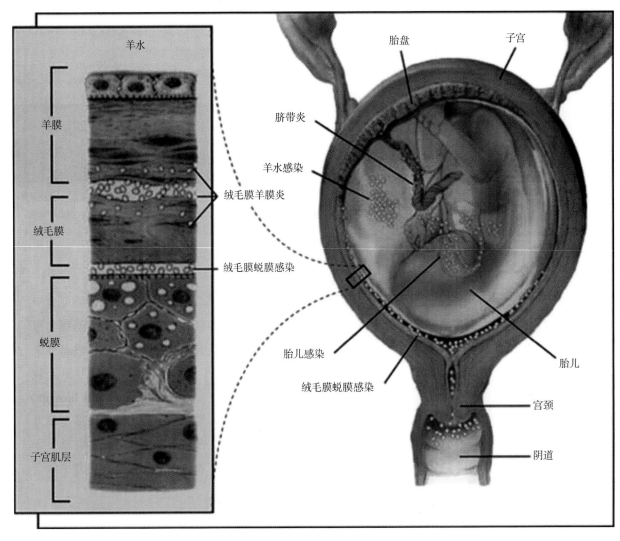

羊水

羊膜

绒毛膜

蜕膜

子宫肌层

绒毛膜羊膜炎

绒毛膜蜕膜感染

胎盘　子宫

脐带炎

羊水感染

胎儿感染

绒毛膜蜕膜感染

胎儿

宫颈

阴道

▲ 图 13-2　宫内细菌感染的潜在部位

经许可转载自 https://clinicalgate.com/infections-of-the-neonatal-infant/Original source：Goldenberg RL, Hauth JA, Andrews WW：Intrauterine infection and preterm delivery.N Engl J Med 2000；342：1500–1507. Copyright 2000, Massachusetts Medical Society.

意义稍后陈述）。

◆ 革兰染色（存在细菌）。

◆ 葡萄糖（＜ 15mg/dl）。

◆ 白细胞计数（＞ 30×10⁶/L）。

◆ 白细胞酯酶阳性（微量或者定性）。

◆ 细菌培养。

➢ 炎症标志物，如白介素 –6 和蛋白质组学生物标志物正在积极研究中，在这种情况下进行研究更加合适。

● 所有疑似 IAI 的患者均应行胎盘病理评估。

2. 影像学检查

● 超声检查评估胎儿状态和羊水体积。

● 出现呼吸道体征或症状的患者可行胸部 X 线检查。

● 如果怀疑阑尾炎或其他炎症性肠病，应考虑行腹部超声或磁共振成像（MRI）。

（五）疾病诊断的误区 / 常见错误

● 易对分娩时仅出现低热的患者过度诊断。

四、治疗

（一）治疗原则

● 及时使用广谱抗生素可将新生儿脓毒症的发生率降低 80%。

- 延长 IAI 确诊患者的孕周会使胎儿和产妇的结局恶化，因此所有可疑或确诊症状均为分娩适应证。
- 母体发热应用退烧药进行治疗，而此类药物也成为新生儿脑病的独立危险因素。
- 即刻剖宫产术并不能使接受恰当治疗的患者获益。

（二）入院适应证

- 所有疑似 IAI 的患者都应入院治疗。

（三）入院患者的管理

- 对于怀疑 IAI 的患者，应使用广谱抗生素覆盖最常见的病原体。
- 覆盖范围应包括常见的共生病原体，包括支原体和解脲支原体。
  - ➤ 一线治疗：氨苄西林（2g，静脉滴注，每日 4 次）＋庆大霉素（5mg/kg，静脉滴注，每日 1 次或负荷剂量 2mg/kg，静脉滴注，随后 1.5mg/kg，每日 3 次）。
    - ◆ 剖宫产术前考虑加用克林霉素（900mg，静脉滴注）或甲硝唑（500mg，静脉滴注）。
  - ➤ 有轻度过敏反应的青霉素过敏患者可使用头孢唑林（2g，静脉滴注，每日 3 次），加上庆大霉素（使用方式同前）。
  - ➤ 有严重过敏反应的青霉素过敏患者可以使用万古霉素（1g，每日 2 次）或克林霉素（900mg，静脉滴注，每日 3 次）加庆大霉素（使用方式同前）。
  - ➤ 其他方案包括氨苄西林 – 舒巴坦（3g，静脉滴注，每日 4 次）、哌拉西林 – 他唑巴坦（3.375g，静脉滴注，每日 4 次或 4.5g，每日 3 次）、头孢替坦（2g，静脉滴注，每日 2 次）、头孢西丁（2g，静脉滴注，每日 3 次）或厄他培南（1g，静脉滴注，每日 1 次）。
- 所有没有临产征兆而怀疑 IAI 的患者应开始引产，现有证据并未指出特定的引产方式。
- 没有足够的数据支持或反对分娩后继续使用抗生素。而研究确实表明，剖宫产术后使用单剂量抗生素比停用抗生素更有效，而与继续使用抗生素直到患者体温正常达 24h 效果相同。

（四）治疗方法

治疗方式	建 议
医学	
抗生素	抗生素可用作预防措施（如未足月胎膜早破或 B 族链球菌定植），也可作为 IAI 的基本治疗手段
退烧药	应使用对乙酰氨基酚等退烧药来降低母体的体温。有证据表明，母亲的体温是新生儿脑病的一个独立的危险因素
其他	疑似 IAI 是所有患者终止妊娠的适应证。剖宫产术应采用常规产科适应证

（五）并发症的预防 / 管理

对于接受基于体重的剂量治疗方案的患者，应控制氨基糖苷类抗生素和万古霉素的使用剂量，以降低造成肾毒性的可能。

> 临床精粹
> - 应对疑似 IAI 的患者使用广谱抗生素，如果未分娩，则可行引产。
> - 及时使用抗生素可将新生儿脓毒症的风险降低 80%。
> - 没有证据表明可以从即刻剖宫产术中获益，剖宫产应采用常规产科适应证。
> - 见流程图 13-2。
>
> 及时使用广谱抗生素和退烧药
> 终止妊娠（剖宫产术仅限于有常规产科适应证者）

▲ 流程图 13-2 IAI 的治疗

五、预后

> 临床精粹
> - 及时使用抗生素和引产，极大降低了母儿风险。

（一）未经治疗的自然病史

- 未经治疗的 IAI 会增加新生儿脓毒症和多器官功能衰竭的风险，还可增加孕产妇包括脓毒症和伤口感染在内的发病率。

（二）经治疗患者的预后

- 及时使用抗生素可使新生儿脓毒症发生率降低80%，同时降低孕产妇合并症发生率。

（三）随访和监测

- 应根据需要继续监测生命体征、体格检查和实验室检查（CBC、乳酸、培养等）。接受氨基糖苷类抗生素或万古霉素治疗的患者应监测肾功能。

参 考 文 献

[1] Chapman E, Reveiz L, Illanes E, et al. Antibiotic regimens for management of intra-amniotic infection. *Cochrane Database Syst Rev* 2014;12:1–85.

[2] Goldenberg RL, Hauth JA, Andrews WW. Intrauterine infection and preterm delivery. *N Engl J Med* 2000;342: 1500–07.

[3] Higgins RD, Saade G, Polin RA, et al. Evalution and management of women and newborns with a maternal diagnosis of chorioamnionitis: summary of a workshop. *Obstet Gynecol* 2016;127(3):426–36.

[4] Johnson CT, Farzin A, Burd I. Current management and long-term outcomes following chorioamnionitis. *Obstet Gynecol Clin North Am* 2014;41(4):646–69.

[5] Kenyon S, Boulvain M, Neilson JP. Antibiotics for preterm rupture ofmembranes. *Cochrane Database Syst Rev* 2013;12:1–97.

[6] Kenyon SL, Taylor DF, Tarnow-Mordi W. Broad-spectrum antibiotics for preterm, prelabour rupture of fetal membranes: the ORACLE 1 randomised trial. *Lancet* 2001;357:979–88.

[7] Mendz GL, Kaakoush NO, Quinlivan JA. Bacterial aetological agents of intra-amniotic infections and preterm birth in pregnant women. *Front Cell Infect Microbiol* 2013;3(58):1–7.

[8] Mercer BM, Miodovnik M, Thurnau GR, et al. Antibiotic therapy for reduction of infant morbidity after preterm premature rupture of the membranes. *JAMA* 1997;278(12):989–95.

[9] Tita ATN, Andrews WW. Diagnosis and management of clinical chorioamnionitis. *Clin Pernatol* 2010;37(2):339–54.

[10] Wojcieszek AM, Stock OM, Flenady V. Antibiotics for prelabour rupture of membranes at or near term. *Cochrane Database Syst Rev* 2014;10:1–66.

相 关 指 南

国家学会指南

标　题	来　源	日期 / 全文
第 188 号美国妇产科医师学会实践指南：胎膜早破	美国妇产科医师学会	2008 年 1 月 https://www.acog.org/Clinical-Guidance-and-Publications/Practice-Bulletins/Committee-on-Practice-Bulletins-Obstetrics/Prelabor-Rupture-of-Membranes
第 485 号美国妇产科医师学会意见：预防早发型新生儿B 族链球菌病	美国妇产科医师学会	2011 年 4 月 https://www.acog.org/Clinical-Guidance-and-Publications/Committee-Opinions/Committee-on-Obstetric-Practice/Prevention-of-Early-Onset-Group-B-Streptococcal-Disease-in-Newborns
第 712 号美国妇产科医师学会意见：宫内感染的治疗	美国妇产科医师学会	2017 年 8 月 https://www.acog.org/Clinical-Guidance-and-Publications/Committee-Opinions/Committee-on-Obstetric-Practice/Intrapartum-Management-of-Intraamniotic-Infection

循证医学证据

证据类型	标题及结论	日期 / 全文
随机对照试验	广谱抗生素在早产中的应用，胎膜早破 结论：比较治疗未足月胎膜早破的抗生素方案显示出红霉素的有效性，以及因增加坏死性小肠结肠炎发病率而不鼓励使用阿莫西林 / 克拉维酸	2001 Kenyon SL, Taylor DF, Tarnow-Mordi W. Broad-spectrum antibiotics for preterm, prelabour rupture of fetal membranes: the ORACLE 1 randomised trial. Lancet 2001; 357:979–88.

（续表）

证据类型	标题及结论	日期 / 全文
随机对照试验	抗生素治疗可降低未足月胎膜早破后新生儿发病率 结论：未足月胎膜早破患者应用抗生素与安慰剂的比较。显示静脉注射氨苄西林和红霉素 2 天与口服阿莫西林和红霉素 5 天均可有效降低新生儿发病率	1997 Mercer BM, Miodovnik M, Thurnau GR,et al. Antibiotic therapy for reduction of infant morbidity after preterm premature rupture of the membranes. JAMA 1997; 278(12): 989–95.
Meta 分析	宫内感染的抗生素治疗管理 结论：比较产时羊膜内感染的各种抗生素治疗方案。结果表明，无论是抗生素的选择还是治疗的持续时间，证据的指导性均有限	2014 Chapman E, Reveiz L, Illanes E, Bonfill Cosp X. Antibiotic regimens for management of intra-amniotic infection. Cochrane Database Syst Rev 2014; 12: 1–85.
Meta 分析	产前或近足月胎膜破裂的抗生素治疗 结论：评估了足月胎膜破裂的各种抗生素方案。结果表明，由于潜在的不良影响和耐药生物的发展，预防性治疗没有任何益处，建议应避免抗生素	2014 Wojcieszek AM, Stock OM, Flenady V. Antibiotics for prelabour rupture of membranes at or near term. Cochrane Database Syst Rev 2014; 10: 1–66.

第 14 章　妊娠期肝病
Liver Disease and Pregnancy

Tatyana Kushner　Rhoda Sperling　著

马玉燕　译　　洪凡真　校

本章概要

- 妊娠期的生理变化会导致妊娠期肝脏检查指标的波动。
- 某些肝病是妊娠期特有的，如妊娠期肝内胆汁淤积、HELLP 综合征（溶血、肝酶升高、血小板减少），以及妊娠期急性脂肪肝等。
- 妊娠期肝病通常指妊娠期发生某些常见的严重的肝病，如 Budd-Chiari 综合征或胆结石。
- 对于慢性肝炎，如乙型肝炎和丙型肝炎，应优先考虑孕期管理，以及尽量减少孕期母婴传播。对于戊型肝炎和自身免疫性肝炎等肝病，应注意通过适当的疾病管理，最大限度地减少孕产妇合并症。

一、背景

（一）疾病定义

- 妊娠期特有肝病只有在妊娠期才会发生，并且通常随着分娩而消失。
- 妊娠合并肝病则指并非妊娠所特有，但其病程可能受妊娠影响的肝病。

（二）疾病分类

- 妊娠期特有的肝病根据其发生的时间进行分类，妊娠剧吐一般发生在孕前 20 周，孕期肝内胆汁淤积通常发生在孕中期和孕晚期，子痫前期、子痫和 HELLP 综合征通常发生在孕 20 周后，妊娠期急性脂肪肝主要发生在孕晚期。
- 妊娠合并肝病的分类基于血清学评估，包括病毒性肝炎（即乙型肝炎表面抗原、丙型肝炎抗体、戊型肝炎抗体）、自身免疫性肝病（即抗核抗体阳性和抗平滑肌抗体阳性）的存在或影像

学发现的血栓（血凝块）或胆囊结石。

（三）发病率 / 患病率

- 妊娠期肝内胆汁淤积是妊娠期最常见的肝脏疾病，患病率为 0.3%～5.6%。
- 约 2% 的妊娠受重度子痫前期或子痫影响。
- 妊娠期急性脂肪肝非常罕见，每 10 万人中发生 5 例。
- 妊娠期乙型肝炎和丙型肝炎的发病率估计分别为 105/10 万和 210/10 万，发病率有逐渐增高趋势。

（四）病因学

- 虽然妊娠特有的肝脏疾病的原因尚不清楚，但妊娠剧吐的危险因素包括葡萄胎妊娠、多次妊娠、滋养细胞疾病、妊娠剧吐史和胎儿异常（三倍体、唐氏综合征和胎儿水肿）。
- 妊娠期肝内胆汁淤积（ICP）的高危因素包括高

龄产妇、口服避孕药继发的胆汁淤积史，以及个人或家族的 ICP 史。

- 妊娠期急性脂肪肝（AFLP）与胎儿缺乏 LCHAD 酶有关，这种酶导致未代谢的长链脂肪酸进入母体循环，导致母体肝毒性。
- 子痫前期、子痫和 HELLP 综合征危险因素包括高龄产妇、初产妇和多胎妊娠。妊娠期病毒性肝炎的病因是乙型和丙型肝炎病毒，主要传播途径为血液传播，由感染者传染给易感者。自身免疫性肝炎的病因不明。

（五）病理学 / 发病机制

- 妊娠剧吐表现为持续呕吐，同时伴有 ≥ 5% 体重下降的持续呕吐、脱水和酮症，50%～60% 的住院患者转氨酶水平轻度升高。
- 妊娠期肝内胆汁淤积表现为持续性瘙痒，全身受累，包括手掌和足底，并有胆汁酸水平的升高，也可有转氨酶水平升高和黄疸。
- 子痫前期和子痫表现为新发高血压（血压＞ 140/90mmHg）和蛋白尿。重度子痫前期的特征是器官功能障碍，包括肝大和肝细胞损伤。子痫患者可出现抽搐。
- HELLP 综合征的特征是溶血、肝酶升高和血小板减少。
- 妊娠期急性脂肪肝病理以肝微泡性脂肪浸润导致肝衰竭为特征。
- 慢性肝炎如自身免疫性肝炎和乙型肝炎可表现为以肝酶升高和肝衰竭为特征的肝病发作，尤其是在产后。

（六）危险因素

肝脏疾病	危险因素
妊娠剧吐	• 葡萄胎妊娠 • 多胎妊娠 • 滋养细胞疾病 • 妊娠剧吐史 • 胎儿异常（三倍体、唐氏综合征和胎儿水肿）
妊娠期肝内胆汁淤积	• 高龄产妇 • 口服避孕药继发胆汁淤积史 • 有肝内胆汁淤积症个人史或家族史

（续表）

肝脏疾病	危险因素
HELLP 综合征	• 高龄产妇 • 初产妇 • 多胎妊娠
妊娠期急性脂肪肝	• 双胎妊娠 • 低身体质量指数
乙型肝炎暴发	• 抗病毒治疗终止 • HBeAg 阳性状态

二、预防

> **临床精粹**
> - 现已证明没有有效干预措施可以预防妊娠特有的肝病的发展。对于慢性肝炎，必须在妊娠期加以控制，防止疾病发作或产生妊娠合并症。

（一）筛查

- 对妊娠期特有肝病，没有推荐的筛查措施。
- 所有孕产妇产检时，都应进行乙型肝炎病毒表面抗原检查。
- 建议在 1992 年以前有注射吸毒史、监禁史、HIV 史或输血史的女性在妊娠期进行基于风险的丙型肝炎筛查。现在，美国肝病研究协会（AASLD）、美国传染病学会、美国预防测试小组（USPSTF）和美国疾病控制与预防中心（CDC）建议对丙型肝炎进行普遍筛查。

（二）一级预防

- 所有在美国出生的新生儿广泛推广应用乙肝疫苗，可提供终身乙肝免疫。

（三）二级预防

- 应该对 HBV 感染的母亲所生的新生儿进行乙型肝炎免疫球蛋白和乙型肝炎病毒（HBV）疫苗系列的主动 - 被动免疫预防，以防止围产期传播，当妊娠期女性为高病毒载量（＞ 200 000U/ml），但未行治疗时，可在孕晚期用抗病毒疗法治疗母亲的乙型肝炎。

- 所有妊娠期急性脂肪肝的患者及其子女都应该进行长链 3- 羟基酰基辅酶 α 脱氢酶的分子检测。
- 目前还没有干预措施可以预防妊娠特有的肝脏疾病的复发，包括妊娠期肝内胆汁淤积、HELLP 综合征或妊娠剧吐。

三、诊断

> **临床精粹**
> - 如果患者有非妊娠期肝病病史，应该仔细询问病史，如当前症状开始出现的时间（妊娠早中晚期哪个时期）、用药史、症状（瘙痒、黄疸或肝失代偿）等。
> - 体格检查应包括仔细的皮肤检查以评估黄疸和抓痕的证据，神经系统检查（以扑翼样震颤为表现的肝性脑病）、心血管检查（包括下肢水肿的评估）和胃肠道检查（包括肝大、脾大的评估）。
> - 实验室检测应包括肝酶的检测。如果患者出现瘙痒症状，也应检测胆汁酸。
> - 肝酶异常的孕妇辅助检查同非妊娠期女性（见"鉴别诊断"）。
> - 妊娠期肝脏超声检查是安全的，可以评估是否存在慢性肝炎、肝硬化和（或）其他病因，如肝脏肿块或肝脏血栓。

（一）鉴别诊断

妊娠期异常肝脏检查的鉴别诊断	特 点
病毒性肝炎	急性病毒血清学试验，包括甲型肝炎病毒抗体、乙型肝炎病毒表面抗原和核心抗体、丙型肝炎病毒抗体及戊型肝炎病毒抗体
自身免疫性肝病	可出现在有自身免疫病或风湿性病史的女性中，实验室评估包括抗核抗体、抗 sm 抗体和血清 IgG 阳性
肝豆状核变性	精神状态变化、眼科检查发现 K-F 环、实验室评估包括低血清铜蓝蛋白（＜20mg/dl）和高尿铜

（续表）

妊娠期异常肝脏检查的鉴别诊断	特 点
Budd-Chiari 综合征	典型的表现：新发腹水和腹部肿胀，多普勒超声显示肝静脉内有血栓
药物性肝损伤	摄入泰诺或其他新药物或草药时肝酶升高

（二）典型临床表现

- 妊娠期肝病根据病因不同患者的临床表现也不同。在妊娠的前 3 个月，妊娠剧吐表现为持续性呕吐，可能致使肝酶升高。在孕中期和孕晚期，出现明显瘙痒或有妊娠期肝内胆汁淤积史的患者应立即行妊娠期肝内胆汁淤积评估。子痫前期和 HELLP 综合征通常出现在孕中期和孕晚期，偶尔出现在产后，伴有血压升高、器官功能障碍和蛋白尿，后者偶尔出现谷草转氨酶和谷丙转氨酶（AST 和 ALT）明显升高。AFLP 通常在孕晚期表现为非特异性症状，如恶心、呕吐和腹痛，但有显著的转氨酶升高和高胆红素血症，以及肝功能障碍的表现，包括脑病体征、凝血功能障碍和低血糖。慢性肝炎，如自身免疫性肝炎和乙型肝炎，可能会诱导疾病发作，在产后表现得最典型。

（三）临床诊断

1. 病史

- 临床医生应该询问患者既往的肝病病史、用药情况、既往妊娠期间发生的肝病，以及妊娠期和其他情况下的肝病家族史。应详细评估患者病史和症状，包括发病时间、发病以来的症状发展，以及对症处理的用药。如果怀疑 HELLP 综合征或妊娠期急性脂肪肝，应关注有关肝脏失代偿症状的问题，包括黄疸、脑病体征、凝血功能障碍（即出血史）、新发腹水和低血糖。

2. 体格检查

- 应该进行仔细的全身检查。如神经病学检查包括扑翼样震颤检查。眼科检查应该注意巩膜黄疸。皮肤检查应评估与瘙痒相关的黄疸和（或）

抓痕。心肺功能检查以评估终末器官功能障碍的迹象和容量超负荷的证据，如下肢水肿和肺水肿。

3. 实用临床诊断规则和评分

- 用于诊断妊娠期急性脂肪肝的斯旺西标准，要求在没有其他原因的情况下，存在以下 6 个或更多标准即可诊断急性脂肪肝。

- 呕吐
- 腹痛
- 烦渴 / 多尿
- 脑病
- 胆红素升高 > 14mmol/L
- 低血糖症，血糖 < 4mmol/L
- 尿素含量升高 > 340mmol/L
- 白细胞增多 > 11×10^6/L
- 超声扫描显示腹水或脂肪肝
- 转氨酶升高（ALT 或 AST）> 42U/L
- 血氨含量升高 > 47mmol/L
- 肾功能损害：肌酐 > 150mmol/L
- 凝血问题：凝血酶原时间 > 14s 或活化部分凝血活酶时间 > 34s
- 肝脏活检显示微泡性脂肪变性

- 田纳西系统标准用于 HELLP 综合征的诊断和严重程度分级。
  - ➤ 田纳西系统。
    - ◆ AST > 70U/L。
    - ◆ LDH > 600U/L。

- ◆ 血小板 < 100×10^9/L。

4. 疾病严重程度分类

- HELLP 综合征的密西西比州方案规定，1 级需为严重的血小板减少症（血小板 $\leq 50 \times 10^9$/μl），包括肝功能障碍的证据 [AST 和（或）ALT $\geq$ 70U/L]，以及提示溶血的证据（血清总 LDH $\geq$ 600U/L）；2 级需要类似的标准，除了血小板减少是中度（> 50×10^9 且 $\leq 100 \times 10^9$/L）；3 级包括轻度血小板减少症（血小板 > 100×10^9/L 但 $\leq 150 \times 10^9$/L）、轻度肝功能障碍 [谷草转氨酶和（或）谷丙转氨酶 $\geq$ 40U/L] 和溶血（乳酸脱氢酶 $\geq$ 600U/L）的患者。

（四）实验室诊断

1. 诊断检查项目

- 疑似肝病患者应进行肝脏检查（流程图 14-1）。
- 与任何非妊娠患者一样，肝功能试验升高的女性应接受检查，包括实验室检测，以排除抗甲型肝炎病毒（HAV）IgM、乙型肝炎表面抗原、戊型肝炎 IgM 和单纯疱疹病毒聚合酶链反应（HSV PCR）阳性的病毒性肝炎。
- 所有孕妇应该检测乙肝表面抗原筛查乙肝。如果呈阳性，应在孕晚期前检查乙肝病毒 DNA 水平。
- 所有孕妇都要用丙肝抗体筛查和丙肝 RNA 复制

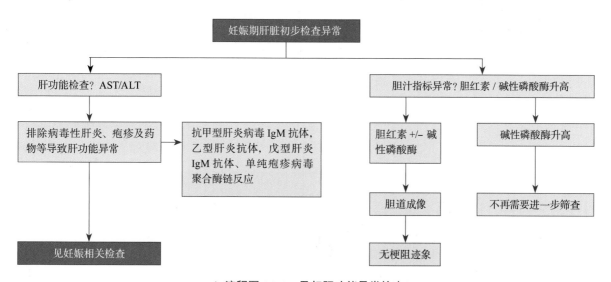

▲ 流程图 14-1　孕妇肝功能异常检查

要与自身免疫性肝病、Wilson 病等症状相似的疾病记性鉴别（经许可转载自 Tran 等，2016.）

（丙肝病毒载量）筛查丙肝。

- 如果怀疑为妊娠期肝内胆汁淤积，应检查胆汁酸浓度；如果怀疑 HELLP 综合征应检查全血细胞计数以评估是否为血小板减少症。

2. 影像学检查项目

- 对于肝功能异常的患者，超声是评估其有无胆道系统疾病的安全和首选的方式。
- 磁共振成像可用于孕中期和孕晚期。
- 计算机断层扫描有较高的致畸风险，如有必要可以使用最小化的辐射方案。
- 上消化道内镜检查是安全的，应尽量推迟到孕中期，并使用哌替啶和异丙酚来镇静。

（五）关于疾病诊断的误区 / 常见错误

- 肝酶升高是由妊娠剧吐导致的。
- 在胆汁酸升高之前，妊娠期肝内胆汁淤积可出现肝酶升高，应与 HELLP 综合征或妊娠期急性脂肪肝鉴别。
- 妊娠期肝病不是妊娠期特有肝病，它可能只是恰巧在妊娠期发生（即慢性肝炎）。

四、治疗

（一）治疗原则

- 妊娠期肝内胆汁淤积：首选疗法是熊去氧胆酸（UDCA），剂量为 10～15mg/kg。孕 37 周可终止妊娠。
- 子痫：尽量期待治疗和适时终止妊娠。
- HELLP 综合征：紧急剖宫产术，肝脏失代偿者进行肝移植。
- 妊娠期急性脂肪肝：及时终止妊娠和支持治疗。

（二）住院适应证

- 孕早期：严重妊娠剧吐合并脱水。
- 孕中期 / 晚期：①重度子痫前期；②子痫；③ HELLP 综合征。
- 全孕期：不明原因的肝酶升高，有黄疸或肝失代偿迹象（腹水、静脉曲张出血、肝性脑病）。

（三）入院患者的管理

- 支持治疗。
- 进行肝功能检查。
- 如有适应证，立即行剖宫产术终止妊娠。
- 如果有肝脏失代偿的指标，可以进行肝移植评估。
- 见流程图 14-2。

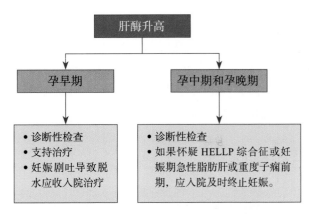

▲ 流程图 14-2　肝酶升高的管理 / 治疗

（四）治疗方法

治疗方式	建　议
保守治疗	子痫前期、子痫患者的支持治疗
药物治疗 熊去氧胆酸 替诺福韦	注意妊娠期安全用药
手术治疗 肝移植	如有必要，分娩后可考虑肝移植
其他	

（五）并发症的预防 / 管理

- 长期应用替诺福韦可能导致肾功能不全，但用于妊娠期短期治疗相对安全。

临床精粹

- 虽然妊娠剧吐一般不会发展为暴发性肝衰竭，但支持治疗可降低低体重儿和早产等不良后果的风险。
- 妊娠期肝内胆汁淤积应进行熊去氧胆酸治

疗，并每周监测血清胆汁酸以评估治疗效果；该病复发率为 40%～60%，在随后的妊娠中应及时检测。

- 应尽早识别妊娠期急性脂肪肝和 HELLP 综合征患者并及时终止妊娠。

五、预后

临床精粹

- 妊娠剧吐一般不会导致永久性肝损伤。
- 尤其是胆汁酸 > 100μg/L 时，妊娠期肝内胆汁淤积会增加胎儿并发症风险；当胆汁酸 > 40μg/L 时，可能导致自发性早产；通常在分娩后 6 周内好转；与后期肝胆疾病的发生相关。
- 子痫前期或子痫或 HELLP 综合征，死亡率高达 15%。
- 当与肝破裂相关时，孕产妇死亡率为 56%～76%，胎儿死亡率为 62%～77%。
- 妊娠期急性脂肪肝：如果治疗得当，孕产

妇死亡率 < 10%，胎儿死亡率 < 23%。

- 妊娠胆汁淤积症或子痫前期或 HELLP 综合征所导致的妊娠期特有肝病，与未来妊娠复发的风险增加有关。

（一）未经治疗的自然病史

- 妊娠期急性脂肪肝和 HELLP 综合征与不良妊娠结局和高死亡率有关。

（二）经治疗患者的预后

- 当治疗和紧急分娩实现时，预后显著改善。

（三）随访及监测

- 产后 6 周复查肝功能，以确认是否恢复正常。
- 妊娠特发性肝病患者再次妊娠时要进行监测。

参考文献

[1] Ma K, Berger D, Reau N. Liver diseases during pregnancy. *Clin Liver Dis* 2019;23(2):345–61.

[2] Orekondy N, Cafardi J, Kushner T, et al. HCV in women and pregnancy. *Hepatology* 2019;70(5):1836–40.

[3] Tran T, Ahn J, Reau N. ACG clinical guideline: liver disease and pregnancy. *Am J Gastroenterol* 2016 Feb;111(2): 176–94.

相关指南

国家学会指南

标　题	来　源	日期 / 全文
妊娠期丙肝病毒感染	美国肝病研究协会 美国传染病学会	2018 年 4 月 https://www.hcvguidelines.org/uniquepopulations/pregnancy
青少年和成人丙肝病毒感染筛查	美国预防服务工作组	2020 年 3 月 https://jamanetwork.com/journals/jama/fullarticle/2762186
妊娠期乙型肝炎筛查、治疗和垂直传播的预防	母胎医学会	2016 年 1 月 https://www.sciencedirect.com/science/article/pii/S0002937815012144
妊娠期肝病	美国胃肠病学会	2016 年 2 月 https://journals.lww.com/ajg/Fulltext/2016/02000/ACG_Clinical_Guideline__Liver_Disease_and.15.aspx

第 15 章　甲状腺疾病与妊娠
Thyroid Disease and Pregnancy

Carol Levy　Danielle Brooks　Keerti Murari　著

袁仙仙　李光辉　译　　洪凡真　校

本章概要

- 甲状腺疾病是育龄期女性第二大常见的内分泌疾病。
- 甲状腺功能异常的症状可与妊娠的症状相似，导致在妊娠女性中难以被识别。
- 未经治疗的甲状腺疾病增加流产、胎盘早剥、高血压疾病和胎儿生长受限的风险。
- 对于甲状腺功能减退症（以下简称甲减）的女性，使用左甲状腺素治疗，使血清促甲状腺激素（thyroid stimulating hormone，TSH）在孕早期 < 2.5mU/L，在孕中期和孕晚期 < 3mU/L。对于甲状腺功能亢进症（以下简称甲亢）的女性，使用抗甲状腺药物将血清游离 T_4（free thyroxine，FT_4）水平维持在正常参考值范围的上 1/3。
- 产后甲状腺炎是最常见的产后甲状腺功能异常，可表现为甲减或甲亢。

一、背景

（一）疾病定义

- 临床甲状腺功能减退症定义为 TSH 高于妊娠期参考范围上限且血清 FT_4 低于妊娠期参考范围下限。
- 甲亢定义为 FT_4 升高且 TSH 被抑制。

（二）发病率 / 患病率

- TSH 升高见于 2%～3% 健康、未妊娠的育龄期女性，在碘缺乏地区比例更高。
- 以下为妊娠期甲状腺疾病的发病率。
  - 临床甲状腺功能减退症为 0.3%～0.5%。
  - 亚临床甲状腺功能减退症为 2%～3%。
  - 产后甲状腺炎为 1.1%～21.1%。
  - 甲亢为 0.2%。
- Graves 病的患病率为 0.1%～1%。

（三）经济影响

- 在世界范围内，由于母亲甲状腺功能减退症和碘缺乏引起的克汀病和婴儿精神发育迟滞可对患者家庭造成破坏性影响，并给卫生体系带来沉重负担。

（四）病因

- 妊娠期或产后甲状腺功能减退症有以下 5 种病因。
  - 桥本甲状腺炎。
  - 产后甲状腺炎。
  - 碘缺乏。
  - 医源性甲状腺功能减退症。
  - 其他不常见的原因，包括中枢性甲状腺功能减退症、甲状腺激素抵抗、单纯低甲状腺素血症。
- 妊娠期甲亢的病因。

➤ Graves 病。

➤ 妊娠一过性甲状腺毒症。

➤ 其他不常见的原因：如葡萄胎、多结节毒性甲状腺肿、毒性腺瘤、亚急性甲状腺炎、卵巢甲状腺肿等。

（五）病理 / 发病机制

- 桥本甲状腺炎：自身免疫介导的甲状腺破坏，导致甲状腺功能低下，这是在碘充足地区甲状腺功能减退症的最常见原因。

- 产后甲状腺炎：一种由自身免疫机制引起的破坏性甲状腺炎，妊娠相对免疫抑制状态下，分娩后 1 年内累及甲状腺的自身免疫性炎症破坏。这可导致一过性甲亢、甲状腺功能减退症或两者均有，随后恢复。

- 碘缺乏：由于碘是合成甲状腺激素必需的底物，碘缺乏导致甲状腺激素产生减少。

- 中枢性甲状腺功能减退症：由于疾病影响下丘脑垂体轴或者 TSH 结构缺陷，对正常腺体的刺激不够。

- 甲状腺激素抵抗：尽管甲状腺激素产生正常或增加，但其在组织水平的活性降低。通常是由于甲状腺激素代谢或核信号异常所致。

- Graves 病：一种抗 TSH 受体的自身免疫病，TSH 受体的抗体（thyroid-stimulating hormone receptor antibodies，TRAb）与 TSH 受体结合，过度刺激甲状腺细胞，甲状腺激素产生增加。

- 妊娠一过性甲状腺毒症：由于人绒毛膜促性腺激素（hCG）与 TSH 结构类似，高浓度的 hCG 刺激 TSH 受体。

二、预防

> **临床精粹**
> - 在碘缺乏地区，补充碘对预防孕妇甲状腺功能减退症至关重要。
> - 存在甲状腺疾病高危因素的女性应在产前检查时进行筛查，根据其高危因素决定进一步的检查。
> - 孕前甲状腺功能减退症的女性，一旦怀疑妊娠，左甲状腺素用量应增加 25%～30%。

（一）筛查

- 妊娠期甲状腺激素需求增加以维持正常的甲状腺功能状态。妊娠期 FT_4 产生增加 40%～50% 以维持正常的甲状腺功能状态。对 FT_4 的需求增加最早发生在孕早期的 4～6 周，逐渐增加直至妊娠 20 周。

- 由于 β-hCG 的促甲状腺作用，甲状腺体积增加 18%。

- 由于 hCG 的 α 亚单位与 TSH 受体的交叉反应，孕妇 TSH 参考范围较低（表 15-1）。

- 对于甲状腺疾病高风险的女性，建议在初次产前检查或一旦确认妊娠时进行筛查。

表 15-1　妊娠不同时期甲状腺常规检查的特异参考范围

检　查	非孕期	孕早期	孕中期	孕晚期
TSH（mU/L）	0.3～4.3	0.1～2.5	0.2～3.0	0.3～3.0
TG（mg/dl）	1.3～3.0	1.8～3.2	2.8～4.0	2.6～4.2
FT_4（ng/dl）	0.8～1.7	0.8～1.2	0.6～1.0	0.5～0.8
TT_4（µg/dl）	5.4～11.7	6.5～10.1	7.5～10.3	6.3～9.7
FT_3（pg/ml）	2.4～4.2	4.1～4.4	4.0～4.2	未报道
TT_3（ng/dl）	77～135	97～149	117～169	123～162

TSH. 促甲状腺激素；TG. 甲状腺球蛋白；FT_4. 游离甲状腺素；TT_4. 总甲状腺素；FT_3. 游离三碘甲腺原氨酸；TT_3. 总三碘甲腺原氨酸

- 具体有 9 种危险因素。
  - 甲状腺疾病史和（或）目前甲状腺治疗。
  - 甲状腺切除史、放射碘、胺碘酮或锂剂使用史。
  - 自身免疫病史，如 1 型糖尿病、高剂量颈部放射治疗、产后甲状腺功能异常。
  - 有不孕、早产、流产史或既往有甲状腺疾病婴儿分娩史。
  - 甲状腺肿或已知甲状腺抗体阳性。
  - 自身免疫性甲状腺疾病或甲状腺肿家族史。
  - 年龄＞ 30 岁。
  - 重度肥胖（身体质量指数≥ 40kg/m^2）。
  - 居住在碘缺乏地区（Alexander 等，2017）。
- 甲状腺功能正常但甲状腺过氧化物酶（thyroid peroxidase，TPO）抗体阳性、甲状腺次全切术后或者既往放射碘治疗的女性，孕中期之前需要每 4 周复查 1 次血清 TSH，在孕 30 周至少复查 1 次。
- 甲状腺球蛋白（thyroglobulin，TG）抗体或 TPO 抗体阳性的 1 型糖尿病女性患产后甲状腺炎的风险增加，即使无症状，也应在产后 3～6 个月筛查血清 TSH。

（二）一级预防

- 充足补充碘对于预防母亲甲状腺功能减退症至关重要。母亲碘缺乏是发展中国家的现存问题，也是全世界甲状腺功能减退症的主要原因。

（三）二级预防

- 正在服用稳定剂量左甲状腺素的甲状腺功能正常的女性，停经 1 个周期或家庭妊娠试验阳性后，左甲状腺素用量每周增加 25%～30%。
- 妊娠期甲状腺功能监测应从第一次产前检查进行，之后每 4～8 周复查 1 次。
- 50%～80% 女性需要增加甲状腺激素用量，有些女性需要增加 50%。
- 在妊娠前至少 6 个月前进行放射碘治疗可以降低母亲甲亢风险，预防胎儿不良结局，如放射暴露和克汀病。放射碘治疗不能预防母亲甲状

腺抗体的转移，也不会导致不孕。

三、诊断

> **临床精粹**
> - 完整的病史包括甲状腺疾病危险因素和症状的筛查。
> - 应进行全面的体格检查，评估甲状腺是否有结节或增大。
> - 通过检测血清 TSH 和 FT$_4$ 来确诊。
> - 表 15-2。
>
> **表 15-2 正常妊娠及甲状腺疾病孕妇的甲功变化**
>
> | 母亲状态 | TSH | FT$_4$ | TT$_4$ | T$_3$ |
> |---|---|---|---|---|
> | 正常妊娠 | 降低 | 无变化 | 升高 | 升高 |
> | 甲状腺功能减退症 | 升高 | 降低 | 降低 | 降低或无变化 |
> | 甲亢 | 降低 | 升高 | 升高 | 升高或无变化 |
>
> TSH. 促甲状腺激素；FT$_4$. 游离甲状腺素；TT$_4$. 总甲状腺素；T$_3$. 三碘甲腺原氨酸

（一）鉴别诊断

表 15-3 甲状腺功能减退症的鉴别诊断和特点

甲状腺功能减退症	特 点
桥本甲状腺炎	- 自身免疫病伴或不伴甲状腺肿 - 血清 TPO 抗体通常伴 TSH 升高，多数情况下伴 FT$_4$ 降低
产后甲状腺炎	- 既往甲状腺功能正常者产后 12 个月内出现 TSH 水平异常。不伴有毒性甲状腺结节和 TRAb 阳性 - 表现为乏力症状，乏力在产后很常见 - 临床病程个体化差异很大，通常是一过性的，25% 的患者表现为甲亢，随后出现甲状腺功能减退症，43% 为单独的甲状腺功能减退症，32% 为单独的甲亢 - 甲状腺吸碘试验有助于鉴别产后甲状腺炎和 Graves 病，对于哺乳女性是禁忌
医源性甲状腺功能减退症	- 查体可见甲状腺手术瘢痕或毒性弥漫性甲状腺肿放射治疗史有助于诊断
碘缺乏	- 饮食摄入情况和甲状腺抗体阴性有助于鉴别碘缺乏状态

（续表）

甲状腺功能减退症	特　点
中枢性甲状腺功能减退症	• 实验室检查示 TSH 不适当降低和低 FT_4、TT_4
甲状腺激素抵抗	• 实验室检查示 TSH、FT_4 和 TT_4 升高，不伴有甲亢临床症状

TPO. 甲状腺过氧化物酶；FT_4. 游离甲状腺素；TT_4. 总甲状腺素；TSH. 促甲状腺激素；TRAb. 甲状腺素受体的抗体

表 15-4　甲亢的鉴别诊断和特点

甲亢的鉴别诊断	特　点
毒性弥漫性甲状腺肿	• 通常在孕前诊断 • 可伴有甲状腺肿或眼病 • 与妊娠剧吐无关 • 通常 TRAb 阳性
妊娠一过性甲状腺毒症	• 与妊娠剧吐相关 • 不伴有甲状腺肿和眼病 • TRAb 和 TPO 抗体阴性
葡萄胎	• 孕晚期可能出现妊娠剧吐并伴有甲亢临床症状 • hCG 水平显著升高
亚临床甲亢	• TSH 水平降低，血清 T_4 和 T_3 水平正常 • 常因为 hCG 导致 TSH 抑制所致 • 通常没有甲亢的症状和体征

TPO. 甲状腺过氧化物酶；FT_4. 游离甲状腺素；hCG. 人绒毛膜促性腺激素；TSH. 促甲状腺激素；TRAb. 甲状腺素受体的抗体；T_3. 三碘甲腺原氨酸

（二）典型临床表现

• 患有甲状腺疾病的女性会出现妊娠期间常见的症状。
• 甲状腺疾病可能出现几乎所有器官系统的症状。症状与甲状腺激素缺乏或过量的程度有关，与病因无关。

（三）临床诊断

病史

• 应筛查患者甲状腺疾病的危险因素（见筛查部分）。
• 医生应对患者进行完整的系统回顾，询问运动耐量的变化、乏力、体重变化、情绪变化、心悸、心绞痛、气短、视觉变化、下肢肿胀、肌肉无力、毛发或皮肤变化、食欲变化、便秘或

腹泻、呕吐、震颤，以及温度敏感性变化。

（四）实验室检查

1. 诊断检查项目

• TSH、FT_4 和 FT_3：诊断甲状腺疾病时，应参照

表 15-5　临床体格检查

体格检查	甲状腺功能减退症	甲　亢
全身检查	• 体重增加 • 言语缓慢	• 体重下降 • 多汗 • 乏力
HEENT	• 眉毛的外 1/3 缺失 • 甲状腺增大和（或）甲状腺结节	• 甲状腺肿 • 凝视、瞬目减少 • 浸润性眼病（毒性弥漫性甲状腺肿特有：包括眶周水肿、结膜充血、眼球突出）
心血管系统	• 心动过缓 • 脉压减小 • 远端脉搏弱	• 心动过速 • 高血压
呼吸系统	• 呼吸过速，特别是用力时 • 低通气	• 呼吸困难
胃肠道系统	• 腹胀 • 腹水，少见	• 腹痛
神经系统	• 记忆障碍 • 昏睡和嗜睡 • 听力和视觉下降 • 肢体动作缓慢 • 共济失调 • 反射缓慢伴松弛相延迟	• 震颤 • 反射活跃
精神系统	• 偏执 • 抑郁	• 抑郁 • 焦虑 • 不安 • 注意力不集中 • 情绪不稳
骨骼肌肉系统	• 肌肉含量下降	• 近端肌无力
皮肤	• 面部、手、足、锁骨上窝和胫前皮肤呈沼泽状，非凹陷性水肿 • 皮肤苍白、凉、干燥、粗糙；伤口愈合不良 • 容易擦伤 • 头部和身体的毛发干燥、易碎 • 皮肤色素缺失	• 胫前黏液性水肿（皮肤变厚变硬呈青紫色） • 皮肤温暖、潮湿 • 头发易碎

HEENT. 头、眼、耳、鼻、喉的全面评估

人群和妊娠期特异性的血清 TSH、FT_4 和 FT_3 参考范围。目前的指南参考范围是针对非碘缺乏的 TPO 抗体阴性的健康孕妇的（表 15-1 和表 15-2）。

- TPO 抗体：TPO 抗体阳性的患者不良事件的风险更高。存在 TPO 抗体发展为甲状腺功能减退症的风险增加。

- TRAb：适应证包括妊娠期治疗和未治疗的甲亢患者、曾接受放射碘治疗或甲状腺切除术的 Graves 病既往史或有甲亢婴儿分娩史。血清 TRAb 水平在正常上限 3 倍以上是密切监测以预防流产和胎儿甲亢的适应证。

2. 影像学检查

- 放射性核素显像和甲状腺吸碘试验在妊娠期是禁忌。

- 超声可用于评估甲状腺结节。如可疑恶性或甲状腺结节＞ 1cm 行细针穿刺。

（五）疾病诊断的可能误区 / 常见错误

- 如果不列出妊娠特异性参考范围，难以做出甲状腺疾病的实验室诊断。

- 健康孕妇也可能出现 FT_4 水平升高。

四、治疗

（一）治疗依据

1. 甲状腺功能减退症

- 临床甲状腺功能减退症的妊娠女性应接受左甲状腺素治疗，TPO 抗体阳性的亚临床甲状腺功能减退症孕妇也应接受治疗。

- 妊娠期单纯低甲状腺素血症和 TPO 抗体阴性的亚临床甲状腺功能减退症不需要常规治疗。

- 左甲状腺素（合成甲状腺素）是治疗的主要方法，根据 TSH 调整剂量。合成 T_3 不能通过胎盘，应避免使用。

- 每 4～6 周复查 1 次血清 TSH，直到孕 20 周或者到药物剂量稳定；孕 24～28 周和 32～34 周再次复查。

- 调整左甲状腺素剂量使 TSH 在孕早期＜ 2.5mU/L，在孕中、晚期＜ 3mU/L。

2. 甲亢

- 孕早期推荐使用丙硫氧嘧啶以降低致畸风险。孕早期之后推荐使用甲巯咪唑以降低母亲肝脏毒性风险。

- 治疗目标是使用最小可能剂量的抗甲状腺药物控制 FT_4 在非孕妇正常参考范围的上 1/3。

- 每 2～4 周复查血清 TSH/FT_4 直至达到稳定剂量，之后每 4～6 周复查 1 次。

（二）住院适应证

- 黏液性水肿昏迷是一种严重的甲状腺功能低下状态，死亡率高，极其罕见，仅有少数孕妇病例报道。

- 甲状腺危象是一种罕见的危及生命的失代偿性甲状腺毒症。症状包括发热、精神状态改变、心动过速、心力衰竭、恶心、呕吐、腹泻和肝毒性。

（三）住院患者的处理

- 对于不能口服用药的住院患者，可按口服剂量的一半，静脉给予左甲状腺素（即口服改为静脉滴注，2：1）。

- 黏液性水肿昏迷。
  - 治疗包括应激剂量的类固醇激素，随后静脉给予高剂量 T_4 和 T_3。
  - 支持治疗包括静脉液体复苏，物理方法纠正低体温。

- 甲状腺危象的处理。
  - 支持治疗，静脉液体。
  - 口服或静脉给予普萘洛尔或静脉给予艾司洛尔治疗心动过速。
  - 高剂量抗甲状腺药物 +/- 高剂量氢化可的松或地塞米松。
  - 少数情况下，如果甲状腺危象对母亲的危害大于碘对胎儿的危害，在给予抗甲状腺药物 1h 后开始口服碘化钾。

（四）治疗方法

表 15-6　甲状腺功能减退症的治疗

治　疗	注　释
药物	
左甲状腺素（合成甲状腺素） • 1.7μg/(kg·d)（范围 100~125μg/d)	常见不良反应包括头痛、失眠、烦躁、多汗、心悸、食欲增加、体重减轻 TSH 目标如下 • 孕早期＜ 2.5mU/L • 孕中期和晚期＜ 3.0mU/L

FT$_4$. 游离甲状腺素；TSH. 促甲状腺激素

表 15-7　甲亢的治疗

治　疗	注　释
药物	
• 丙硫氧嘧啶（Propylthiouracil，PTU）：孕早期首选（50~100mg，Bid 或 Tid） • 甲巯咪唑（Methimazole，MMI）：孕早期之后首选（5~30mg/d） • 普萘洛尔：减轻症状（20~40mg，Q8h） • 美托洛尔：减轻症状（100mg，Qd 或 Bid）	• PTU 和 MMI 的常见不良反应包括皮疹、胃肠道不适和发热 • PTU 与肝毒性有关 • MMI 与剂量相关性粒细胞缺乏相关。不推荐常规检测全血细胞计数。致畸性报道包括先天性皮肤发育不全、鼻后孔闭锁、气管食管瘘、脐膨出和发育延迟 • β 受体拮抗药可能与新生儿心动过缓、低血糖、小于胎龄儿有关
手术	
• 甲状腺全切或次全切	• 手术适应证包括抗甲状腺药物过敏、推荐剂量缺乏反应、药物不依从或不耐受、甲状腺肿伴压迫症状 • 以孕中期为宜

Bid. 每日 2 次；Tid. 每日 3 次；Qd. 每日 1 次；Q8h. 每 8h 1 次

并发症的预防 / 管理

- 左甲状腺素过量可以抑制 TSH。需要监测血清 TSH 水平和甲亢的临床症状以避免过度治疗。
- 开始使用 PTU 前检测基线肝功能。出现黄疸、腹痛、恶心、尿色深或大便颜色浅等症状的患者需要检测肝功能。转氨酶在参考范围上限 3 倍以上，停用 PTU，每周复查肝功能。

> **临床精粹**
> - 左甲状腺素是治疗妊娠期甲状腺功能减退症的主要方法，孕早期 TSH 控制目标＜ 2.5mU/L，孕中、晚期 TSH 控制目标＜ 3.0mU/L。
> - 左甲状腺素治疗的患者需要监测甲亢症状。
> - 对于甲亢患者，孕早期使用丙基硫氧嘧啶，孕早期之后使用甲巯咪唑、β 受体拮抗药控制症状。

五、预后

> **临床精粹**
> - 筛查和治疗甲状腺疾病高风险患者可以降低不良妊娠结局。
> - 母亲显性甲状腺功能减退与早产、低体重儿、流产、妊娠高血压和子代智商低有关。
> - 控制不佳的甲亢与流产、早产、死产、低体重儿、子痫前期、高血压、甲状腺危象和母亲心力衰竭有关。

（一）治疗患者的预后

- 没有证据表明经过治疗的妊娠期显性甲状腺功能减退症和亚临床甲状腺功能减退症与产科并发症相关。
- 患有甲状腺疾病的女性发生妊娠高血压的风险增加。
- 孕早期接受左甲状腺素治疗的亚临床甲状腺功能减退症孕妇流产和早产率降低。
- 孕早期单纯性低甲状腺素血症与后代智商降低相关。
- 未治疗的妊娠期显性甲状腺功能减退症女性流产风险增加 60%，这种风险随 TSH 升高而成比例增加。
- 亚临床甲状腺功能减退症同时 TPO-Ab 阳性的女性早产和流产风险增加。

（二）随诊检查和监测

- 分娩后，左甲状腺素应在 4 周内减至孕前剂量。产后 4～6 周复查 TSH 水平。
- 有产后甲状腺炎病史的女性患永久性甲状腺功能减退症的风险增加，应每年复查。有妊娠期 Graves 病既往史的女性产后 6 周复查 TSH 和 FT_4。如果甲状腺功能检查正常，每 4 个月复查，如果异常则需更频繁的复查。

参 考 文 献

[1] Amino N, Tanizawa O, Mori H, et al. Aggravation of thyrotoxicosis in early pregnancy and after delivery in Graves' disease. *J Clin Endocrinol Metab* 1982;55(1):108–12.

[2] Carney LA, Quinlan JD, West JM. Thyroid disease in pregnancy. *Am Fam Physician* 2014;89(4):273–78.

[3] Cooper DS, Laurberg P. Hyperthyroidism in pregnancy. *Lancet Diabetes Endocrinol* 2013;1(3):238–49.

[4] Davies TF, Laurberg P, Bahn RS. Hyperthyroid disorders. In: *Williams textbook of endocrinology*. 13th ed. Philadelphia: Elsevier; 2016:369–415.

[5] Hershman JM. Physiological and pathological aspects of the effect of human chorionic gonadotropin on the thyroid. *Best Pract Res Clin Endocrinol Metab* 2004;18(2):249–65.

[6] Krassas G, Karras SN, Pontikides N. Thyroid disease during pregnancy: a number of important issues. *Hormones* 2015;14(1):59–69.

[7] Latif R, Morsed SA, Zaidi M, et al. The thyroid-stimulating hormone receptor: impact of thyroid-stimulating hormone and thyroid-stimulating hormone receptor antibodies on multimerization, cleavage, and signaling. *Endocrinol Metab Clin N Am* 2009;38 (2):319–41.

[8] Mestman, JH. Hyperthyroidism in pregnancy. *Clin Obstet Gynecol* 1997;40(1):45–64.

[9] Patil-Sisodia K, Mestman JH. Graves hyperthyroidism and pregnancy: a clinical update. *Curr Opin Endocrinol Diabetes Obes* 2010;19(5):394–401.

[10] Ross DS, Burch HB, Cooper DS, et al. 2016 American Thyroid Association guidelines for diagnosis and management of hyperthyroidism and other causes of thyrotoxicosis. *Thyroid* 2016;26(10):1343–1421.

[11] Sisson JC, et al. American Thyroid Association Taskforce on Radioiodine Safety. Radiation safety in the treatment of patients with thyroid diseases by radioiodine 131I: Practice Recommendations of the American Thyroid Association. *Thyroid* 2011;21(4):335–46

推 荐 网 站

Thyroid Disease in Pregnancy. https://www.thyroid.org/thyroid-disease-pregnancy

相 关 指 南

国家学会指南

标 题	来 源	日期 / 全文
妊娠和产后甲状腺功能障碍的管理：美国内分泌学会临床实践指南	美国内分泌学会	De Groot L,et al. Management of thyroid dysfunction during pregnancy and postpartum：an Endocrine Society clinical practice guideline. *J Clin Endocrinol Metab* 2012；7（8）：2543–65.
2017 年美国甲状腺学会妊娠和产后甲状腺疾病诊治指南	美国甲状腺学会	Alexander EK,et al. 2017 Guidelines of the American Thyroid Association for the diagnosis and management of thyroid disease during pregnancy and the postpartum. *Thyroid* 2017；27（3）：315–89.

循证医学证据

证据类型	标题及结论	日期 / 全文
系统综述	妊娠期临床和亚临床甲状腺功能减退症的干预措施 结论：系统综述旨在确定用于治疗妊娠期甲状腺功能减退症和亚临床甲状腺功能减退症的干预措施，并确定这些干预措施对重要产妇、胎儿、新生儿和儿童结局的影响	2010 https://www.ncbi.nlm.nih.gov/pubmed/20614463

（续表）

证据类型	标题及结论	日期 / 全文
随机对照研究	妊娠期间甲状腺激素功能障碍的普遍筛查与病例发现 结论：意大利的一项研究，4562 名孕妇随机分为普查组和病例筛查组。两组之间的不良妊娠结局无显著性差异。这项研究甲状腺疾病普查对于降低不良妊娠结局是不必要的	2010 https://doi.org/10.1210/jc.2009–2009
队列研究	妊娠合并甲状腺功能亢进的结局：一项队列研究 结论：这项研究调查了 203 名甲亢孕妇的结局。他们发现甲亢与妊娠高血压、胎儿生长受限和早产的风险增加有关	2011 https://www.ncbi.nlm.nih.gov/pubmed/ 20087627
回顾性研究	患有原发性甲状腺功能减退症的妇女在妊娠期间对甲状腺的需求量增加 结论：该研究对 12 名服用左甲状腺素的甲状腺功能减退症女性进行了回顾性研究，发现妊娠期间甲状腺素的需求量增加。本研究也重申了需要在整个妊娠期和分娩后监测 TFT，并调整甲状腺素以维持甲状腺正常状态	2001 http://www.nejm.org/doi/full/10.1056/ NEJM200106073442302#t=article

第 16 章　围产期情绪与焦虑性障碍

Perinatal Mood and Anxiety Disorders

Matthew Dominguez　Laudy Brugos　Veerlke Bergink　**著**

宋　伟　李光辉　**译**　　洪凡真　**校**

本章概要

- 妊娠期及产后，围产期情绪与焦虑障碍（perinatal mood and anxiety disorders, PMAD）的发生较为普遍。
- 尽管启动治疗或者转诊至专业医疗机构对 PMAD 患者最为有利，但是针对 PMAD 进行单独的筛查也可让患者临床获益。
- 行为干预和药物干预都是治疗 PMAD 的有效手段。

一、背景

（一）疾病定义

- 抑郁症的临床特征为情绪异常低落。
- 双相障碍是一种严重的情绪障碍，其临床特征为抑郁状态和情绪的异常兴奋状态间或发作。
- 焦虑性障碍（anxiety disorders，AD）包括广泛性焦虑症、惊恐症和社交恐惧症。

（二）疾病分类

- 任何在妊娠期或产后 1 年内出现症状的精神健康障碍都可以分类。
  - ➢ 围产期新发症状。
  - ➢ 围产期加重症状。

（三）发病率及流行情况

- 10%～20% 的患者存在抑郁及焦虑性障碍。情绪和焦虑性障碍时常伴发，并可能由于药物滥用或精神疾病症状而变得更为复杂。
- 双相障碍的患病率为 2%～5%。这些女性极易发

展为产后抑郁症和产后精神病。

（四）经济影响

- 据估算，每例患有 PMAD 女性 6 年间的社会成本为 32 000 美元，其中母亲的成本占 60%，孩子的成本占 40%。

（五）病因

- *Diagnostic and Statistical Manual of Mental Disorders*（第 5 版，DSM–5）中对 PMAD 的症候群进行定义，无法按照发病机制对其进行分类。

（六）病理 / 发病机制

- PMAD 的家族聚集现象表明其存在遗传易感性。
- 围产期睡眠不良可促进 PMAD 症状的发作或加重。
- 雌激素和孕激素的波动会影响认知功能、昼夜节律和情绪，可能增加 PMAD 风险。
- 免疫失调与产后情绪障碍的急性发作相关。
- 自身免疫性甲状腺炎、贫血和感染等疾病与 PMAD 症状相似，并加重这些症状。

（七）预测及危险因素

危险因素

- 既往情绪或焦虑性障碍病史
- 精神疾病家族史
- 妊娠期并发症
- 童年创伤（不当行为、虐待）
- 个体因素
- 非计划妊娠
- 缺少源自伴侣或家庭的社会性支持
- 滥用药物
- 经济问题，失业
- 青少年妊娠
- 先天畸形、胎儿并发症

二、预防

> **临床精粹**
> - 美国预防服务特别工作组（the US preventive services task force）在 2019 年发表声明，认可心理治疗对于预防 PMAD 的益处。

（一）筛查

- 爱丁堡产后抑郁评估量表（edinburgh postnatal depression scale, EPDS）对于筛查妊娠期及产后 PMAD 的作用已经被广泛认可。http://perinatology.com/calculators/Edinburgh%20Depression%20Scale.htm
- 患者健康问卷（patient health questionnaire, PHQ2 and PHQ9）在一般性筛查抑郁及焦虑症状的作用也被广泛认可。https://www.hiv.uw.edu/page/mental-health-screening/phq-2

（二）一级预防

- 开展标准化的孕前或孕早期心理咨询，咨询内容包括精神疾病的复评、心理健康症状的变化和重大生活变故等内容。
- 有证据表明妊娠期和产后开展针对 PMAD 的筛查能够让患者临床获益。
- 通过社会工作者向患者提供资源评估和优化以解决相关社会问题，如保险覆盖、住房及经济来源不稳定、药物滥用和来自家庭或亲密伴侣

的暴力等问题。

（三）二级预防

- 由于缺乏围产期复发风险的证据，治疗指南并未提供持续服用抗抑郁药物的指导。
- 服用抗抑郁药物和 PMAD 不经治疗的风险及获益应当与患者充分讨论，使其知情，并作出个体化的治疗决策。
- 如果患者决定持续服用抗抑郁药物，指南不推荐更换抗抑郁药物种类。
- 对于决定不再继续服用抗抑郁药物的患者，开展心理治疗可被视为有效的替代治疗选项。
- 对于存在双相障碍或者产后精神疾病病史的患者，应当由精神科医生提供治疗，分娩后立即开始服用药物以预防复发，最好使用锂盐或者抗精神病药物。

三、诊断

> **临床精粹**
> - 指南推荐使用 DSM-5 标准对患者进行精神病学评估，以明确诊断 PMAD。
> - 检查过程中，评估人员首先应当简要地对心理健康状态进行筛查，包括抑郁情绪或过度担忧，并观察相关迹象，如自理能力差、缺乏参与、悲伤和（或）焦虑行为，或者其他明显的行为改变。
> - 在诊断 PMAD 之前，应当排除药物不良反应、贫血、代谢紊乱、甲状腺功能不全和感染等医学因素引起的情绪和焦虑障碍。
> - 当患者出现躁狂、精神错乱、自我伤害或伤害他人等症状时，应当将其及时转诊给精神科医生进一步诊治。

（一）鉴别诊断

鉴别诊断	临床特点
产后忧郁	在产褥期的最初几天里出现的轻微且短暂的情绪／焦虑症状

(续表)

鉴别诊断	临床特点
产后精神病	产后 6 周内初次、急性发作的躁狂或精神病症状
医疗因素	药物不良反应、贫血、代谢紊乱、甲状腺功能不全、感染等，其临床表现与 PMAD 的症状相似

（二）典型临床表现

- PMAD 患者的典型表现为情绪症状（悲伤、心情波动、阵发性哭泣、对新生儿的过度忧虑），或者躯体症状（疲劳、头痛、睡眠不良、精力不足、食欲改变）。她们可能会表达出对妊娠和初为人母的担忧，或者感受到过度的社交压力。

（三）临床诊断

1. 病史

- 抑郁：询问患者是否存在抑郁情绪或者快感缺失这两种主要的抑郁症状。若至少存在其中的一种，需要对抑郁的症状进一步筛查，包括食欲改变、专注度降低、精力下降、负罪感 / 无用感 / 绝望感、精神运动迟滞 / 焦虑不安、对死亡的反复思考。
- 躁狂：是否存在情绪高涨 / 易怒、精力过剩 / 目标导向行为，持续≥ 1 周。如果是，需要对其他症状进行筛查，包括妄自尊大、睡眠需求减低、语速加快、思绪奔涌、注意力分散、冲动。
- 焦虑：患者出现无法控制的过度焦虑 / 担心。伴随症状包括急躁或不安、较平时更易疲劳、注意力不集中、易激惹、频发肌肉疼痛或酸痛、入睡困难、过度警觉、惊恐发作。

2. 体格检查

- 观察患者是否存在以下征象，包括缺少眼神交流、语言或动作的迟缓或过速、缺乏与评估人员或婴儿的接触、婴儿哭泣时无应答等。

3. 常用临床决策规则

- 当女性的妊娠期 EPDS 评分＞ 10 分、产后＞ 12 分时，应当将患者转诊并交由心理精神咨询师随访。

- 当患者出现躁狂症状、精神疾病症状、伤害自我或他人的想法时，应当立即转诊至精神科医生进行诊治。

（四）实验室诊断

- 对具有 PMAD 症状的患者，应当进行常规实验室检查以明确是否存在其他医学因素或药物滥用，包括全血细胞计数、基础代谢指标、甲状腺指标、尿毒理学等。

（五）潜在隐患

- 由于前文提及的某些疾病或医学因素能够导致与 PMAD 的相似症状，并且病因一旦去除，临床症状便会迅速缓解或消失，难以与 PMAD 进行鉴别，可能会造成 PMAD 的过度诊断或漏诊。

四、治疗

（一）治疗原则

- 心理咨询和（或）治疗适用于新发的轻度至中度抑郁和焦虑症状。大多数证据支持认知行为治疗，也有一些证据支持其他干预措施。
- 指南建议当严重抑郁发作时可以使用抗抑郁药物治疗。由于母乳 / 婴儿血清中的左洛特 / 曲舍林（zoloft/sertraline）浓度较低，因此可以作为一线用药。帕罗西汀（paxil/paroxetine）不能作为首选治疗药物。

（二）住院适应证

- 严重抑郁。
- 躁狂症。
- 精神病。
- 存在自我伤害或伤害他人的隐患。

（三）治疗方法

治疗	方案
保守治疗	心理社会干预包括咨询、支持和团体治疗适用于存在轻微情绪和焦虑症状的患者
药物治疗	抗抑郁药物，如曲舍林（sertraline，每日口服 50～200mg）
手术治疗	电休克疗法（electroconvulsive therapy, ECT）适用于治疗重度抑郁症、躁狂或混合状态

（续表）

治　疗	方　案
心理学治疗	心理学治疗包括认知行为疗法（cognitive behavioral therapy, CBT）和人际心理治疗（interpersonal psychotherapy, IPT）适用于轻度 / 中度 PMAD 的单独治疗，以及 AD 的辅助治疗

临床精粹

- 治疗指南中并未明确指出是否需要持续给予抗抑郁药物的治疗。
- 心理治疗是轻到中度焦虑或抑郁的首选治疗方法。
- 如果病情严重，应当开始服用抗抑郁药物。
- 如果患者出现自我伤害或暴力倾向等急性症状，需要尽快转诊至急诊，即刻开展精神疾病的评估。

五、预后

临床精粹

- 围产期情绪和焦虑障碍在及时诊断并充分治疗的情况下，预后良好。

未经治疗患者的预后

- 未经治疗的 PMAD 导致心理及身体健康的不良预后风险（包括自杀）增高。
- 未经治疗的 PMAD 与新生儿的不良结局相关，包括低体重儿、早产、认知和社交能力的发育不良、语言障碍、肥胖，以及青春期精神系统疾病。
- 未经治疗的产后精神病可导致自杀及杀婴风险增高。

参考文献

[1] Bergink V, Rasgon N, Wisner KL. Postpartum psychosis: madness, mania and melancholia in motherhood. A review. *Am J Psychiatry* 2016 Dec 1;173(12):1179–88.

[2] Johansen SL, Robakis TK, Williams KE, et al. Management of perinatal depression with non-drug interventions. *BMJ* 2019 Feb 25;364:l322.

[3] Kendig, S, Keats J, Hoffman C, et al. Consensus bundle on maternal mental health. *Obstet Gynecol* 2017 March; 129(3):422–30.

[4] Meltzer-Brody S, Howard LM, Bergink V, et al. Postpartum psychiatric disorders. *Nat Rev Dis Primers* 2018 Apr 26;4:18022.

[5] Molenaar N, Kamperman A, Boyce P, et al. Guidelines on treatment of perinatal depression with antidepressants: an international review. *Aust N Z J Psychiatry* 2018 Apr;52(4):320–27.

[6] US Preventive Services Task Force Recommendation Statement. Interventions to prevent perinatal depression. *JAMA* 2019;321(6):580–87.

相关指南

国家学会指南

标　题	来　源	日期 / 全文
围产期抑郁症的筛查	美国妇产科医师学会	2018 https://www.acog.org/Clinical-Guidance-and-Publications/Committee-Opinions/Committee-on-Obstetric-Practice/Screening-for-Perinatal-Depression
围产期抑郁症资源概览	美国妇产科医师学会	2019 https://www.acog.org/Womens-Health/Depression-and-Postpartum-Depression?IsMobileSet=false

第二篇　妇科学

Gynecology

西奈山专家指南：妇产科学

MOUNT SINAI EXPERT GUIDES:

Obstetrics and Gynecology

第17章 手术部位感染
Surgical Site Infections

V. Ord Sarabanchong 著

李 鹏 译 宋 坤 校

本章概要

- 手术部位感染（Surgical site infection，SSI）与发病率和死亡率增加、住院时间延长及花费增加有关。
- 预防性应用抗生素和对手术危险因素的关注有助于预防手术部位感染。
- 恰当的治疗有助于减少发病率和死亡率。

一、背景

（一）疾病定义

- 美国疾病控制与预防中心（center for disease control and prevention，CDC）把手术部位感染定义为手术后 30 天之内发生在手术切口部位或邻近切口的感染。

（二）疾病分类

- 手术部位感染分为表浅切口感染（皮肤或皮下组织）、深部切口感染（筋膜和肌肉层），以及涉及器官 / 腔隙的手术部位感染（术中被打开或处理过的比肌肉 / 筋膜层更深的组织）。

（三）发病率 / 患病率

- 在美国，2%～5% 的手术操作并发手术部位感染。
- 在美国，2%～4% 的剖宫产术和 2% 的子宫切除术并发手术部位感染。
- 2/3 的妇科手术部位感染是表浅切口感染。

（四）经济影响

- 1 例手术部位感染会增加 1 万美元的额外住院费用，延长 4 天住院时间。

（五）病因

- 手术部位的微生物污染是手术部位感染的先兆。
- 与经腹的妇科手术有关的手术部位感染最常见的是需氧革兰阳性球菌（金黄色葡萄球菌、表皮葡萄球菌），腹股沟或会阴周围的切口感染也可能包括厌氧菌和革兰阴性需氧菌（肠球菌属、大肠杆菌）的感染，阴道切口可能出现多种微生物的感染，包括需氧和厌氧菌（肠球菌属、需氧革兰阴性杆菌、拟杆菌属）。
- 与剖宫产术相关的手术部位感染涉及多种微生物：脲原体属、凝固酶阴性葡萄球菌、粪肠球菌、厌氧菌、革兰阴性杆菌，金黄色葡萄球菌和 B 组链球菌。

（六）病理 / 发病机制

- 皮肤切开使组织暴露于内源性菌群。
- 微生物浓度的升高及宿主防御功能的改变影响手术部位感染发生的风险。

（七）预测 / 危险因素

危险因素	优势比
宿主危险因素	
肥胖（BMI ≥ 40kg/m²）	2.23～2.65
糖尿病	1.4～2.5
术前贫血（血细胞比容＜ 36%）	1.72
吸烟	1.99～5.32
使用糖皮质激素	3.11
细菌性阴道病	3.2
耐甲氧西林金黄色葡萄球菌（MRSA）定植	12.4～25.3
ASA 评分≥ 3 分	1.8～5.3
产科危险因素	
分娩	1.3～4.01
胎膜早破	1.3～2.61
阴道检查	2.19
绒毛膜羊膜炎	5.62～10.6
非计划性 vs. 计划性剖宫产术	1.3～2.5
手术危险因素	
手术时长（＞第 75 百分位）	1.84～2.4
用氯己定而非聚维酮碘消毒腹部皮肤	0.55～0.59
剖宫产术前冲洗阴道	0.45
预防性抗生素的应用	0.4
手剥胎盘	1.64
缝合皮下组织	0.68
高血糖	1.4～9.4
术前消毒	0.36
正常体温	0.36
术前剃除毛发而非剪除	2.09
经腹子宫切除术而非经腹腔镜 / 经阴道子宫切除术	2.0～3.74

二、预防

> **临床精粹**
> - 预防手术部位感染重点在于解决可变危险因素。

> - 预防性使用抗生素、并发症的处理、恰当的手术技巧和手术部位的准备有助于预防手术部位感染。

一级预防

- 择期手术前如有皮肤或泌尿系感染等陈旧性感染，应予以治疗，或推迟手术直至感染痊愈。
- 子宫切除术前应考虑筛查细菌性阴道病。
- 建议患者至少在术前一晚使用肥皂（氯己定更佳）淋浴或沐浴。
- 不要剃除手术切口部位的毛发，如需要去除毛发，应使用剪刀而不是剃须刀剪除毛发后紧接着手术。
- 在切皮前用氯己定乙醇而不是聚维酮碘消毒皮肤。
- 在子宫切除术、经阴道手术之前，以及临产或破膜的患者剖宫产术之前均应该用 4% 氯己定或聚维酮碘消毒阴道。
- 实施围术期血糖控制，糖尿病及非糖尿病患者目标血糖水平应＜ 200mg/dl。
- 维持围术期体温正常。
- 应该用手法牵拉取出胎盘而不是徒手剥离。
- 深度＞ 2cm 的腹部伤口应该用连续缝合来闭合。
- 应用恰当的预防性抗生素。

操作[a]	抗生素	剂量[b]
剖宫产术	头孢唑啉	1g，IV（体重＞ 80kg，2g，IV，体重＞ 120kg，3g，IV）
	克林霉素[c]+庆大霉素	900mg，IV + 5mg/kg，IV
子宫切除术、阴道壁修补术、经阴道吊带放置、不侵入肠道或阴道的开腹手术或外阴切除术	头孢唑啉	2g，IV（体重＞ 120kg，3g，IV）
	克林霉素[c]+庆大霉素或氨曲南	900mg，IV + 5mg/kg，IV 2g，IV
	甲硝唑[c]+庆大霉素或氨曲南	500mg，IV + 5mg/kg，IV 2g，IV

（续表）

操作 [a]	抗生素	剂量 [b]
人工流产／宫颈扩张及清宫术	多西环素	200mg，操作前 1h 口服
子宫输卵管造影术（HSG），输卵管通液术 [d]	多西环素	100mg，口服，每日 2 次，持续 5 天
产科肛门括约肌损伤修复	头孢替坦或头孢西丁或克林霉素	1g，IV 1g，IV 900mg，IV

IV. 静脉滴注

a. 诊断性或腹腔镜或宫腔镜探查术不建议预防性使用抗生素

b. 静脉应用抗生素在切皮前 1h 以内，推荐单剂治疗。如果手术超过以下时间，建议重新给药，使用头孢唑啉或氨曲南后手术时间＞4h，使用克林霉素后＞6h；甲硝唑和庆大霉素不重复给药。如果失血量＞1500ml，建议重复静脉滴注抗生素

c. 推荐用于对青霉素有速发型超敏反应患者，对于庆大霉素给药时，如果患者体重＞理想体重（IBW）的 20%，体重（Kg）= IBW+0.4（实际体重 –IBW）

d. 推荐仅对有盆腔炎病史或输卵管造影或腹腔镜检查发现输卵管异常的患者预防性应用抗生素

三、诊断

> **临床精粹**
> - 手术部位感染的诊断要根据病史和体格检查有提示感染的发现。
> - 血液检测、伤口分泌物培养和影像学检查有助于判断感染的严重程度和范围，从而指导治疗。

（一）鉴别诊断

鉴别诊断	特 点
泌尿系感染	疼痛可能局限于盆腔，但排尿困难和（或）尿频是关键特征。尿常规会发现白细胞、红细胞或细菌
伤口血清肿／血肿	切口处的局部疼痛和肿胀，可能伴随自发性排液。引流出的液体是无菌的
妊娠产物残留	人流手术后持续的疼痛和出血，超声显示子宫腔内有积血和组织碎片。进一步可并发留物感染，导致发热、白细胞增多，可能出现脓毒症
脓毒性血栓性静脉炎	典型的病例产后出现发热、白细胞增多、伴或不伴腹痛，对抗生素无反应。CT 或 MRI 有时显示血栓，抗凝是解决问题的必要手段
阑尾炎、憩室炎	局部疼痛、恶心、可能改变的排便习惯，CT 最能鉴别诊断

（二）典型表现

- 表浅和深部切口的手术部位感染可在术后至少 2 天出现切口疼痛、发红和肿胀，可能有脓性引流，器官或腔隙的手术部位感染可表现为腹部或盆腔疼痛、发热，查体时触及有压痛的盆腔包块。

（三）临床诊断

1. 病史

- 病史应关注首发症状（最常见在术后 48h 出现，但通常为术后 5 天），以及任何相关的症状，如恶心／呕吐、排便或小便习惯的改变。

2. 体格检查

- 应对典型的感染征象进行评估：发热，定义为在至少间隔 6h 分别两次测体温 38℃ 及以上，或一次单独测温 38.3℃ 及以上。切口处或附近出现肿胀（肿物）、红斑（发炎）；可能出现心动过速。

- 检查时可发现切口处有脓性引流物或盆腔检查有压痛性包块。如果子宫未切除，可能会有宫底压痛。

3. 疾病严重性分类

- 表浅切口手术部位感染：包括皮肤或皮下组织。

- 深部切口手术部位感染：包括筋膜和肌肉层。

- 器官和腔隙手术部位感染：包括术中切开或处理的比筋膜／肌肉层更深层的组织。

（四）实验室诊断

1. 诊断检查项目

- 全血细胞计数：白细胞计数升高伴核左移，提示急性感染。

- 生化检验：评估肾功能及感染情况下的酸血症。

- 革兰染色和伤口引流液培养：细菌鉴定和药敏检测可以指导抗生素的选择。

2. 影像学检查

- 如果体格检查不能够定位手术部位感染，可行影像学检查。

- 盆腔超声通常是首选，可以很好地识别表浅和深部的盆腔积液，以及残留妊娠产物。

- 增强 CT 对观察盆腔脓肿或评估内脏穿孔时特别有用。

（五）有关疾病诊断时的潜在误区 / 常见错误

- 术后 48h 内发热，不太可能是感染引起的，最经常是由肺不张或炎性细胞因子的释放导致的。
- 术后 48h 后，应考虑其他常见的发热原因，如泌尿系感染、深静脉血栓形成和肺炎。

四、治疗

（一）治疗原则

- 表浅切口的手术部位感染通常可以通过口服抗生素来控制。
- 如果脓性引流持续存在且量多可能需要切开创口进行清创。
- 深部切口和器官 / 腔隙手术部位感染可能需要静脉注射抗生素，经皮穿刺放置盆腔引流或手术探查。

（二）住院适应证

- 患有腹膜炎、盆腔脓肿、有脓毒症迹象或需要静脉注射抗生素的患者应收入院。

（三）住院患者的管理

- 静脉使用抗生素直至无发热后 24～48h，然后转为口服抗生素。
- 对于产后子宫内膜炎，额外口服抗生素治疗并未发现益处。
- 对于盆腔脓肿，如直径 ＞ 8cm，或静脉注射抗生素治疗 48h 后仍持续发热的，应考虑 CT 或超声引导下经皮穿刺引流。

- 如果保守治疗措施失败，因脓肿破裂、内脏穿孔，或坏死性筋膜炎出现临床病情加重或脓毒症，手术探查是有必要的（流程图 17-1）。

（四）治疗方法

治　　疗	备　注
药物治疗	
• 表浅切口手术部位感染 • 双氯西林 500mg，口服，每 6 小时 1 次 • 复方新诺明 160～800mg，口服，每 12 小时 1 次（疑有耐甲氧西林金黄色葡萄球菌时） • 阿莫西林克拉维酸 875～125mg，口服，每 12 小时 1 次（用于阴道断端蜂窝组织炎）	疗程为 7～14 天
• 深部切口与器官 / 腔隙手术部位感染 • 庆大霉素 5mg/kg，每 24 小时 1 次 + 克林霉素 900mg，每 8 小时 1 次 • 头孢曲松 2g，IV，每 24 小时 1 次 + 甲硝唑 500mg，每 12 小时 1 次 • 哌拉西林 – 他唑巴坦 3.375g，IV，每 6 小时 1 次 • 万古霉素 20mg/kg，IV，每 12 小时 1 次（对于疑似耐甲氧西林金黄色葡萄球菌可加入到上述方案中）	疗程为 14 天 [a]
手术治疗	
伤口清创术	对于有脓性引流物者可能是必要的
腹腔镜探查或剖腹探查术	如果保守治疗措施失败，因脓肿破裂、内脏穿孔，或坏死性筋膜炎出现临床病情加重或脓毒症，可能是必要的
影像学检查	
CT 或超声引导下经皮穿刺引流	针对脓肿 ＞ 8cm 或者静脉抗生素治疗 48h 后脓肿无反应者

a. 产后子宫内膜炎需要静脉注射抗生素治疗，直到烧退后 24～48h。盆腔脓肿可能需要治疗超过 14 天，取决于脓肿的消退情况。

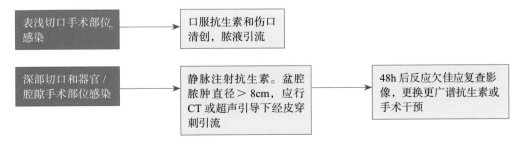

▲ 流程图 17-1　**手术部位感染的管理 / 治疗**

（五）并发症的预防和管理

- 坏死性筋膜炎是一种罕见的伤口多种微生物感染并发症，可沿筋膜面和皮下组织迅速扩散。
- 梭菌属和 A 组链球菌较为常见，体检时出现捻发音或影像上皮下组织出现气体。
- 平均诊断时间是术后 10 天，死亡率高达 50%。
- 治疗的主要手段是广泛的清创和广谱抗生素的应用。

> **临床精粹**
> - 及时识别并启用适当的抗生素是治疗手术部位感染的关键。
> - 临床表现持续或改善不佳时，应及时伤口清创、盆腔影像检查、换广谱抗生素，经皮穿刺引流或手术干预。

五、特殊人群

- 已知 MRSA 定植的患者或 MRSA 定植高风险患者（如疗养院老人或血液透析患者）应在术前抗生素预防方案中加入万古霉素（15mg/kg）。不建议对 MRSA 进行普遍筛查。
- 手术前接受治疗性抗生素的感染患者，如果所用药物适合手术预防性使用，应在手术切皮前60min 加用 1 次。
- 欲行子宫切除术、经阴道手术或人工流产的患者如患有细菌性阴道病，应在术前进行治疗。

六、预后

> **临床精粹**
> - 迅速恰当地治疗手术部位感染能缩短住院时间、减少发病率和死亡率。

参考文献

[1] Bakkum-Gamez JN, Dowdy SC, Borah BJ, et al. Predictors and costs of surgical site infections in patients with endometrial cancer. *Gynecol Oncol* 2013 Jul;130(1):100–6.

[2] Black JD, de Haydu C, Fan L, et al. Surgical site infections in gynecology. *Obstet Gynecol Surv* 2014 Aug;69(8):501–10.

[3] Darouiche RO, Wall MJ Jr, Itani KM, et al. Chlorhexidine-alcohol versus povidone-iodine for surgical-site antisepsis. *N Engl J Med* 2010 Jan 7;362(1):18–26.

[4] Duggal N, Mercado C, Daniels K, et al. Antibiotic prophylaxis for prevention of postpartum perineal wound complications:a randomized controlled trial. *Obstet Gynecol* 2008 Jun:111(6): 1268–73.

[5] Fitzwater JL, Tita AT. Prevention and management of cesarean wound infection. *Obstet Gynecol Clin North Am* 2014 Dec;41(4):671–89.

[6] Kao LS, Phatak UR. Glycemic control and prevention of surgical site infection. *Surg Infect (Larchmt)* 2013 Oct;14(5):437–44.

[7] Lachiewicz MP, Moulton LJ, Jaiyeoba O. Pelvic surgical site infections in gynecologic surgery. *Infect Dis Obstet Gynecol* 2015;2015:614950.

[8] Lake AG, McPencow AM, Dick-Biascoechea MA, et al. Surgical site infection after hysterectomy. *Am J Obstet Gynecol* 2013 Nov;209(5):490.e1–9.

[9] Mittendorf R, Aronson MP, Berry RE, et al. Avoiding serious infections associated with abdominal hysterectomy: a meta-analysis of antibiotic prophylaxis. *Am J Obstet Gynecol* 1993 Nov;169(5):1119–24.

[10] Opøien HK, Valbø A, Grinde-Andersen A, et al. Post-cesarean surgical site infections according to CDC standards: rates and risk factors. A prospective cohort study. *Acta Obstet Gynecol Scand* 2007;86(9):1097–102.

[11] Steiner HL, Strand EA. Surgical-site infection in gynecologic surgery: pathophysiology and prevention. *Am J Obstet Gynecol* 2017 Aug;217(2):121–28.

[12] Zuarez-Easton S, Zafran N, Garmi G, et al. Postcesarean wound infection: prevalence, impact, prevention, and management challenges. *Int J Womens Health* 2017 Feb 17;9:81–88.

推荐网站

American College of Obstetricians and Gynecologists. www.ACOG.org

American Society of Hospital Pharmacists. www.ASHP.org

Centers for Disease Control and Prevention. www.CDC.gov

The Joint Commission. www.JointCommission.org

相 关 指 南

国家学会指南

标 题	来 源	日期 / 网址
第 195 号美国妇产科医师学会（ACOG）实践简报：妇科手术后感染预防	ACOG	2018 年 6 月 https://www.acog.org/Clinical-Guidance-and-Publications/Practice-Bulletins/Committee-on-Practice-Bulletins-Gynecology/Prevention-of-Infection-After-Gynecologic-Procedures
第 199 号 ACOG 实践简报：分娩中预防性抗生素的使用	ACOG	2018 年 8 月 https://www.acog.org/Clinical-Guidance-and-Publications/Practice-Bulletins/Committee-on-Practice-Bulletins-Obstetrics/Use-of-Prophylactic-Antibiotics-in-Labor-and-Delivery
手术部位感染的预防	疾病控制与预防中心	2017 http://jamanetwork.com/journals/jamasurgery/fullarticle/2623725
术中预防性抗生素临床应用指南	美国卫生系统药师协会治疗指南	2013 https://academic.oup.com/ajhp/article/70/3/195/5112717?sso-checked=true

证据

证据类型	标题及结论	日期 / 全文
系统评价	Cochrane 数据库 主动体表加温系统预防成人围术期偶然性低体温引起的并发症	2016 年 4 月 21 日 https://www.ncbi.nlm.nih.gov/pubmed/27098439
系统评价	Cochrane 数据库 术前用皮肤消毒剂淋浴 / 沐浴预防手术部位感染	2015 年 2 月 20 日 https://www.ncbi.nlm.nih.gov/pubmed/25927093
系统评价	Cochrane 数据库 产后子宫内膜炎的抗生素治疗方案	2015 年 2 月 2 日 https://www.ncbi.nlm.nih.gov/pubmed/25922861
系统评价	Cochrane 数据库 剖宫产术前用消毒液做阴道准备以预防术后感染	2014 年 12 月 21 日 https://www.ncbi.nlm.nih.gov/pubmed/25528419
系统评价	Cochrane 数据库 术前备皮以减少手术部位感染	2011 年 11 月 9 日 https://www.ncbi.nlm.nih.gov/pubmed/22071812

第18章　阴道炎、宫颈炎和盆腔炎
Vaginitis, Cervicitis, and Pelvic Inflammatory Disease

Janine A. Doneza　Lisa Dabney　**著**

李　鹏 **译**　宋　坤 **校**

本章概要

- 异常阴道分泌物有很多鉴别诊断要做，成功的治疗需要准确的诊断。
- 异常阴道分泌物最常见的原因是细菌性阴道病（bacterial vaginosis，BV）、念珠菌病（酵母菌）和滴虫病。
- 宫颈炎包括急性宫颈炎和慢性宫颈炎。急性宫颈炎常与性传播的衣原体或淋球菌感染有关。
- 未经治疗的宫颈炎可导致盆腔炎（pelvic inflammatory disease，PID），这是一种上行的盆腔感染，可累及子宫、输卵管、卵巢和腹腔。
- PID 的主要后果是慢性盆腔疼痛、不孕症和异位妊娠。

一、背景

（一）疾病定义

- 阴道炎是一种由感染、炎症或正常阴道菌群改变引起的阴道疾病，最常见的原因是 BV、念珠菌和滴虫病。
- 宫颈炎是指影响颈管腺体柱状上皮细胞的炎症。急性宫颈炎通常是由感染（如衣原体、淋球菌）所致。
- PID 包括一系列女性上生殖道的一系列炎症性疾病，包括子宫内膜炎、输卵管炎和（或）输卵管 – 卵巢脓肿的任何组合。

（二）发病率 / 患病率

- 衣原体感染是美国最常见的性传播疾病。淋病是第二常见的性传播疾病。衣原体感染和盆腔炎最常见于 16—24 岁的女性。
- 妊娠、初潮前和绝经后期的女性较少出现

PID。PID 在先前有性传播感染病史的女性中较普遍。

（三）经济影响

- 每年约有 106 000 名门诊患者和 60 000 名住院患者因盆腔炎就诊，并且其是急诊就诊的常见原因。
- 念珠菌病和 BV 是阴道症状导致就医最常见的原因。

（四）病因

- 酵母菌感染最常由白色念珠菌引起，偶尔也可能涉及其他念珠菌种，包括热带念珠菌和光滑念珠菌。
- 细菌性阴道病的特征是阴道菌群从优势的乳酸杆菌转变为多种微生物菌群。与 BV 有关的微生物病原体，单独和联合存在的，包括加德纳菌属、阿托波菌属、普氏菌属、消化链球菌属、动弯杆菌属、斯尼斯菌、纤毛菌属、支原体和

BV 相关细菌 1（BVAB1）至 BVAB3。

- 滴虫病是由阴道毛滴虫引起的。它通常与其他性传播感染（sexually transmitted infection，STI），特别是淋病合并感染。
- 淋病 / 衣原体 / 盆腔炎：由淋病奈瑟球菌或沙眼衣原体引起。盆腔炎也可与厌氧微生物、革兰阴性肠杆菌、链球菌、生殖器支原体和 BV 相关微生物有关。

（五）病理学 / 发病机制

- 健康的阴道微生物群由乳酸杆菌主导，这种细菌将葡萄糖转化为乳酸，创造了一个酸性的阴道环境，有助于维持正常的阴道菌群，抑制病原微生物的生长。这一过程的中断会有利于阴道炎的发展。
- 其中一些潜在的破坏性因素包括月经周期的阶段、性活动、避孕方式的选择、妊娠、异物、雌激素水平、性传播疾病和使用卫生产品或抗生素。
- 宫颈感染在临床上具有重要意义，因为它可上行并引起盆腔炎。

（六）预测 / 危险因素

念珠菌病	淋病 / 衣原体 / PID	滴虫病	细菌性阴道病
免疫抑制	年龄＜ 25 岁	高危性行为（性工作者）	多名男性或女性伴侣
糖尿病	STI / PID 的病史		
肥胖	新的 / 多个性伴侣	发病率随年龄增加而增加	其他 STI 的存在
抗生素的使用	无保护性行为	其他 STI 的存在	冲洗
	吸毒和酗酒	吸毒和酗酒	吸烟

二、预防

> **临床精粹**
> - 避孕屏障和年度筛查降低了性传播感染的发生率。

（一）筛查

- 出现异常阴道分泌物的女性应筛查念珠菌病、滴虫病和 BV。
- 建议所有性行为活跃的 25 岁以下女性每年进行衣原体和淋病检查。
- 对于 25 岁以上的女性，如果她们获得新感染的风险增加（如有新的性伴侣，或不止一个性伴侣，或性伴侣患有性传播感染），推荐每年进行衣原体和淋病筛查。

（二）一级预防

- 预防衣原体感染和淋病：禁欲、安全的性行为、正确和坚持使用避孕套。在适当情况下，安全的性行为应包括酒精和药物滥用的咨询。

（三）二级预防

- 念珠菌病的二级预防可以通过改变与反复感染相关的可变条件来实现。有潜在免疫缺陷、糖尿病控制不良和接受免疫抑制药的女性有复发或严重感染的风险。
- 患有性传播的阴道宫颈感染性疾病［滴虫病、淋病和（或）衣原体感染］女性的男性性伴侣应进行治疗，以减少她们再次感染的风险。
- BV 的治疗降低了感染衣原体和淋病的风险。
- 及时治疗衣原体感染和淋病可降低发展为 PID 的风险。
- 阴道灌洗、月经期、吸烟和药物滥用可能增加患 PID 的风险。

三、诊断

> **临床精粹**
> - 诊断依靠病原体培养和显微镜检查。

阴道炎与宫颈炎的鉴别诊断
- 阴道萎缩 / 老年性阴道炎
- 异物
- 过敏原
- 慢性炎症（硬化性苔藓，白塞综合征）
- 其他性传播感染（梅毒、疱疹、生殖支原体）

（一）典型表现

- 念珠菌病：瘙痒、灼烧、性交困难、黏稠白色"干酪"样分泌物。
- 细菌性阴道病：异常的阴道分泌物，有鱼腥味。
- 滴虫病：异常污秽的稀薄绿色分泌物，性交后的出血。
- 淋病 / 衣原体感染：可无症状或表现为黏液脓性分泌物或尿道炎症状。
- PID：双侧急性下腹痛是主要出现的症状，可发生在性交时或月经后。少数患者会发展为盆腔脓肿，表现为更剧烈的疼痛和发热。在患有 PID 情况下如果出现肝包膜炎症，伴有右上腹疼痛和压痛，则是发生了肝周炎（Fitz-Hugh-Curtis 综合征）。

（二）临床诊断

1. 病史

- 询问有关阴道症状的信息，包括分泌物的性状、是否有恶臭、瘙痒、灼烧、性交困难（图18-1）。
- 询问关于疼痛的部位、持续时间、与月经周期的关系、对先前治疗的反应，以及性交史等问题可以帮助确定病因。

2. 体格检查

- 外阴、阴道和窥器检查，以明确病变和分泌物

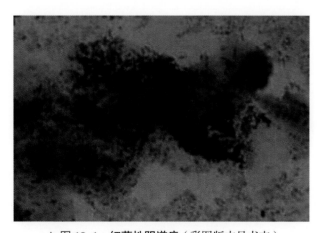

▲ 图 18-1 细菌性阴道病（彩图版本见书末）
革兰染色显示有革兰阴性杆菌，没有乳酸杆菌（经许可，转载自 https://www.std.uw.edu/go/syndrome-based/vaginal-discharge/core-concept/all）

的存在，收集标本进行镜检和（或）培养。

- 颈管脓性分泌物和宫颈质脆是宫颈内膜炎的特征。
- 双合诊检查以评估急性宫颈摇摆痛、子宫和附件压痛。
- 腹部检查以确定疼痛部位。

3. 疾病严重程度分类

- 念珠菌病
  - 单纯性：偶尔发作、症状轻微、疑似白色念珠菌感染、非妊娠状态、无医学并发症。
  - 复杂性：每年 4 次及以上念珠菌感染、症状严重、非白色念珠菌感染、糖尿病史、免疫抑制、妊娠状态。

（三）实验室检查

- 念珠菌病：显微镜下可见假菌丝或培养阳性。培养通常用于复发 / 持续性酵母菌感染或可能的非白色念珠菌感染（图 18-2）。
- BV：Amsel 标准为异常灰色分泌物、阴道 pH ＞ 4.5、氨臭味试验阳性、20% 以上的上皮细胞为线索细胞。Nugent 评分对阴道分泌物革兰染色上的不同细菌形态进行了评分，以上考虑为确诊 BV 的参考标准（图 18-1）。
- 滴虫病：滴生理盐水后显微镜下观察可见运动的鞭毛滴虫。治疗后症状持续的患者可考虑进行病原体培养（图 18-3）。
- 淋病 / 衣原体感染：淋球菌和沙眼衣原体的培养或核酸扩增检测（NAAT）。通过革兰染色从宫颈分泌物中发现革兰阴性双球菌，也是一种有用的诊断方法，但通常不可使用。标本可通过宫颈或阴道拭子或从尿液样本中采集。
- PID：体温 ＞ 38.3℃，异常的黏液脓性分泌物，阴道分泌物生理盐水稀释后显微镜下可见大量白细胞，有证据证明宫颈感染淋病奈瑟球菌或沙眼衣原体。

影像学检查

- 盆腔超声：可见增厚、积液的输卵管或复杂的厚壁、多房囊性附件聚集。

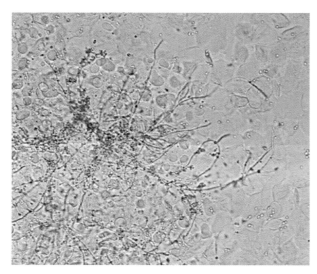

▲ 图 18-2　外阴阴道念珠菌病

在 10% 过氧化氢湿片上的酵母和菌丝（10×）（经许可转载自 https://www.std.uw.edu/go/syndrome-based/vaginal-discharge/core-concept/all ）

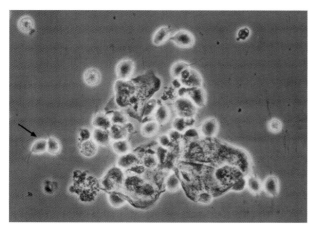

▲ 图 18-3　湿片上的阴道毛滴虫

经许可转载自 https://www.std.uw.edu/go/syndrome-based/vaginaldischarge/core-concept/all

（四）潜在的不足

- 外阴阴道念珠菌病的自我诊断往往是不准确的，可导致诊断的延误。此外，仅凭病史不足以诊断阴道炎，有阴道炎症状的患者应该到医院来评估。

四、治疗

（一）治疗原则

- 对性传播感染疾病的治疗可以减少与感染相关的并发症的发生，包括发生 PID、不孕症和不良妊娠结局。
- 抗生素耐药性会使治疗成功的可能性减低，并促进性传播感染的传播。因此，建议对淋病和衣原体感染进行联合治疗，以防止耐药性的产生。
- 对性伴侣进行淋病、衣原体和滴虫治疗可降低再感染的风险并减少感染的传播。BV 和念珠菌病的治疗常规不需要治疗伴侣。

（二）住院适应证

- 住院适于妊娠期、治疗无反应、不坚持使用或不耐受口服药物者，严重临床疾病（高热、恶心、呕吐、严重腹痛）、盆腔脓肿（包括输卵管 - 卵巢脓肿）。

（三）住院患者管理

- 静脉应用抗生素直至患者临床症状改善 24h 之后。

（四）治疗方法

假丝酵母菌	细菌性阴道病	滴虫病	淋病、衣原体感染、PID
单纯性 • 氟康唑 150mg，顿服 • 阴道内治疗选择包括克霉唑、咪康唑、制霉菌素、特康唑 **复杂性** • 氟康唑 150mg，每 72 小时 1 次，服用 2 次或 3 次 **复发性** • 氟康唑 150mg，每周 1 次，持续 6 个月 **非白色假丝酵母菌** • 阴道内硼酸制药针对光滑念珠菌	• 2% 克林霉素软膏 5g，睡前经阴道用药，持续 7 天 或 • 甲硝唑 500mg，口服，每日 2 次，连续 7 天 或 • 0.75% 甲硝唑凝胶 5g，经阴道用药，每日 1 次，连续 5 天	• 甲硝唑或替硝唑 2g，顿服	• 门诊患者 • 淋病可采用头孢曲松（单剂肌内注射 250mg）加阿奇霉素 1g，口服，1 次 • 衣原体可采用阿奇霉素 1g，口服，1 次或多西环素 100mg 口服，每日 2 次，共 7 天 • PID 住院患者 • 头孢西丁（2g，每 6 小时静脉注射 1 次）或头孢替坦（2g，每 12 小时静脉注射 1 次）加多西环素（每 12 小时口服 100mg） • 在 24h 的持续临床改善后，由注射治疗过渡到口服治疗。患者应完成多西环素 14 天疗程（100mg，每日 2 次）

（五）并发症的预防和管理

- 在流产或子宫切除术前治疗 BV 可显著降低术后感染并发症的风险。妊娠期治疗可降低低体重儿、胎膜早破和早产的风险。
- PID 可引起输卵管粘连和损伤，从而导致慢性盆腔疼痛、不孕症和异位妊娠。及时诊断和治疗 PID 对降低长期并发症的风险具有重要意义。

（六）管理 / 处理办法

- 淋病 / 衣原体感染 /PID 的治疗应在开始治疗后 3 天内出现症状改善。对于那些症状没有改善的患者，应该重新评估，以权衡是否再次感染或治疗失败。PID 患者可能需要住院治疗，而输卵管卵巢脓肿（TOA）患者可能需要手术治疗（流程图 18-1）。

> **临床精粹**
>
> - 大多数患有宫颈炎的女性应在初步评估时应先接受经验性抗生素治疗，而不必等待实验室检查结果。
> - 加急伴侣治疗：性病感染者在没有对其性伴侣进行临床评估的情况下应向其性伴侣开具同样的处方。感染了衣原体、淋病或滴虫病的女性患者的性伴侣应该与患者治疗同样的感染。
> - 不需要对衣原体感染和淋病进行疗效评价检测，除非症状持续存在或妊娠状态。

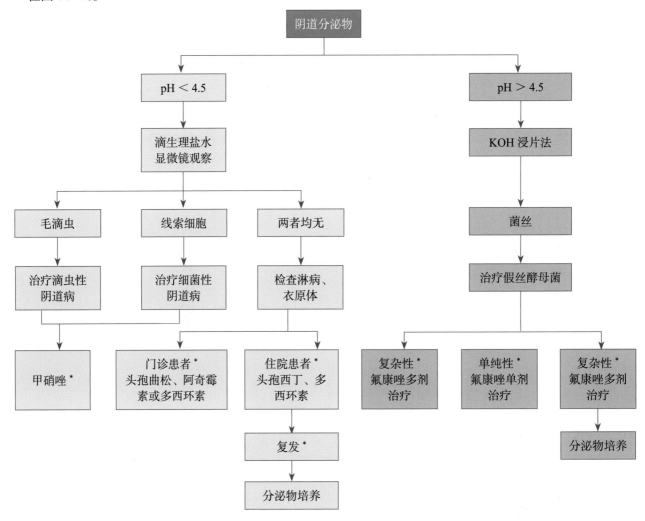

▲ 流程图 18-1　阴道分泌物的处理

*. 见治疗方案表

五、特殊人群

（一）孕妇

- 念珠菌属定植可能在孕妇中更常见。短期使用低剂量氟康唑与已知的出生缺陷无关。
- 妊娠期 BV 与不良妊娠结局相关，建议治疗。
- 妊娠期是 PID 患者收住院和注射抗生素治疗的适应证。使用第二代头孢菌素（静脉注射头孢西丁）和口服阿奇霉素 1g 代替多西环素。

（二）儿童和青少年

- 外阴阴道炎是青春期前女孩最常见的妇科疾病之一，但其病因与成人不同。
- 大多数患者被认为是来自非感染性的原生微生物，如 A 群链球菌和流感嗜血杆菌。
- 细菌培养应采用棉签插入处女膜孔的方法获得样本，可以对淋病和衣原体感染进行尿检。

（三）获得性免疫缺陷综合征患者

- 患有急性 PID 的 HIV 感染女性的抗生素治疗方案与未感染 HIV 的女性类似。

六、预后

> **临床精粹**
> - PID 的主要后果是慢性盆腔疼痛、不孕症和异位妊娠。治疗 PID 可能不能预防长期后遗症。

（一）未治疗疾病的自然病史

- 未经治疗的滴虫病和 BV 增加了术后和妊娠合并症的风险，并可能增加女性对 HIV 感染的易感性。

（二）治疗患者预后

- 复发 / 再感染常见于阴道炎和宫颈炎。
- 即使在接受治疗的患者中也有发生 PID 并发症的风险。这种风险随着 PID 的发作次数和严重程度的增加而增加。

（三）随访

- 无症状的非妊娠期女性不需要常规的重新评估。有持续性 / 复发性症状应通过分泌物培养和核酸扩增试验（NAAT）重新评估。

参考文献

[1] ACOG committee opinion no. 645: Dual therapy for gonococcal infections. *Obstet Gynecol*. 2016 May;127(5):e95–9.

[2] ACOG practice bulletin no. 215: Vaginitis in Nonpregnant Patients. *Obstet Gynecol*. 2020 Jan;135(1):e1–e17.

[3] Hoffman BL, Schorge JO, Bradshaw KD, Halvorson LM. Chapter 3: gynecologic infection. In: *Williams gynecology*. 4th ed. New York: McGraw-Hill Education; 2020.

[4] Soper DE. Pelvic inflammatory disease. *Obstet Gynecol* 2010;116:419.

[5] Workowski KA, Bolan GA, Centers for Disease Control and Prevention. Sexually transmitted diseases treatment guidelines, 2015. *MMWR Recomm Rep* 2015;64:1.

推荐网站

Centers for Disease Control and Prevention. https://www.cdc.gov/std/tg2015/default.htm

相关指南

标　题	来　源	日期 / 全文
性传播疾病治疗指南	美国疾病控制与预防中心	2015 https://www.cdc.gov/std/tg2015/tg-2015–print.pdf
淋病和衣原体筛查的最终建议声明	美国预防服务专责小组	2014 http://www.uspreventiveservicestaskforce.org/Page/Document/RecommendationStatementFinal/chlamydia-and-gonorrhea-screening

循证医学证据

证据类型	标题与结论	日期 / 全文
Meta 分析	生殖道衣原体感染筛查 结论：Cochrane 综述显示中级证据表明检测和治疗衣原体感染可以减少女性 PID 的风险	2016 Low N, Redmond S, Uusküla A et al. *Cochrane Database Syst Rev* 2016;Sep 13;9.
综述	在细菌耐药性进化的时代控制淋病奈瑟球菌 结论：淋病奈瑟球菌已经发展出对一线抗生素治疗的耐药性；现在治疗包括双重抗生素疗法	2013 Barbee LA, Dombrowski JC. *Infect Dis Clin North Am* 2013;Dec;27(4):723–37.
综述	复发性外阴阴道念珠菌病 结论：复发性念珠菌感染可通过氟康唑持续治疗控制，但仍难以治愈	2016 Sobel JD. *Am J Obstet Gynecol* 2016;Jan;214(1):15–21.

第 19 章　异常子宫出血
Abnormal Uterine Bleeding

Karina Hoan　Charles Ascher-Walsh　**著**

范宇博　陈　蓉　**译**　　陈子江　**校**

本章概要

- 异常子宫出血（abnormal uterine bleeding，AUB）是指月经出血量、持续时间或月经周期异常。
- 非妊娠女性 AUB 最常见的病因是子宫结构性改变、无排卵、凝血功能障碍、肿瘤或药物影响。
- 45 岁以上或存在子宫内膜癌危险因素的 AUB 女性应进行子宫内膜活检。
- 盆腔影像学检查有助于判断可疑结构性改变，盆腔超声是一线检查。

一、背景

（一）疾病定义

异常子宫出血是指月经量（＞ 80ml）、持续时间（＞ 8 天）或月经周期（＜ 24 天或＞ 38 天）异常的月经出血。

（二）疾病分类

育龄期非妊娠女性 AUB 根据病因分类缩写为 PALM-COEIN，即息肉（polyp）、子宫腺肌病（adenomyosis）、平滑肌瘤（leiomyoma）、子宫内膜恶变和不典型增生（malignancy and hyperplasia）、凝血功能障碍（coagulopathy）、排卵功能障碍（ovulatory dysfunction）、子宫内膜局部异常（endometrial）、医源性（iatrogenic）和未分类（not yet classified）的首字母缩写，见第 557号美国妇产科医师学会（ACOG）委员会意见（流程图 19-1）。

（三）发病率及患病率

- 一项针对 18—50 岁美国女性的调查报道显示，每年 1000 名女性中有 53 名患病。

（四）病因

- 结构异常，如子宫肌瘤、子宫内膜息肉、子宫腺肌病（图 19-1）。
- 排卵功能障碍，如无排卵或稀发排卵。

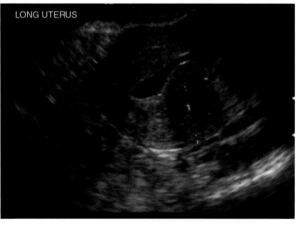

▲ 图 19-1　异常子宫出血 – 黏膜下平滑肌瘤

经许可转载自 https://www.uptodate.com/contents/image?imageKey=OBGYN%2F50777&topicKey=OBGYN%2F3263&source=outline_link&search=abnormal%20uterine%20bleeding&selectedTitle=1～150

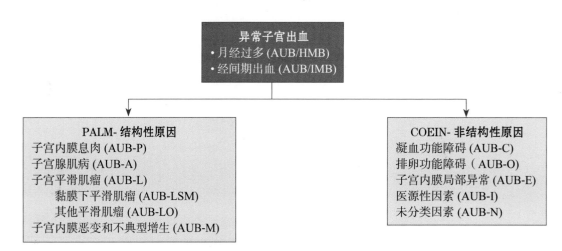

▲ 流程图 19–1　异常子宫出血病因的 PALM 和 COEIN 分类

经许可转载自 http://www.acog.org/Resources-And-Publications/Committee-Opinions/Committee-on-Gynecologic-Practice/Management-of-Acute-Abnormal-Uterine-Bleeding-in-Nonpregnant-Reproductive-Aged-Women

- 出血性疾病，最常见的是血管性血友病。
- 内分泌异常，如甲状腺功能异常或高催乳素血症。
- 医源性因素，可由抗凝药或激素避孕药引起（尤其是只含孕激素的避孕药）。
- 子宫内膜恶变和不典型增生，子宫内膜上皮内瘤变、子宫内膜癌或子宫肉瘤。
- 子宫内膜炎。
- 未分类。

（五）病理 / 发病机制

- 月经过多（heavy menstrual bleeding，HMB）是指月经量多或持续时间延长的规律周期性出血，可由结构异常、出血性疾病、不典型增生或恶性肿瘤引起。
- 经间期出血可由子宫内膜息肉、激素避孕药、子宫内膜增生、恶性肿瘤或子宫内膜炎引起。在行子宫内膜活检前，需排除宫颈病变。
- 不规则出血通常与青春期和围绝经期、多囊卵巢综合征或其他内分泌失调引起的排卵功能障碍有关。

（六）预测因素及危险因素

- 异常子宫出血最常见的原因是子宫肌瘤、子宫内膜息肉和早孕。

二、预防

- 目前还没有干预措施可以预防异常子宫出血的发生。

筛查

- 目前还没有筛查措施能够有效预防异常子宫出血。

三、诊断

- 采集患者的妇科病史和产科病史，确定出血的位置、量、颜色和出血模式，了解性交史、避孕方式和出血性疾病史。
- 进行体格检查，查看外阴、阴道、宫颈、子宫、尿道、肛门或会阴等可能出血的部位。
- 实验室检查排除妊娠、出血性疾病和严重贫血可能。
- 有适应证者行子宫内膜和宫颈活检。

（一）鉴别诊断

鉴别诊断	特　征
宫颈病变	宫颈脆性增加
尿道出血	血尿，仅在排尿后出血
消化道出血	排便时出血
不明部位妊娠	血清或尿人绒毛膜促性腺激素（hCG）阳性

（二）典型表现

- AUB 女性往往十分关注月经出血量的变化。最常见的表现是月经过多，即周期性月经过多。患者也可能主诉经间期出血。排卵功能障碍会导致不规则出血，在不同阶段可能表现为无出血、点滴出血和大量出血。

（三）临床诊断

1. 病史

- 询问产科、妇科及全身疾病史，了解药物使用情况。确定末次月经时间、阴道大量出血天数、经间期出血情况、每天使用的卫生棉条或卫生巾数量。明确患者是否为初潮前、围绝经期或绝经后出血。排除妊娠。

2. 体格检查

- 体格检查包括腹部、盆腔检查，以及生命体征测量。确定阴道出血的具体位置（子宫、泌尿生殖道、直肠）。行双合诊，评估子宫的大小和形状。若有活跃子宫出血，则记录其量及颜色。触诊双附件以排除附件区肿物。应进行窥器检查，排除脱出的黏膜下肌瘤或宫颈病变。

3. 实用的临床决策规则与评估

- 对急性阴道大量出血的患者需进行血流动力学稳定性评估。血流动力学不稳定或子宫持续大量出血的患者应在有急救设施的机构进行治疗。

（四）实验室诊断

1. 诊断检查项目

- β-hCG 水平，以排除妊娠。
- 全血细胞计数，以评估贫血程度。
- 无排卵周期的女性行甲状腺功能检查和催乳素水平测定。
- 凝血功能相关试验，包括凝血酶原时间（prothrombin time，PT）、部分凝血活酶时间（partial thromboplastin time，PTT）和血管性血友病因子等。
- 巴氏涂片检查。
- 非妊娠女性＞ 45 岁，如有月经周期改变，应行子宫内膜活检。不论年龄，只要有子宫内膜癌危险因素（如肥胖、无排卵、非对抗性雌激素暴露）的女性，均应评估子宫内膜癌风险。

2. 影像学检查

- 盆腔超声是 AUB 的一线影像学检查方法。超声能识别解剖结构、子宫血管性病变和附件区病变（图 19-1）。
- 盐水灌注宫腔超声造影用来评估子宫腔内病变。
- 宫腔镜既可诊断又可治疗。可用于评估宫腔内病变，并能对手术过程中发现的病变进行有针对性的活检或切除。
- 磁共振成像是补充检查，只有当超声不能显示肿块的结构或特征时才选择。
- 计算机断层扫描用于评估盆腔转移性疾病。

（五）关于疾病诊断的潜在误区与常见错误

- 子宫内膜活检适用于 45 岁以上伴有月经周期改变的非妊娠女性，或者任何年龄存在肥胖、无排卵或无对抗性雌激素暴露等子宫内膜癌危险因素的女性。
- 巴氏涂片适用于新发异常子宫出血的女性。
- 子宫迅速增大但未确诊子宫肌瘤的女性，需请妇科肿瘤专家会诊。

四、治疗

（一）治疗原则

- 确定 AUB 病因之后，才可开始治疗。治疗的目标是控制出血，纠正贫血，改善生活质量。AUB 的一线治疗方案是口服避孕药（oral contraceptive，OC）。它可以调节月经周期、减少出血量、减轻痛经，同时还可避孕。OC 可采用周期性用药（每月撤药出血）、延长用药（如每 3 个月后撤药出血）或连续用药（无撤药出血）方案。含左炔诺孕酮的宫内节育器可用于治疗近期无妊娠计划的 AUB 女性。醋酸甲羟孕酮和大剂量口服孕激素适用于存在雌激素使用禁忌证或不愿意使用雌激素的女性。氨甲环酸是存在激素使用禁忌或不希望使用激素治疗女性的另一选择。

- 药物治疗失败或不能耐受药物治疗的女性选择二线治疗方案。对于希望保留子宫的女性，子宫肌瘤剔除术是唯一的手术方式。对于无生育要求的女性，可选择微创手术，如子宫内膜切除术或子宫动脉栓塞术。子宫切除术适用于希望彻底治愈 AUB 的女性。

（二）住院适应证

- 重度贫血。
- 生命体征不稳定的有症状患者。
- 急性大出血。

（三）住院患者的管理

- 明确 AUB 的主要病因。
- 评估生命体征、全血细胞计数（complete blood count，CBC）、hCG、经阴道超声检查，必要时子宫内膜活组织检查。
- 静脉输注雌激素或氨甲环酸治疗。
- 对有症状的患者考虑输血。

（四）治疗方法

治疗方式	注释
保守治疗	无症状患者
药物治疗：口服避孕药、口服或注射用孕激素、左炔诺孕酮宫内缓释节育系统	雌激素禁用于存在血栓栓塞危险因素的患者
手术治疗：子宫内膜息肉或子宫内膜下肌瘤切除术、子宫内膜切除术、子宫切除术	有症状的结构性病变患者应行手术治疗。子宫内膜切除术用于持续性 AUB 和药物治疗失败的女性。子宫切除术是根治方法，可考虑用于保守治疗失败的患者
放射治疗：子宫动脉栓塞术	有子宫肌瘤且无生育需求的女性
心理治疗	无
补充治疗	无
其他	在行激素治疗前应排除子宫内膜癌

（五）并发症的预防及处理

- 口服避孕药禁用于有乳腺癌、肝硬化、深静脉血栓高风险、未控制的糖尿病和伴有先兆的偏头痛病史的女性。常见不良反应包括突破性出血、头痛和乳房压痛，可以通过改变激素类型和（或）剂量来控制。
- 左炔诺孕酮宫内缓释节育系统（Levonorgestrel-releasing intrauterine system, LNG-IUD）会增加盆腔感染的风险。女性在放置 LNG-IUD 之前应进行淋病奈瑟球菌和沙眼衣原体检测，若培养呈阳性，则应先行治疗。
- 仅使用孕激素治疗可能会导致突破性出血和闭经。补充小剂量雌激素是为了尽量减少这些不良反应。

临床精粹

- 在开始治疗之前明确 AUB 的主要病因。
- AUB 的一线治疗是雌 - 孕激素避孕药，含孕激素的宫内节育器也是合理的选择。
- 雌 - 孕激素避孕药可采用周期性用药（1 个月后撤药出血）、延长用药（3 个月后撤药出血）或连续用药方案。
- 大剂量口服或注射孕激素可用于治疗，但常会导致突破性出血。
- 子宫切除术是彻底治愈子宫肌瘤的唯一方法。

五、特殊人群

（一）孕妇

血清妊娠试验阳性的 AUB 患者应评估是否为先兆流产或胚胎停育。

（二）青少年

评估青春期 AUB 患者的妊娠、出血性疾病和排卵功能障碍情况。采集完整的病史和体格检查情况，随后进行 hCG、CBC、促甲状腺激素、PT/PTT、血管性血友病试验和盆腔超声检查。

（三）年长者

年长的 AUB 患者或绝经后出血的患者应评估子宫内膜恶性肿瘤风险。

> **临床精粹**
> - 明确 AUB 的根本原因是决定预后最重要的方面。
> - 切除结构性病变的患者 AUB 症状消失。
> - 多种有效的药物可用于改善异常子宫出血症状。子宫肌瘤停药后很快恢复到治疗前大小。对于围绝经期患者，药物治疗可以缩短发展至自然绝经的时间。

六、预后

（一）未治疗疾病的自然转归

- 1% 绝经前期和 3% 绝经后期女性无症状子宫内膜息肉为潜在恶性肿瘤。未行手术时，< 1cm 的子宫内膜息肉 50% 可以自然消退。
- 子宫肌瘤在育龄期女性中最为常见。绝经过渡期后，大多数肌瘤都会缩小。
- 未经治疗的凝血功能障碍可能导致危及生命的贫血。
- 无排卵会增加子宫内膜增生和恶变的风险。
- 未经诊断和治疗的子宫内膜癌可导致全身扩散和死亡。

（二）接受治疗的患者的预后

- 愿意接受各种药物与手术方法治疗 AUB 的患者预后良好。治疗能解决大部分女性的问题。
- 接受子宫内膜癌治疗女性的预后取决于确诊时肿瘤的组织学、分期和分级。

（三）随访和监测

- 经药物或手术治疗后症状消失的女性，不需要随访。
- 诊断为子宫息肉或子宫肌瘤且未接受治疗的患者应在 12 个月时进行盆腔超声随访。
- 接受子宫内膜恶性肿瘤治疗的女性术后由妇科肿瘤科医生随访。

参考文献

[1] 2016 update on abnormal uterine bleeding. *OBG Manage* 2016 March;28(3).

[2] ACOG practice bulletin no. 110: Noncontraceptive uses of hormonal contraceptives. *Obstet Gynecol* 2010 Jan;115(1) 206–18.

[3] ACOG committee opinion no. 557: Management of acute abnormal uterine bleeding in nonpregnant reproductive-aged women. *Obstet Gynecol* 2013 Apr;121(4) 891–6.

[4] Annan JJ, Aquilina J, Ball E. The management of endometrial polyps in the 21st century. *Obstet Gynaecol* 2012;14:33–38.

推荐网站

AAGL Practice Report: Practice Guidelines for the Diagnosis and Management of Endometrial Polyps. https://www.aagl.org/wp-content/uploads/2013/03/aagl-Practice-Guidelines-for-the-Diagnosis-and-Management-of-Endometrial-Polyps.pdf

Abnormal Uterine Bleeding. A Management Algorithm: http://www.jabfm.org/content/19/6/590.full

相关指南

国家学会指南

标　题	来　源	日期 / 全文
第 557 号美国妇产科医师学会实践指南：非妊娠育龄期女性急性异常子宫出血的处理	美国妇产科医师学会	2013 年 4 月 https://www.acog.org/Clinical-Guidance-and-Publications/Committee-Opinions/Committee-on-Gynecologic-Practice/Management-of-Acute-Abnormal-Uterine-Bleeding-in-Nonpregnant-Reproductive-Aged-Women?IsMobileSet=false
子宫内膜息肉的诊断和治疗指南：AAGL（American Association of Gynecologic Laparoscopists，美国妇科手术学会）实践报道	美国妇科手术学会	2011 年 8 月 https://www.aagl.org/wp-content/uploads/2013/03/aagl-Practice-Guidelines-for-the-Diagnosis-and-Management-of-Endometrial-Polyps.pdf

循证医学证据

证据类型	标　题	日期 / 全文
专家意见	非妊娠育龄期女性急性异常子宫出血的处理	2013 http://www.acog.org/Resources-And-Publications/Committee-Opinions/Committee-on-Gynecologic-Practice/Management-of-Acute-Abnormal-Uterine-Bleeding-in-Nonpregnant-Reproductive-Aged-Women

第 20 章　子宫肌瘤

Fibroids

Karina Hoan　Charles Ascher-Walsh　著

张　萍　译　宋　坤　校

> **本章概要**
> - 子宫肌瘤是女性最常见的盆腔肿瘤。
> - 子宫肌瘤来源于子宫肌层平滑肌的良性生长。
> - 最常见的症状包括异常子宫出血、不孕症、盆腔疼痛和压迫症状。
> - 无症状的子宫肌瘤可以单纯随访，不做干预。

一、背景

（一）疾病定义

- 子宫纤维瘤（平滑肌瘤或肌瘤）是子宫肌层平滑肌的异常生长。根据子宫肌瘤在子宫肌层中的位置可以对其进行分类。

（二）疾病分类

- 肌壁间肌瘤位于子宫肌壁之间。黏膜下肌瘤向子宫腔内生长。浆膜下肌瘤突出于子宫表面。宫颈肌瘤位于子宫颈部。

（三）发生率 / 流行率

- 子宫平滑肌瘤是女性最常见的盆腔肿瘤。
- 因为只有出现症状的女性会被筛查及诊断，所以发病率不详。
- 不同年龄和种族的人群患病率有所不同。
- 有 26%～59% 的育龄期黑种人女性和 7%～43% 的育龄期白种人女性会发生子宫肌瘤。

（四）病因学

- 子宫肌瘤的生长被认为是由单个突变的子宫平滑肌细胞引起的。它是一种单克隆肿瘤。
- 这种单个肌细胞异常生长的发动和促进机制尚不清楚。
- 雌激素和孕激素会促进单克隆肌细胞增殖和子宫肌瘤生长。

（五）病理学 / 发病机制

- 子宫肌瘤源于子宫肌层。
- 肌瘤可局限于肌壁间，或向外生长为浆膜下肌瘤，或向内生长为黏膜下肌瘤。
- 黏膜下肌瘤会导致子宫内膜形变，因而引起异常子宫出血（AUB）。

（六）预测 / 危险因素

危险因素	比值比
白色人种（40—44 岁）	6.3
白色人种	0.2
非裔美国人种（40—44 岁）	27.4

https://academic.oup.com/aje/article/153/1/20/107782
女性患子宫肌瘤的危险因素

二、预防

- 尚无证据表明存在预防子宫肌瘤的措施。
- 补充维生素 D 和孕激素调节药尚处于研究阶段，它们在预防子宫肌瘤方面初显成效。

筛查

- 盆腔双合诊检查和盆腔超声检查是主要的筛查方式。
- 检查发现子宫增大、活动性良好且外形不规则，提示子宫肌瘤。

三、诊断

- 子宫肌瘤的临床诊断基于盆腔检查和盆腔超声检查的结果。
- 最常见的症状是 AUB、盆腔疼痛和压迫症状，以及不孕症，但很多患者并无症状。
- 盆腔双合诊检查会提示子宫增大、活动性良好且外形不规则。
- 盆腔超声检查显示子宫肌瘤为低回声，界限清楚的圆形肿块。
- 当怀疑宫腔内病变时，可以使用盐水灌注超声子宫造影术进行检查。
- 如果超声检查结果不足以确定手术治疗计划或诊断仍不明确，则可以进行磁共振成像。
- 对肌瘤组织进行组织学检查之后可以做出明确的诊断。

（一）鉴别诊断

鉴别诊断	特 点
妊娠	β-hCG 阳性
附件肿块	超声发现附件区异常
子宫腺肌病	子宫增大呈球形
癌	肌瘤迅速增长，绝经后出血
宫腔积血	闭经，周期性疼痛
子宫内膜异位症	子宫固定，月经过多

（二）典型表现

- 子宫肌瘤患者通常会因为月经量多、盆腔疼痛

和压迫症状、生育功能障碍等症状，或者盆腔影像学检查时的意外发现，而寻求医疗帮助。尽管许多子宫肌瘤患者并无症状，但肌瘤的数量、大小和位置会影响其症状严重程度。

（三）临床诊断

1. 病史

- 要询问患者的孕产史、妇科史及既往病史。回顾其用药史，确定阴道出血的持续时间、颜色、量和方式。月经间期出血和绝经后出血应及时进行检查以排除子宫内膜病变。较大的肌瘤会引起盆腔疼痛和压迫症状。子宫肌瘤影响宫腔或者使其变形，可能会导致不孕症或复发性流产。

2. 体格检查

- 体格检查包括腹部检查和盆腔检查，以及生命体征。月经过多的女性可发生严重贫血，这可能导致心率和（或）血压的改变，因而被发现。如果子宫有较大的肌瘤，则可在腹部触及。子宫的大小如同妊娠期子宫，可以用宫底的高度来描述。例如，子宫底平脐时，可以视为孕 20 周大小的子宫。要仔细进行盆腔双合诊检查。应关注子宫的大小、外形和活动性。

（四）实验室诊断

1. 诊断检查项目

- 通过 β-hCG 水平可排除妊娠。
- 通过全血细胞计数来评估贫血。
- 子宫内膜活检适用于月经周期发生变化的 45 岁以上的非妊娠女性，或者存在子宫内膜癌危险因素（肥胖、无排卵、无拮抗雌激素）的任何年龄的女性。

2. 影像学检查

- 对于所有原因不明的异常子宫出血、盆腔疼痛或子宫增大的患者，均应进行经阴道超声检查。
- 如果怀疑宫腔内子宫肌瘤，则需进行盐水灌注超声子宫造影术。这对计划进行宫腔镜下切除术很有帮助。
- 宫腔镜检查既是诊断也是治疗，可用于评估宫

腔内病变，同时可进行针对性的活检，或者切除检查过程中发现的病变。

- 只有当肿块的结构或特征无法在超声检查中显现时，才将磁共振成像作为进一步的影像学检查。
- 计算机断层扫描用于评估盆腔是否有转移性病变。

（五）有关疾病诊断的陷阱 / 常见错误

- 肌瘤没有一个标准的生长速度。它们可能保持多年不变，或者可能以每年增加 1 倍的速度快速增长。尚未发现其生长速度与子宫肉瘤的发生风险有关。然而，对于前一年体检正常而次年发现明显子宫肿块的患者，应该格外的注意。

四、治疗

（一）治疗原则

- 期待疗法是无症状子宫平滑肌瘤患者的适宜选择。在体内和体外均显示可抑制肌瘤生长的唯一的非激素疗法是维生素 D 和绿茶提取物。激素疗法，如联合口服避孕药（oral contraceptive pill，OCP），或许可以减少月经量，并被用作一线疗法。左炔诺孕酮宫内缓释节育系统（LNG-IUD）可减少子宫出血并增加血细胞比容。孕激素植入物、注射剂和药丸可缓解轻度的经期出血相关症状。
- 促性腺激素释放激素（GnRH）激动药是子宫肌瘤最有效的药物治疗，但有明显的不良反应。使用 GnRH 激动药的大多数女性在开始治疗后的 3 个月内会出现闭经、贫血状况的改善，以及子宫体积的缩小。GnRH 激动药可用于在计划手术之前缩小子宫的体积。如果子宫大小不允许进行微创手术，则建议使用此方法。该疗法可以减少术中失血，但是在子宫肌瘤切除术后，也会使肌瘤更快速复发的风险增加。
- 对于那些生活质量受到子宫肌瘤症状严重影响的女性，应采取手术治疗。无法用药物治疗纠正 AUB、不孕症或复发性流产的患者，应进行手术治疗。子宫切除术是明确的治疗方法，子

宫肌瘤剔除术、子宫动脉 / 肌瘤栓塞术、射频消融术，以及磁共振引导下的聚焦超声手术是替代性疗法（图 20-1 和图 20-2）。

- 醋酸黄体酮，一种孕激素受体拮抗药，在许多国家被用于治疗子宫肌瘤。它具有与 GnRH 激动药相似的效果，且不良反应较少。而在美国，它还没有被批准用于治疗子宫肌瘤，因为有报道称，该物质会导致潜在的肝损伤。目前，评估 GnRH 拮抗药应用的临床试验正在进行中，并在子宫肌瘤的治疗方面具有潜在价值。

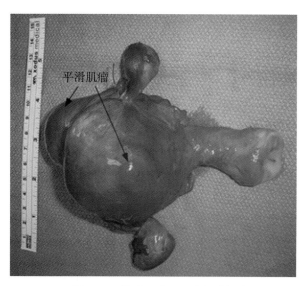

平滑肌瘤

▲ 图 20-1 子宫肌瘤 - 子宫切除标本

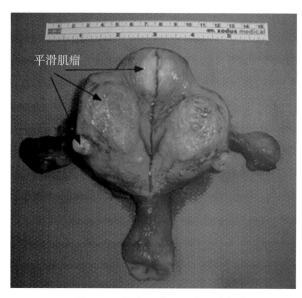

平滑肌瘤

▲ 图 20-2 子宫肌瘤 - 子宫切除标本

（二）治疗方法

治疗措施	评　价
保守治疗	无症状患者
药物治疗：OCP、左炔诺孕酮宫内缓释节育系统、GnRH 激动药	发生血栓栓塞风险增加的患者应避免使用雌激素。左炔诺孕酮宫内缓释节育系统可在放置后 3～6 个月出现 AUB。长时间使用 GnRH 会导致骨量减少
手术治疗：宫腔镜切除术、子宫内膜切除术、子宫肌瘤剔除术、子宫切除术	对有症状的子宫内膜器质性病变患者进行手术切除。子宫内膜切除术用于长期出现 AUB 且药物治疗失败的女性。子宫切除术是明确的治疗方法，适用于无法进行保守措施的患者（图 20-1 和图 20-2）
放射治疗：子宫动脉消融、磁共振引导聚焦超声、射频消融	适用于已完成生育且手术效果较差的女性

（三）预防 / 处理并发症

- 口服避孕药禁用于患有乳腺癌、肝硬化、深静脉血栓形成风险增加、未控制的糖尿病，以及有偏头痛史的女性。常见的不良反应，如突破性出血、头痛、乳房胀痛，可通过改变激素成分的类型和（或）剂量加以控制。罕见但更为严重的并发症是血栓栓塞和乳腺癌患病风险的增加。

- 左炔诺孕酮宫内缓释节育系统（LNG-IUD）会增加盆腔感染的风险。女性在放置 LNG-IUD 之前需进行淋病和衣原体检测，如果培养结果呈阳性，可接受 LNG-IUD 原位治疗。

- 单纯孕激素疗法会导致突破性出血和闭经。给予小剂量雌激素治疗可减少不良反应。

- GnRH 激动药会导致围绝经期症状，如潮热、睡眠障碍、阴道干燥和骨质丢失等。这些症状可以通过给予小剂量的反向添加孕激素治疗来控制。

- 外科手术有出血、感染、损伤肠道、膀胱或其他周围器官的风险，可由经验丰富的外科医生完成手术以减少并发症的发生。

（四）管理 / 治疗方法

子宫肌瘤诊断方法（表 20-1）。

临床精粹

- 激素疗法创伤性最小，是没有禁忌证的女性患者的一线治疗。

- 如果缩小子宫或肌瘤体积有利于手术，或者严重贫血患者对于药物治疗效果欠佳，可以在手术前使用促性腺激素释放激素类似物 3～6 个月。

- 对于症状明显并且有生育要求的女性，子宫肌瘤切除术是唯一经过充分研究的手术治疗方法。

- 子宫切除术是治疗子宫肌瘤的根治性疗法。

- 不耐受手术或不愿手术者可以采用子宫动脉栓塞术或磁共振引导的聚焦超声进行治疗。

五、特殊人群

（一）妊娠期女性

- 黏膜下肌瘤增加了不孕症及孕早期自然流产的风险。

- 子宫肌瘤患者早产和分娩时子宫破裂的风险会增加，需要剖宫产术的风险也会增加。

- 子宫肌瘤易在妊娠期引起疼痛和不适。不适是由于子宫肌瘤供血不足或变性所导致。妊娠期不建议进行择期手术。

（二）中老年女性 / 绝经后期女性

绝经后期子宫肌瘤通常会缩小。无症状患者一般不需要药物或手术治疗。对于新诊断的子宫肌瘤或增大的盆腔肿块，需要进行评估，以排除子宫恶性肿瘤。

六、预后

临床精粹

- 多种有效的药物治疗方法有利于改善肌瘤相关症状。停止药物治疗，肌瘤将迅速恢复到治疗前大小。对于围绝经期患者，药物治疗可以缩短自然绝经的时限。

表 20-1 子宫肌瘤诊断方法

出血类型	其他相关临床特征	鉴别诊断		评估
		常见病因	罕见病因	
经期延长、经量过多的规律月经	检查发现子宫增大及散在包块	子宫肌瘤		– 盆腔超声检查 – 盐水灌注超声子宫造影术、宫腔镜检查（如果怀疑宫腔内病变）
	• 痛经 • 检查发现子宫增大及子宫表面凹凸不平	子宫腺肌病		盆腔超声检查
	• 出血性疾病家族史 • 出血体质的症状 • 抗凝治疗	出血性疾病		出血性疾病的治疗
	子宫恶性肿瘤的危险因素		子宫内膜癌、子宫肉瘤	子宫内膜取样
月经规律并伴有经间期出血		子宫内膜息肉		• 盆腔超声检查 • 盐水灌注超声子宫造影术、宫腔镜检查（如果可用）
	子宫恶性肿瘤的危险因素		子宫内膜癌、子宫肉瘤	子宫内膜取样
	近期子宫或宫颈手术史、分娩史，特别是在有感染的情况下		慢性子宫内膜炎	子宫内膜取样
不规则出血（月经频发或月经稀发，经期出血量及经期长度不一）		排卵功能障碍		
	多毛、痤疮、肥胖	多囊卵巢综合征（PCOS）		总睾酮、其他雄激素（并非所有患有 PCOS 的女性都增加）
	乳溢	高催乳素血症		催乳素
	• 近期体重增加、下降 • 冷热不耐受 • 甲状腺功能障碍家族史	甲状腺疾病		甲状腺功能检测
	子宫恶性肿瘤的危险因素		子宫内膜癌、子宫肉瘤	子宫内膜取样
继发性闭经	不规则出血史	排卵功能障碍		参考上文的排卵功能障碍
	营养不良、剧烈运动	下丘脑性闭经		• 卵泡刺激素 • 黄体生成素 • 雌激素
	潮热	早发性卵巢功能不全		卵泡刺激素
	近期子宫或宫颈手术史、分娩史，特别是在有感染的情况下（经期可能出现，但症状轻微或时间短暂）		宫颈狭窄	盆腔检查时，器械不能通过宫颈内口
			宫腔粘连（Asherman综合征）	宫腔镜检查
使用激素避孕药或放置宫内节育器的患者出现不规则出血或大量出血		医源性 AUB		

- 保留子宫的手术，如子宫肌瘤切除术和子宫动脉栓塞术，对缓解盆腔压力和治疗异常子宫出血是有效的。然而，这些手术不是永久性的，患者需要后期的治疗。
- 子宫动脉栓塞术会增加妊娠相关并发症的风险，一般不建议使用。子宫肌瘤切除术后多久可以妊娠，还没有具体数据支持。早产和子宫破裂的风险取决于肌瘤的生长位置和肌瘤类型。
- 子宫切除术是缓解症状和预防平滑肌瘤复发等相关问题的治疗方法，建议用于没有生育要求的女性。

（一）未经治疗者的自然病史

- 在绝经前期女性中，肌瘤平均2～3年增长1.2cm。在妊娠期间肌瘤可能生长得更快。在产后患者中，肌瘤有消退的趋势。在绝经后期的女性中，肌瘤多可萎缩。

（二）接受治疗者的预后

- 愿意采用各种药物和手术治疗肌瘤的患者预后良好。药物治疗帮助许多女性缓解症状。绝大多数接受了子宫动脉栓塞术的女性对疗效满意。

子宫切除术是一种确切的疗法，可以改善子宫肌瘤的相关症状。

（三）随访和管理

- 对于无症状的绝经前期患者，不需要后续随访管理。对于症状持续存在甚至加重的患者，需要再次进行盆腔超声检查并考虑子宫内膜活检。
- 对于肌瘤增大或有子宫肌瘤相关症状的绝经后期患者，应进行适当的影像学检查和取样以排除恶性肿瘤。
- 对于无症状且选择保守治疗的，子宫大小＞20cm的女性，至少每年评估1次输尿管梗阻的状况，因为输尿管梗阻可以在无症状的情况下发生。

参 考 文 献

[1] AAGL Practice Report: Practice guidelines for the diagnosis and management of submuous leiomyomas. *J Minim Invasive Gynecol* 2012 Mar-Apr;19(2):152–71.

[2] ACOG practice bulletin no. 96: Alternatives to hysterectomy in the management of leiomyomas. *Obstet Gynecol* 2008 Aug;112(2 Pt 1):387–400.

[3] ACOG practice bulletin no. 110: Noncontraceptive uses of hormonal contraceptives. *Obstet Gynecol* 2010 Jan;115(1):206–18.

推 荐 网 站

American Family Physician. Uterine fibroid tumors: diagnosis and treatment. http://www.aafp.org/afp/2007/0515/p1503.html

相 关 指 南

国家学会指南

标　题	来　源	日期／全文
黏膜下平滑肌瘤的诊断和治疗指南：美国妇科腹腔镜医师协会实践报道	美国妇科腹腔镜医师协会	2011 http://www.aagl.org/wp-content/uploads/2013/03/aagl-Practice-Guidelines-for-the-Diagnosis-and-Management-of-Submuous-Leiomyomas.pdf

循证医学证据

证据类型	标　题	日期／全文
临床管理指南 A 级证据	子宫肌瘤治疗中子宫切除术的替代方案	2008 年 8 月 ACOG practice bulletin no. 96. *Obstet Gynecol* 2008 Aug;112(2 Pt 1):387–400.
临床管理指南 A 级证据	激素避孕药的非避孕用途	2010 年 1 月 ACOG practice bulletin no. 110. *Obstet Gynecol* 2010 Jan;115(1):206–18.

第21章 盆腔器官脱垂
Pelvic Organ Prolapse

Woojin Chong **John A. Fantl** 著

张 萍 译 宋 坤 校

本章概要

- 盆腔器官脱垂（pelvic organ prolapse，POP）是指生殖器官通过阴道膨出。
- POP 的危险因素包括产次增加、高龄、肥胖和子宫切除术、慢性便秘、重体力劳动，以及遗传背景。
- POP 的常见症状是骨盆压力感 / 下坠感 / 组织突出阴道，描述为"感觉到一个突起"或"有东西从阴道里掉出来"。
- 保守治疗包括子宫托和盆底肌肉锻炼。
- 对于有症状的 POP 患者，如果保守治疗失败或拒绝保守治疗，则建议手术治疗。

一、背景

（一）疾病定义

- 一个或多个盆腔结构的下降。子宫颈或阴道顶端，阴道前壁（通常有膀胱、膀胱膨出）、阴道后壁（通常有直肠、直肠膨出）或腹膜的子宫直肠陷凹疝（通常有小肠、肠疝）。

（二）发病率 / 患病率

- 准确的发病率和患病率由于以下原因很难确定：①标准和分类系统不同；②有症状和无症状女性的比例不同；③有 POP 的女性没有进入医疗系统的数量不确定。
- 有症状 POP 的患病率为 2.9%～8%。
- 无症状 POP 的患病率可能更高。
- 在美国，因 POP 行手术治疗的女性 > 190 000 人 / 年。

（三）经济影响

- POP 的治疗需要大量的医疗资源。美国从 2005—2006 年的 POP 门诊年费用估计为 3 亿美元。
- 根据全国平均医疗保险报销，1997 年 POP 手术的直接费用 > 1 亿美元。
- 由于老年女性人口的增长，POP 对医疗保健的影响可能会增大。

（四）病因

- POP 的病因可能是多因素的，包括高龄、产次、家族遗传、分娩、慢性便秘、子宫切除史、肥胖、重体力劳动、慢性咳嗽等。

（五）病理 / 发病机制

- POP 的确切发病机制尚不清楚。
- 据认为 POP 是一种异质性疾病，盆底肌肉组织和结缔组织的破坏导致盆腔器官通过阴道进行性下降。

二、预防

临床精粹
- 尚未对 POP 的预防策略进行广泛研究。

（一）筛查

- 每年的健康检查应包括有 POP 的症状。POP 的症状包括阴道坠胀感、压力感和不适感、性交困难、性欲和性高潮下降、因解剖学改变而增加的尴尬感，以及与排尿、排便和性功能有关的症状。

（二）一级预防

- 尚未对 POP 的一级预防策略进行广泛研究。

（三）二级预防

- 目前尚不清楚剖宫产术是否能预防 POP 的发生。
- POP 进展的预防也没有得到很好的研究。然而，一些数据表明使用子宫托的女性在随后的检查中 POP 的程度较低。减肥、治疗慢性便秘和避免负重可能会延缓 POP 的进展。
- Cochrane 研究表明，60 岁及以上的女性口服雷洛昔芬可显著降低后续手术治疗的比例（0.8% vs. 1.5%，OR=0.5，95%CI 0.3～0.8）。

三、诊断

临床精粹
- POP 通过盆腔检查诊断。
- 通过询问病史了解 POP 相关症状非常重要。
- 1996 年引入的骨盆器官脱垂定量（POPQ）系统已成为标准分类系统。

（一）临床表现

- POP 患者可能会出现与脱垂器官相关的症状，如坠胀或阴道压力，或伴有相关症状，包括泌尿、排便或性功能障碍。
- 症状的严重性与脱垂的程度没有明确的相关性。
- 症状通常与体位有关。例如，POP 在早晨或仰卧时不太明显，并且随着一天的推移而加重，或者在站立时更明显。
- 许多患有 POP 的女性并无症状，在这种情况下通常不需要治疗。

（二）临床诊断

- 体检应包括：①视诊观察；②窥器检查；③双合诊；④直肠阴道检查；⑤神经肌肉检查。
- 使用 Sims 牵开器或双叶类窥器的一个叶片来评估 POP 程度。
- 患者首先以 45° 的膀胱截石位检查，然后站立位检查最大 POP 的程度。
- 在检查期间，使用 POPQ 系统确定每个指示点的最大 POP 程度（图 21-1 和表 21-1）。

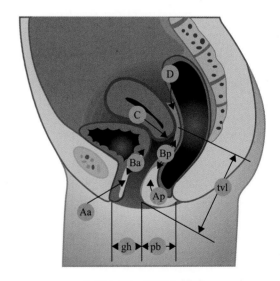

▲ 图 21-1　POPQ 系统

表 21-1　POPQ 组成部分说明

指示点	描　　述	范　围
Aa	阴道前壁中线距处女膜 3cm 处，相当于尿道膀胱沟处	-3～+3cm
Ba	阴道顶端或前穹窿到 Aa 点之间阴道前壁上段中的最远点	-3～+TVL
C	宫颈或子宫切除后阴道顶端所处的最远端	

（续表）

指示点	描 述	范 围
Ap	阴道后壁中线距处女膜3cm处，Ap与Aa点相对应	−3～+3cm
Bp	阴道顶端或后穹隆到Ap点之间阴道后壁上段中的最远点，Bp与Ba点相对应	−3～+TVL
D	有宫颈时的后穹隆位置，它提示了子宫骶韧带附着到近端宫颈后壁的水平	
GH	尿道外口中线到处女膜后缘的中线距离	
PB	阴裂的后端边缘到肛门中点距离	
TVL	阴道总长度	

处女膜近端：测量值记录为负数（"阴道内"），处女膜远端：测量值记录为正数（"阴道外"）

- 为了进行简单的临床交流或研究目的对患者进行分组，开发了使用POPQ的分期系统（表21-2）。
- POPQ系统是国际尿控协会（ICS）、美国泌尿学会协会（AUGS）和妇科医师协会（SGS）选择的POP分类系统。
- 阴道处以处女膜为界有6个解剖指示点和另外3条线，包括阴道总长度（TVL）、阴裂的长度（gh）和会阴体的长度（pb）（表21-2）。
- 最大POP的定义：①阴道壁在拉紧时变得紧致；②牵引膨出物不会导致进一步下降；③患者确认脱垂达到最大限度。

表 21-2　POPQ 分期

0 期	Aa、Ap、Ba、Bp = −3cm，C或D ≤（TVL-2）cm
I 期	不符合0级标准，且脱垂的最远段 −1cm
II 期	脱垂的最远段 ≥ −1cm，但 ≤ +1cm
III 期	脱垂的最远段 > −1cm，但 < +（TVL-2）cm
IV 期	脱垂的最远段 ≥（TLV-2）cm

四、治疗

（一）治疗原则

- 治疗通常不适用于无症状的POP。
- 对于有POP症状或相关症状（如胃肠道、泌尿道或性功能障碍）的女性，应进行治疗。
- 无论POP程度如何，慢性输尿管扭曲引起的排尿或排便障碍或肾积水都是治疗的适应证。
- 根据患者的症状及其对生活质量的影响进行个体化治疗。
- 建立合理的患者期望。

（二）治疗方法

预期对象	能够耐受其症状，不愿意手术治疗的女性
保守治疗	**子宫托** • POP非手术治疗的主要方式 • 各种形状和尺寸的硅胶装置，支持盆腔器官 • 必须定期取出和清洁 • 定期阴道检查以监测阴道溃疡 • 穿孔到邻近器官是罕见的，但可能发生在不注意的情况下
	盆底肌肉锻炼 • 改善POP严重程度和POP相关症状
	雌激素疗法 • 没有数据支持雌激素治疗（全身或局部）作为POP的主要治疗方法
手术治疗	**保守治疗失败或拒绝保守治疗，和（或）无生育需求的有症状的POP患者** • 各种手术方式可用于POP，包括经阴道、经腹、用或不用移植材料 • POP主要手术方式的选择取决于多种因素，如重建或封闭手术、联合子宫切除术、修复多部位或脱垂的手术路径、联合抗尿失禁手术、外科网片的使用

（三）可能的并发症

- 使用子宫托，严重并发症很少见，但忽视子宫托的女性有可能形成瘘管。
- 顶端脱垂重建手术。
  - 骶骨固定术：骶前出血、网片侵蚀（所有类型3.4%，聚丙烯网片0.5%）、肠梗阻（0.1%～5%）。
  - 骶棘韧带悬吊术：输尿管扭曲（2.9%）、臀部疼痛（2%）、出血（1.9%）、神经损伤（1.8%）。

➤ 经腹子宫骶韧带悬吊术：输尿管梗阻（1.8%）、输尿管扭曲（术中膀胱镜检查11%）、感觉神经病变和疼痛（3.8%）。

➤ 髂尾肌筋膜固定术：与骶棘韧带悬吊术并发症相似。

- 前盆腔脱垂的重建手术：膀胱、尿道和输尿管损伤、出血、血肿、性交困难、尿路感染、新发或恶化的逼尿肌过度活动、尿潴留、泌尿生殖道瘘。

- 后盆腔脱垂的重建手术：性交困难、便秘、血肿、包涵囊肿形成、粪便嵌顿、直肠损伤、直肠阴道或直肠会阴瘘、肠道和排便功能障碍。

- 同时行 Burch 手术。

➤ 排尿功能障碍和急迫性尿失禁（2%～3%）。

➤ 尿路感染（32%～50%）。

➤ 顶端脱垂（17%）。

➤ 意外膀胱切开（3%）。

> **临床精粹**
> - 有症状的脱垂女性可期待治疗或保守治疗或手术治疗。
> - 无症状的脱垂女性通常不需要治疗。
> - POP 的保守治疗方案，包括子宫托和盆底肌肉锻炼。
> - POP 有多种手术选择，包括阴道和腹部入路（开放式、腹腔镜或机器人），以及用或不用移植材料。

五、特殊人群

（一）孕妇

- 女性在妊娠期间可能出现新的症状或 POP 加重。
- 孕妇应使用子宫托或进行盆底锻炼进行保守治疗。

（二）老年女性

- 与年轻女性相比，老年女性复发风险较低，但手术并发症风险更高。

- 最常见的围术期并发症包括输血或严重失血、肺水肿、术后充血性心力衰竭。独立危险因素包括手术时间、冠状动脉疾病和外周血管疾病。

- 然而，接受泌尿妇科手术的老年女性围术期的总发病率较低。

（三）肥胖女性

- 肥胖是新发和复发 POP 的危险因素，但与非肥胖女性相比，手术矫正顶端 POP 的结果无差异。

- 肥胖女性的开腹手术会增加伤口并发症的发生率。

六、预后

> **临床精粹**
> - POP 是一种进展性疾病。

（一）未经治疗者的自然史

- 轻度 POP 可能导致更严重的疾病，直到绝经期，然后 POP 的程度可能会经历加重或减轻交替进行的过程。

- 在一项对 249 名女性进行的前瞻性队列研究中，11% 的女性 POP 程度加重≥2cm，3% 的女性 POP 程度减轻相同数值。

（二）接受治疗者的预后

- 大多数患者在治疗后症状得到缓解。但是，手术治疗后可能会复发，子宫托治疗可能会不耐受。

参考文献

[1] American College of Obstetricians and Gynecologists. *Urogynecology: an illustrated guide for women.* Washington, DC: ACOG; 2004.

[2] American College of Obstetricians and Gynecologists. *Urogynecology: a case management approach [CD-ROM].* Washington, DC: ACOG; 2005.

[3] American College of Obstetricians and Gynecologists. Pelvic organ prolapse. ACOG practice bulletin no. 85. *Obstet Gynecol* 2007;110:717–29.

[4] American College of Obstetricians and Gynecologists. *Pelvic support problems.* Patient education pamphlet AP012. Washington,

DC: ACOG; 2010.

[5] American College of Obstetricians and Gynecologists. Vaginal placement of synthetic mesh for pelvic organ prolapse. Committee opinion no. 513. *Obstet Gynecol* 2011;118:1459–64.

[6] Barber MD, Maher C. Epidemiology and outcome assessment of pelvic organ prolapse. *Int Urogynecol J* 2013 Nov;24(11):1783–90.

[7] Bradley CS, Zimmerman MB, Qi Y, et al. Natural history of pelvic organ prolapse in postmenopausal women. *Obstet Gynecol* 2007;109(4):848.

[8] Bump RC, Mattiasson A, Bo K, et al. The standardization of terminology of female pelvic organ prolapse and pelvic floor dysfunction. *Am J Obstet Gynecol* 1996;175:10–7.

[9] Hagen S, Stark D. Conservative prevention and management of pelvic organ prolapse in women. *Cochrane Database Syst Rev* 2011;(12). Art. No.: CD003882. DOI: 10.1002/14651858. CD003882.pub4.

[10] Ismail SI, Bain C, Hagen S. Oestrogens for treatment or prevention of pelvic organ prolapse in postmenopausal women. *Cochrane Database Syst Rev* 2010 Sep 8;(9):CD007063.

[11] Maher C, Feiner B, Baessler K, et al. Surgical management of pelvic organ prolapse in women. *Cochrane Database Syst Rev* 2013;(4). Art. No.: CD004014. DOI: 10.1002/14651858. CD004014.pub5.

[12] Nygaard I, Barber MD, Burgio KL et al. Prevalence of symptomatic pelvic floor disorders in US women. Pelvic Floor Disorders Network. *JAMA* 2008;300:1311–6.

[13] Sung VW, Hampton BS. Epidemiology and psychosocial impact of female pelvic floor disorders. Chapter 7. In: M.Walters, M. Karram eds. *Urogynecology and reconstructive pelvic surgery*. 4th ed. New York: Elsevier; 2015:96–104.

[14] Sung VW,Washington B, Raker CA. Costs of ambulatory care related to female pelvic organ floor disorders in the United States. *Am J Obstet Gynecol* 2010;202(5):483 e1.

[15] Walters MD. Evaluation of urinary incontinence and pelvic organ prolapse: history, physical examination and office tests. Chapter 9. In: M. Walters, M. Karram eds. *Urogynecology and reconstructive pelvic surgery*. 4th ed. New York: Elsevier; 2015:117–29.

[16] Wu JM, Kawasaki A, Hudley AF, et al. Predicting the number of women who will undergo incontinence and prolapse surgery 2010 to 2050. *Am J Obstet Gynecol* 2011;205:230.e1–5.

推 荐 网 站

American Urogynecologic Society. www.augs.org

Society of Urodynamics, Female Pelvic Medicine & Urogenital Reconstruction. www.sufuorg.com

第 22 章 压力性尿失禁
Stress Incontinence

Nina S. Jacobson   Charles Ascher-Walsh   著

李 昕 译   陈子江 校

> **本章概要**
> - 压力性尿失禁是指当腹压增大时发生的不自主漏尿。
> - 压力性尿失禁在育龄期女性中非常常见，且严重程度各不相同。
> - 排除其他原因导致的漏尿非常重要。
> - 保守治疗和手术治疗都非常有效。

一、背景

（一）疾病定义

- 尿失禁的病因包括泌尿生殖系统相关病因（充盈/储存障碍、瘘、先天性异常）和非泌尿生殖系统相关病因（功能性、环境因素、药理学、代谢）。
- 压力性尿失禁（stress urinary incontinence，SUI）通常主诉在用力或体育锻炼或大笑、打喷嚏、咳嗽时发生不自主的漏尿。
- 尿动力学压力性尿失禁是一种通过症状、体征和尿动力学测试来诊断的疾病，包括在充盈膀胱过程中发现非自主漏尿并伴有腹内压升高，但没有膀胱逼尿肌收缩。

（二）疾病分类

- 国际尿控学会（ICS）成立了下尿路功能术语标准化委员会，最近一次修订是在 2010 年。
- 下尿路由膀胱和尿道组成，它们共同发挥作用，促进尿液的储存和排空。

- 女性最常见的尿液储存障碍是尿动力学压力性尿失禁，其归因于出口功能障碍。

（三）发病率及患病率

- 据估计，尿失禁的综合患病率为 15%～17%。
- 压力性尿失禁和逼尿肌过度活动的患病率随着年龄的增长而增加，在 40 岁以上的女性中高达 43.1%（图 22-1）。

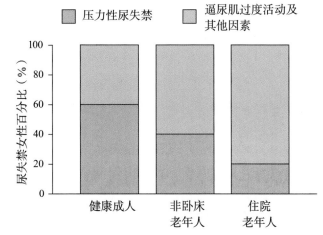

▲ 图 22-1 按年龄分列的尿失禁主要原因中压力性尿失禁和逼尿肌过度活动的比例

经许可转载自 Karram 和 Walters，2014

- 在女性非卧床性尿失禁中，最常见的情况是尿动力学压力性尿失禁，占病例的 50%~70%。
- 在转诊中心评估的非住院老年失禁女性中，尿动力学压力性失禁较少发现（30%~46%），而逼尿肌异常和混合障碍更常见。
- 有尿失禁的住院老年女性中有 38%~60% 的病例有逼尿肌过度活动，只有 16%~21% 的患者有尿动力学压力性尿失禁。

（四）经济影响

- 2000 年，美国治疗尿失禁的总费用估计为 163 亿美元，其中照护女性的花费为 124 亿美元。
- 患有严重尿失禁的女性每年需支付 900 美元用于个人常规护理费用。
- 在美国，约 6% 的养老院入住原因是尿失禁，预估每年的费用为 30 亿美元。

（五）社会影响

- 尿失禁可导致社会孤立、抑郁并导致生活质量下降。
- 尿失禁会影响人际关系，也与性功能障碍有关。

（六）病因

- 排尿有储存期和排尿期。
- 在正常的储存期，膀胱逼尿肌放松，尿道括约肌收缩。
- 在正常排尿期，逼尿肌收缩，尿道括约肌放松。
- 压力性尿失禁是由于贮存期出口功能障碍或尿道阻力减少而引起的。
- 这种出口功能障碍可归因于解剖支持缺陷、内在括约肌缺陷或两者兼而有之。

（七）病理 / 发病机制

- 盆底整体理论（Petros 和 Ulmsten 1990）：压力和冲动症状都源于同一原因，解剖缺陷（即阴道松弛）。这个理论提出了非常规的解剖结构复杂的相互作用。
- 吊床理论（DeLancey 1994）：尿道和膀胱位于阴道前，阴道前由骨盆筋膜肌腱弓处的提肛肌悬吊。失去这种类似吊床的支撑会导致腹部压

力增加时尿道压迫失败。
- 尽管略有不同，但两种理论都解释了为什么尿道支撑可以改善尿道闭合和压力控制。

（八）预测 / 危险因素

危险因素	发生率
年龄	50—54 岁女性 vs. < 40 岁女性，比值比（OR）为 2
肥胖	身体质量指数 > 30kg/m²：OR=3.1
吸烟	目前吸烟者：OR=1.34
阴道分娩	≥ 1 次分娩：OR=1.5~1.7
高强度运动	随运动类型改变：OR > 1
种族	西班牙裔和白种人的风险高于非洲裔和亚裔美国人（OR=0.5）

二、预防

> **临床精粹**
> - 对所有育龄女性进行筛查很重要。
> - 控制体重、盆底肌锻炼和避免便秘都有助于预防压力性尿失禁。
> - 无论是否加用黄体酮，全身雌激素治疗，预防压力性尿失禁效果均不明显。
> - 虽然有证据支持阴道用雌激素有助于加强尿道，但相关数据还不确定。

（一）筛查

育龄期女性可以单纯依据病史进行筛查。

（二）一级预防

- 保持健康的体重，避免吸烟。
- 高纤维饮食可以保持良好的排便习惯，避免严重便秘。
- 进行盆底肌锻炼，尤其在孕期及产后。

三、诊断

> **临床精粹**
> - 腹腔内压力升高时（咳嗽、大笑、打喷嚏）出现不自主漏尿是重要的病史。

- 必须考虑与尿路感染相鉴别。
- 简单的咳嗽压力测试在初步评估中是有用的。
- 应进行排尿后残余尿量的测定以排除尿潴留和充盈性尿失禁。
- 如果存在复杂型或病因不明，则可能需要专门的尿动力学检查。

（一）鉴别诊断

鉴别诊断	特 征
尿路感染	尿漏伴排尿困难、尿频和尿急
逼尿肌过度活跃	尿急通常伴有尿频和夜尿，并伴有或不伴有急迫性尿失禁
混合性尿失禁	兼有急迫性与压力性（强体力活动、打喷嚏、咳嗽或大笑等）相关的尿失禁
慢性尿潴留	膀胱不能完全排空，残余尿量增加导致尿失禁
功能性尿失禁	在下尿路系统完整的状况下（在有完整的储尿和尿排空功能情况下），由于认知、功能或活动障碍而导致的尿失禁
药物不良反应	肾上腺素能阻断药可导致压力性尿失禁
非尿道相关尿失禁	经尿道以外的其他通道如膀胱阴道瘘、尿道阴道瘘、输尿管阴道瘘或异位输尿管导致的漏尿

（二）典型临床表现

- 患者通常会自诉有不自主漏尿，通常在用力、运动时，或者咳嗽、大笑、打喷嚏时发生漏尿。如果病情严重，患者也可能在行走或提重物时出现尿失禁。与慢性肺部疾病或慢性严重便秘相关的症状可加重压力性尿失禁。因此，必须详细询问病史。在盆腔检查中可能会发现咳嗽压力试验呈阳性。全面的病史询问和体格检查往往足以建立合理准确的诊断。

四、诊断

诊断流程参见流程图 22-1。

（一）病史

- 主诉的描述，包括持续时间和频率。

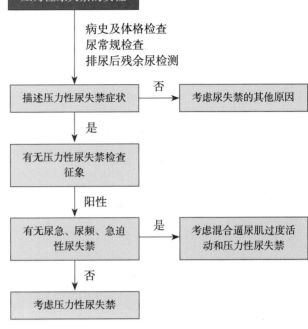

▲ 流程图 22-1　压力性尿失禁的诊断流程

- "你咳嗽、大笑或打喷嚏时会漏尿吗？"
- 清楚了解问题的严重性及其对患者生活质量的影响。
- 应全面了解患者内科、外科、妇科、神经科和产科病史，以排除其他原因导致尿失禁。
- 列出药物清单，因为有些药物会影响下尿路功能。

（二）体格检查

- 所有患有尿失禁的女性都应进行全身、妇科和低位神经学检查。
- 患者应以背侧截石位进行盆腔检查。
- 阴道检查后，嘱患者做 Valsalva 动作和（或）用力咳嗽，检查者寻找患者阴道松弛或漏尿的证据。
- 压力诱发试验：如果患者因咳嗽而漏尿，则认为结果阳性。这可以在膀胱充盈或排空膀胱的情况下进行（"空压力诱发试验"）。试验也可以在患者仰卧或站立时进行。
- 传统的尿道过度活动检查是棉签试验（Q-tip test）。然而，这项检查不再被认为对尿失禁的诊断和治疗有用。棉签试验是将棉签插入尿道至膀胱颈的水平，并在患者做 Valsalva 动作时测量棉签活动角度变化。最大拉伸角度＞ 30° 为异常。通常患有"尿道过度活动"的女性不会有压力性尿失禁。同样，也有许多患有压力性尿失禁的女性没有尿道过度活动。

（三）诊断检查项目

- 取清洁中段尿或导尿样本进行尿常规检查。
- 当尿常规显示可能感染时，应进行尿液培养和药敏试验。
- 排空后残余尿量是指患者排空膀胱后剩余尿液的测量。这可以通过膀胱超声或导尿来测量，后者是最准确的。容量＜ 50ml 表示膀胱排空充分，＞ 200ml 则认为膀胱排空不足。
- 如果病史和体检后需要更多的信息来帮助确定尿失禁的类型，膀胱排尿日记是一个有用的辅助方法。这要求患者记录液体摄入的量和频率，以及自愿和非自愿排尿（即漏尿）的发作情况。需要记录尿失禁的发作、相关事件或症状，如咳嗽、急迫度和尿垫使用情况。24h 的记录周期通常就够了。
- 复杂病例应保留多通道尿动力学检查。在相关诊室进行尿动力学研究。在膀胱、阴道或直肠放置小的导尿管以获得腹腔内，膀胱内和逼尿肌的压力。这项检查为评估膀胱和尿道功能提供有用信息。

（四）影像学检查

- 影像学检查可以用来评估膀胱和尿道，但它们对诊断压力性尿失禁没有临床价值。
- 膀胱尿道造影可用于评估膀胱基部和尿道的解剖和功能。该手术通过导尿管逆行插入膀胱灌注对比剂后，在排尿过程中使用 X 线片。
- 经阴道超声检查可用于评估尿道膀胱解剖，但缺乏临床意义。

（五）疾病诊断的潜在误区 / 常见错误

- 未能进行尿常规检查和（或）尿液培养以排除

感染。
- 未能获得排空后残余尿以排除尿潴留。
- 未考虑罕见的病因，如泌尿生殖瘘或异位输尿管。

五、治疗

见流程图 22-2。

（一）治疗原则

- 治疗应该从改变生活方式开始，包括限制液体摄入量和降低咖啡因摄入量，避免吸烟和控制体重。
- 盆底肌肉锻炼的保守治疗是非常有效的。这可以由患者在医院内经妇科医生或盆底治疗师指导后经常在家进行。
- 不建议进行医疗管理。
- 对于那些有许多并发症的想要避免手术或手术失败的老年患者来说，尿道填充剂是一个很好的选择。
- 最常见的手术方式是尿道中段悬吊术，这是一种微创且相对较快的手术（＜ 30min），风险极小。

（二）住院适应证

- 通常很少需要住院治疗，只有当患者有严重的

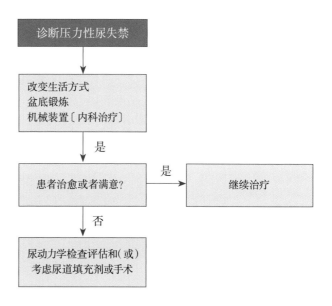

▲ 流程图 22-2　压力性尿失禁的治疗流程

外科并发症需要评估和治疗时才需要住院。

（三）住院患者管理

- 如果患者因罕见的并发症入院，则应个体化处理。

（四）治疗方法

治 疗	说 明
保守治疗	
1. 生活方式的改变	1. 减少液体摄入、限制咖啡因、戒烟、减肥
2. 盆底肌肉锻炼（PFME）	2. 有没有理疗师都可以进行 PFME，还可以与电刺激相结合
3. 支持器具子宫托或其他支撑装置	3. 如失禁环、失禁盘、Poise Impressa® 一次性膀胱支撑托
4. 药物治疗	4. 药物治疗（见药物治疗表），但并未以主要适应证获 FDA 批准，而且多数病例潜在的不良反应>益处
5. 尿道填充剂（Coaptite®、Durasphere®、Macroplastique®）	5. 合成材料经尿道或在膀胱颈周围注射以增加尿道阻力
手术治疗	
1. 阴道悬吊术（Burch 手术）	• 经腹腔将阴道旁组织悬吊于 Cooper 韧带上，以保持膀胱颈部的位置，并帮助支撑尿道
2. 膀胱颈部悬吊术	• 自体移植物（研究最多）、同种异体移植物、异种移植物或人工补片均可
3. 尿道中段悬吊术（MUS）	• 目前最常见的手术方式，经阴道进行 – 经耻骨后入路（无张力阴道吊带术） – 经闭孔入路（TOT）

药物治疗（FDA 尚未批准任何用于女性压力性尿失禁治疗的药物疗法）

药物种类	药物名称	剂 量
5-羟色胺/去甲肾上腺素再摄取抑制药	度洛西汀	40mg, bid
α 肾上腺素能受体激动药	米多君 次氯伪麻黄碱	2.5mg, tid 15mg, bid 或 30mg, bid

（续表）

药物种类	药物名称	剂 量
β 受体兴奋药/拮抗药	克伦特罗 普萘洛尔	0.02mg, bid 10～40mg, bid
三环类抗抑郁药	盐酸丙咪嗪	10mg, qhs（老年患者），25mg, tid

bid. 每日 2 次；tid. 每日 3 次；qhs. 每天临睡前

（五）并发症的预防和治疗

- 药物：目前对 SUI 的药物治疗可能会导致显著的不良反应，因为这些药物中的大多数并不是专门用来治疗尿失禁的。一般来说，如果可能，最好避免使用这些药物。
- 子宫托：随着子宫托的使用，细菌性阴道病相应增加。子宫托也会导致阴道炎和糜烂。罕见的并发症包括膀胱阴道或直肠阴道瘘管、小肠梗阻、双侧肾积水和尿毒症。
- 手术：并发症包括尿路感染、排尿功能障碍，以及膀胱、肠道、血管或神经损伤。在比较不同类型的尿道悬吊术时，耻骨后悬吊术比经闭孔悬吊术更常见出血并发症，而腹股沟疼痛则以经闭孔悬吊术更常见。尿道悬吊术术后网片暴露或侵蚀的总发生率为 2%。

临床精粹

- 盆底肌肉锻炼（Kegels 锻炼）是有效的治疗压力性尿失禁的一线治疗。
- 尿失禁子宫托可改善 SUI 症状，但缺乏客观证据。对于那些不想做手术且不太可能坚持物理治疗方案的患者来说，这可能是一个很好的选择。
- 对于 SUI 的药物治疗不是很有效，一般不推荐。
- 最常见的手术方式是尿道中段悬吊术。
- 虽然 PFME 被认为是一线治疗，但对于接受了适当咨询的女性来说，最初提供尿道中段悬吊术作为首选治疗方案仍然是合理的。

六、特殊人群

（一）孕妇

- 孕期及产后应鼓励盆底肌肉锻炼。不建议其他治疗方案。压力性尿失禁可以在产后 6～8 周改善或完全缓解。

（二）老年人

- 尿道填充剂注射法可能适用于因并发症不能耐受麻醉或有创性手术的老年女性。

七、预后

> 临床精粹
> - 压力性尿失禁并不危险，如果不进行治疗也不会有严重后果。
> - SUI 可以显著影响一个人的生活质量。
> - 保守治疗始终是首选治疗方案。

（一）未治疗疾病的自然转归

- 压力性尿失禁如果不治疗可能会加重。
- 严重的压力性尿失禁可导致社会孤立、抑郁和生活质量下降。

（二）治疗患者预后

- 50% 患有压力性尿失禁的女性在 PFME 治疗 1 年后感到效果满意。
- 一项比较盆底疗法和 MUS 的研究报道称，49% 的 PFME 组女性转向了手术组。手术组的 1 年主观治愈率为 85%，PFME 组为 53%。
- 尿道填充剂暂时起作用，所以需要反复注射。1 年的好转率为 63%～80%。Cochrane 的一篇综述认为，这种选择比手术效果差，手术干预治愈的可能性增加了 1.7～4.8 倍。
- 尿道中段悬吊术后 1 年的主观治愈率相似，为 62%～98%（TOT）和 71%～97%（TVT）。短期客观治愈率与长期主观、客观治愈率相似。

参 考 文 献

[1] Alling ML, Lose G, Jorgensen T. Risk factors for lower urinary tract symptoms in women 40 to 60 years of age. *Obstet Gynecol* 2000;96:446–51.

[2] American College of Obstetrics & Gynecology/American Urogynecologic Society. ACOG practice bulletin no. 155: Urinary incontinence in women. *Obstet Gynecol* 2015 Nov;126(5):e66–81.

[3] Anger JT, Saigal CS, Madison R, et al. Urologic Diseases of America Project. Increasing costs of urinary incontinence among female Medicare beneficiaries. *J Urol* 2006;176:247–51.

[4] Brown JS, Seelet DG, Fong J, et al. Study of Osteoporotic Fractures Research Group. Urinary incontinence in older women: who is at risk? *Obstet Gynecol* 1996;87:715–21.

[5] DeLancey JO. Structural support of the urethra as it relates to stress urinary incontinence: the hammock hypothesis. *Am J Obstet Gynecol* 1994 Jun;170(6):1713–20; discussion 1720–3.

[6] Dieter AA, Wilkins MF, Wu JM, et al. Epidemiological trends and future care needs for pelvic floor disorders. *Curr Opin Obstet Gynecol* 2015 October;27(5):380–84.

[7] Fozzatti C, Riccetto C, Hermann V, et al. Prevalence study of stress urinary incontinence in women who perform high impact exercises. *Int Urogynecol J* 2012 Dec; 23(12):1687–91. Epub 2012 May 23.

[8] Karram MM, Walters MD. *Urogynecology and reconstructive pelvic surgery*. 4th ed. Philadelphia, PA: Saunders; 2014.

[9] Morrison A, Levy R. Fraction of nursing home admissions attributable to urinary incontinence. *Value Health* 2006;272–4.

[10] Petros PE, Ulmsten UI. An integral theory of female urinary incontinence. Experimental and clinical considerations. *Acta Obstet Gynecol Scand Suppl* 1990;153:7–31.

相 关 指 南

国家学会指南

标　题	来　源	日期 / 全文
妇产科医生临床管理指南	美国妇产科医师学会和美国泌尿妇科学会	2015 ACOG practice bulletin no. 155: Urinary incontinence in women. *Obstet Gynecol* 2015 Nov; 126（5）: e66–81.
女性压力性尿失禁手术治疗: AUA/SUFU 指南	美国泌尿协会	2017 https://www.auanet.org/guidelines/stressurinary-incontinence-（sui）-guideline

第23章　附件包块
Adnexal Mass

Janine A. Doneza　Tamara Kolev　**著**
李　昕　**译**　陈子江　**校**

本章概要

- 对有附件包块的患者进行评估的目的在于找到包块最可能的病因。附件包块的不同类型大多取决于患者的年龄和生育情况。及早排除紧急情况和恶性肿瘤非常重要。

一、背景

（一）疾病定义

- 来自卵巢、输卵管或周围结缔组织的肿块。

（二）发病率 / 患病率

- 各个年龄阶段的女性均可发病。
- 年龄是卵巢癌在总人群中发病的最重要的独立危险因子，绝经后期女性发病率升高。
- 卵巢癌在总人群中发病风险是 1.6%，在有一个家庭成员确诊卵巢癌的人群中发病风险是 5%。有 *BRCA1* 基因突变的患者发病风险为 41%～46%，而有 *BRCA2* 基因突变的患者发病风险为 10%～27%。林奇综合征女性的发病风险为 5%～10%。

（三）经济影响

- 卵巢囊肿通常因为症状或癌变的可能性而需要被切除，几乎 10% 的女性会通过外科手术切除来评估包块性质，这造成美国每年估计有 60 000 例的附件包块切除术。

（四）病因

- 儿童：附件包块不常见于这个年龄阶段的群体，但一旦发现，就应该高度怀疑是否有附件扭转或卵巢恶性肿瘤的情况。生殖细胞肿瘤是儿童和青少年患者中最常见卵巢癌的类型。
- 绝经前期女性：因生殖激素刺激而引起附件包块发生主要见于这个年龄阶段的女性，其中包括生理性囊肿、子宫内膜瘤和子宫平滑肌瘤。
- 绝经后期女性：卵巢癌或输卵管癌最常见于绝经后期女性，一些紧急情况（如附件蒂扭转、输卵管卵巢脓肿）也可见于绝经后期女性，但并不常见，而更可能与恶性肿瘤相关。

（五）病理 / 发病机制

- 附件包块的发生可能源于排卵的过程、生殖激素的刺激或不受控制的细胞生长。
- 在正常的排卵过程中，卵泡发育成熟后发生破裂而排卵，随之发生黄体的形成和退化。
- 卵泡囊肿的发生是因为卵泡未破裂而持续增长，黄体囊肿的发生是因为黄体未退化而在排卵后持续增长。
- 单纯性囊肿是由于高水平的促性腺激素或雄激

素促进了卵巢内部分内衬上皮的微小组织结构分泌液体过多而使空腔扩张而形成。

- 子宫异位肿瘤是由于子宫内膜组织异位生长形成。
- 子宫平滑肌瘤来源于子宫肌层的平滑肌细胞，这些良性肿瘤具有雌孕激素敏感性，因此大多在育龄期发生和生长。
- 卵巢癌的发生机制还未完全阐明，其中一个假设认为卵巢癌起源于卵巢的表面上皮，后者发生恶变后最终可从卵巢扩展至远隔部位。目前认为 *KRAS*、*PTEN*、*TP53* 和 *VEGF* 基因的突变与此发生过程相关。

（六）预测 / 危险因素

危险因素
- 年龄
- 家族史
- 遗传综合征
- 未产妇
- 月经初潮早
- 绝经晚
- 白种人
- 不孕症

二、预防

临床精粹
- 目前没有常规筛查手段适于卵巢癌发生风险一般的患者，运用 CA125 进行卵巢癌筛查的特异度和阳性预测值（positive predictive value，PPV）通常在绝经后期女性更高，而在绝经前期女性中，CA125 的升高可以认为是正常的良性过程。

（一）筛查

- 在有卵巢癌发生风险一般的女性中，附件包块可能在年度体检中的盆腔检查，或因有症状就诊的临床检查中被发现。
- CA125 检测和经阴道超声检查（transvaginal ultrasound, TVUS）仅适用于有 *BRCA* 突变病史

的患者进行卵巢癌监测。

（二）一级预防

- 目前认为降低卵巢癌风险与口服避孕药的使用相关。
- 使用口服避孕药可以抑制下丘脑 – 垂体 – 卵巢轴，故卵巢不会形成新的囊肿。

（三）二级预防

- 年龄 > 40 岁或已生育，但伴有 *BRCA1* 或 *BRCA2* 基因突变的女性应该进行预防性输卵管卵巢切除术，以降低卵巢癌发生风险。

三、诊断

临床精粹
- 经阴道超声是最常用于评估附件包块的检查技术，而且优于其他评估附件包块的影像学方法。

（一）鉴别诊断

绝经前期
- 生理性囊肿
- 子宫内膜异位肿瘤
- 成熟畸胎瘤
- 异位妊娠
- 输卵管积水
- 输卵管卵巢脓肿
- 胃肠道相关疾病—阑尾脓肿

绝经后期
- 纤维瘤
- 单纯性囊肿
- 囊腺瘤
- 憩室炎 / 腹腔脓肿
- 卵巢癌、性索间质肿瘤
- 子宫平滑肌肉瘤
- 子宫癌、胃癌或乳腺癌的转移性肿瘤

妊娠期
- 异位妊娠
- 黄体瘤
- 黄体囊肿
- 卵泡膜黄素化囊肿
- （图 23-1 至图 23-4）

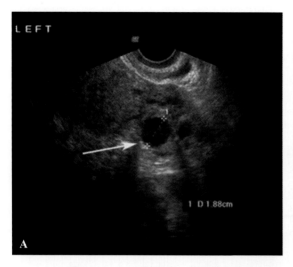 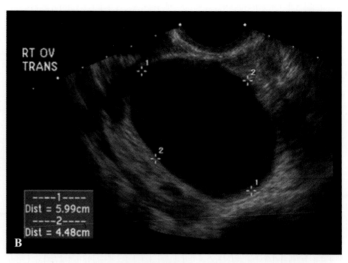

▲ 图 23-1　A. 正常卵泡，无回声（由 Thomas Shipp 博士提供）；B. 单纯性卵巢囊肿（由 UpToDate 提供）

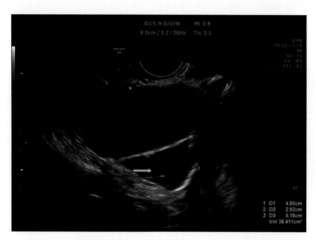

▲ 图 23-2　良性的卵巢成熟性畸胎瘤，高回声区提示为毛发（由 UpToDate 提供）

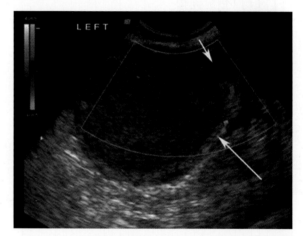

▲ 图 23-3　伴彩色多普勒血流信号的子宫内膜异位肿瘤（由 Thomas Shipp 博士提供）（彩图版本见书末）

（二）典型症状

- 盆腔痛或与压迫的相关表现是附件包块最常见的症状，患有子宫内膜异位症的女性还有月经相关的周期性疼痛，剧烈疼痛多提示附件蒂扭转、囊肿破裂或输卵管卵巢脓肿（tubo-ovarian abscess，TOA），有些女性还有异常子宫出血的症状。

- 卵巢癌可能与异常子宫出血相关，且伴有腹围的增加。性索间质肿瘤患者还可能出现由于肿瘤分泌过多雄激素导致的男性化特征的表现。

（三）临床诊断

1. 病史

- 应该询问患者是否有发热或异常的阴道分泌物、月经相关的腹痛、异常子宫出血，以及与雄激素过度分泌相关的症状。关于癌症家族史或遗传性疾病等信息的采集也很重要。

2. 体格检查

- 通过盆腔检查和影像学检查可以确定是否有包块。直肠阴道检查可以从后方触诊卵巢。

（四）实验室诊断

1. 诊断检查项目

- 妊娠试验、全血细胞计数（CBC）、淋球菌／沙眼衣原体检查、尿常规检查（urinalysis, UA）、血清标志物检查。

- 肿瘤标志物：甲胎蛋白（AFP）、人绒毛膜促性腺

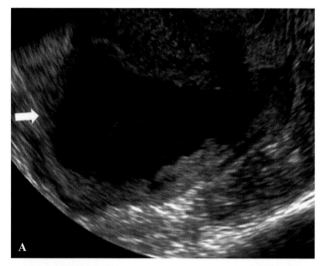

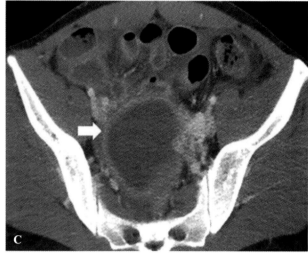

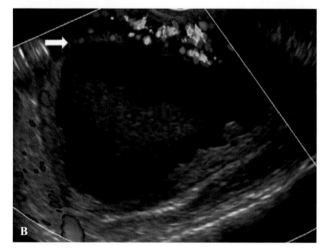

▲ 图 23-4　输卵管卵巢脓肿（23-4B 彩图版本见书末）

A. 因间歇性盆腔痛 2 周就诊的 24 岁女性的超声检查图像，提示为输卵管卵巢脓肿（白箭），该病灶表现为增厚、有回声的、不规则的囊壁和杂乱内部回声，易被误诊为出血性囊肿。请注意附件包块的体积更大，且囊壁更粗糙；B. 与彩色多普勒血流图像对比可见囊壁周围存在血流信号（白箭），与黄体相似；C. 该患者因盆腔痛加重、发热和白细胞升高而加行盆腔增强 CT 检查，与其轴位图像对比可见输卵管卵巢脓肿（白箭），表现为附件包块边缘明显强化［经许可转载自：Bonde AA, Korngold EK, Foster BR. Radiological appearances of corpus luteum cysts and their imaging mimics. *Abdom Radiol*（*NY*）2016 Nov；41（11）：2280.］

激素（hCG）、乳酸脱氢酶（lactate dehydrogenase, LDH）、CA19-9、CA125、癌胚抗原（carcinoembryonic antigen, CEA）。注：CA125 与卵巢上皮细胞癌、子宫内膜异位症、妊娠状态、盆腔炎（pelvic inflammatory disease, PID）相关。尤其对于绝经后期女性，当发现其 CA125 水平升高合并盆腔包块时，应该高度怀疑恶性肿瘤的可能。

- 血清标志物组学检查：基于多个血清标志物含量所计算出的 OVA1 和卵巢癌风险预测模型（risk of malignancy algorithm, ROMA）指数可帮助临床决策，如是否选择附件相关择期手术。这些试验也可用于判断盆腔包块的良恶性可能。

2. 影像学检查

- 优先推荐经阴道超声检查。
- 超声检查提示恶性可能性大的影像学特征，包

括直径＞ 10cm、含有实性或乳头状成分、形态不规则、存在腹水和有丰富的彩色多普勒血流信号。

- 计算机断层扫描（computed tomography, CT）和磁共振成像（magnetic resonance imaging, MRI）不适用于附件包块的初步评估。

（五）潜在误区

- 当不能区分某些保守观察即可的良性疾病和需要及时干预的紧急情况时，就可能引起患者病情加重，甚至死亡的风险。例如，在孕早期发生腹痛进行超声检查时容易发生误诊，因为超声发现的卵巢单纯性囊肿可能是黄体，也可能是异位妊娠。

- 大部分附件包块都是良性的，如根据已报道的数据发现绝经后期女性中单纯囊肿的发生

率达 20%，对该年龄段患者较小的单纯性囊肿进行积极干预可能引起不必要的检查和手术。

- 卵巢蒂扭转的诊断具有挑战性，超声检查提示附件区无包块或有多普勒血流信号存在也并不能排除蒂扭转诊断。因此，即便这些临床特征缺乏时仍可决策进行手术处理。

四、治疗

（一）治疗原则

- 附件包块需要紧急干预的情况有异位妊娠、附件蒂扭转或卵巢癌等。

（二）住院适应证

- 诊断为 PID 的患者如果处于妊娠期、因恶心 / 呕吐不能耐受口服药物治疗、药物依从性差或有高热或盆腔脓肿 /TOA 时，可能需要住院行肠外抗生素治疗。

（三）治疗方法

治疗	评价
• 低恶变风险的附件包块 • 无症状的，单纯性囊肿 • 恶变风险＜ 1%	• 无须手术干预；定期随访 • 3～6 个月行超声检查再评估是否消退或稳定不变
• 中恶变风险的附件包块 • 有薄壁分隔或低回声的囊肿，但缺乏恶性特征 • 恶变风险＞ 1%	• 因存在恶性肿瘤的可能性，或预防如蒂扭转并发症的发生，可考虑行手术干预。也可以选择监测随访
• 高恶变风险的附件包块 • 有实性、结节状、厚层分隔的囊肿，伴 CA 125 水平升高	• 外科手术干预，转诊至妇科肿瘤专家

- 当超声检查提示附件包块的形态学考虑为良性病变时，推荐随访观察，功能性囊肿在 2～8 周会自然消退。
- 当诊断不确定或癌症诊断有待鉴别时，推荐多次重复超声检查，但最理想的超声随访间隔时间尚未确定。
- 当患者以急性腹痛和卵巢肿物为症状就诊时，应及早对其进行病情评估，当考虑为异位妊娠或卵巢蒂扭转时应该采取紧急干预。

- 目前判定是否需要行外科手术干预的附件包块大小的临界值尚未确定，当囊肿的直径≥ 10cm 时，考虑为手术切除的适应证。
- 出现以下情况均应转诊至妇科肿瘤专家：在绝经后期女性中，当超声检查发现可疑的盆腔肿物且伴有 CA125 水平升高；在绝经前期女性中，出现可疑的盆腔肿物且伴有 CA125 水平显著升高。

（四）并发症的预防和管理

- 卵巢囊肿可出现破裂出血，当患者出现生命体征不稳定和（或）有持续出血时，需要外科手术处理。
- 卵巢囊肿蒂扭转可引起缺血，且最常见于卵巢直径≥ 5cm 时。卵巢蒂扭转可通过手术复位扭转和切除卵巢治疗，卵巢固定术目前具有争议性，但可考虑适用于一些复发病例。
- 子宫内膜异位症与不孕症有关，外科手术剔除卵巢子宫内膜样囊肿可能促进受孕。
- 良性疾病可通过重复超声检查随访，但提示有恶变时，可能需要外科分期手术和减瘤术（流程图 23-1）。

> **临床精粹**
> - 当处理青少年和绝经前期女性的附件包块时，需优先考虑保留生育能力。即使卵巢囊肿直径≥ 10cm 仍有可能保留卵巢的正常部分。
> - 鉴于微创手术的发展，假定良性的附件包块通常适合行腹腔镜手术治疗，且能降低术后发病率。

五、特殊人群

（一）青少年

- 处理青少年附件包块时需优先考虑保留卵巢而保留生育能力。
- 未经历性生活的女性或青春期前的青少年，推荐使用经腹部超声检查。

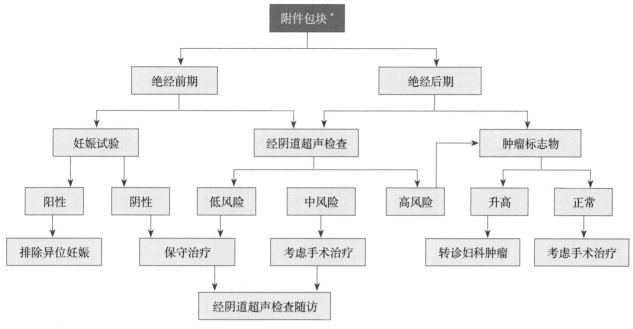

▲ 流程图 23-1　附件包块的诊疗流程

*. 若诊疗流程中任何时候出现明显症状 / 严重疼痛 / 生命体征不稳定，可能需要外科手术干预

- 手术治疗适应证包括恶变，目前尚无证据证明单侧卵巢切除术影响月经规律性或自然妊娠率。

（二）　妊娠期女性

- 妊娠期出现的大多数附件包块恶变风险低，可行期待治疗。其中成熟畸胎瘤是最常报道的病理诊断之一。
- 推荐 MRI 作为需要增加影像学检查时的备选项。
- 妊娠期可有 CA125 水平的升高，在孕早期（最初 3 个月）达到高峰，且与恶变无关。
- 如果根据症状需要进行干预，在孕中期行腹腔镜手术治疗是安全的。

六、预后

> 临床精粹
> - 盆腔包块评估的目的在于排除恶性肿瘤，然而卵巢上皮细胞癌大多数于晚期才被检出，此时 5 年总生存率为 20%～30%。

（一）未经治疗的良性疾病的自然病程

- 生理性囊肿可自然消退。

- 子宫内膜异位症的病灶组织在整个青春期都有增长，且在育龄期持续存在，而在绝经后期减少。
- 因 PID 而造成的输卵管损伤引起输卵管妊娠和不孕症的发生风险增高。

（二）经治疗后的预后情况

- 卵巢癌是成年女性预后最差的癌症类型之一，卵巢癌Ⅲ期患者的总体生存率为 40%，而卵巢癌Ⅳ期患者的总体生存率为 18%。
- 子宫内膜异位症与子宫内膜透明细胞腺癌有关。

（三）随访

- 单纯性囊肿直径增长至 10cm 内可能都为良性，即使在绝经后期女性中，行重复超声检查也可安全地进行监测。
- 对已彻底治疗的卵巢上皮癌患者进行监测时，应包括每 3～6 个月的病史采集、盆腔检查，直到末次治疗时间的 5 年后，改为每年 1 次。随访过程中还应该包含每次就诊时 CA125 的连续测量。

参考文献

[1] ACOG practice bulletin No. 174: Evaluation and management of adnexal masses. *Obstet Gynecol* 2016 Nov;128(5):e210–e226.

[2] ACOG practice bulletin No. 182: Hereditary breast and ovarian cancer syndrome. *Obstet Gynecol* 2017 Sep;130(3):e110–e126.

[3] Curtin JP. Management of the adnexal mass. *Gynecol Oncol* 1994;55(3 Pt 2):S42.

[4] Hall TR, Randall TC. Adnexal masses in the premenopausal patient. *Clin Obstet Gynecol* 2015 Mar;58(1):47–52.

[5] Hoffman BL, Schorge JO, Schaffer JI, Halvorson LM, Bradshaw KD, Cunningham FG, Calver LE. *Williams gynecology*, 2nd ed. Chapter 9: Pelvic mass. New York: McGraw-Hill; 2012.

[6] Rauh-Hain JA, Melamed A, Buskwofie A, et al. Adnexal mass in the postmenopausal patient. *Clin Obstet Gynecol* 2015 Mar;58(1):53–65.

[7] Sayasneh A, Ekechi C, Ferrara L, et al. The characteristic ultrasound features of specific types of ovarian pathology (review). *Int J Oncol* 2015 Feb;46(2):445–58.

[8] Sisodia RM, Del Carmen MG, Boruta DM. Role of minimally invasive surgery in the management of adnexal masses. *Clin Obstet Gynecol* 2015 Mar;58(1):66–75.

相关指南

国家学会指南

标　题	来　源	日期／全文
NCCN 遗传家族高危评估：乳腺癌和卵巢癌	美国国家综合癌症网络	2019 https://www2.tri-kobe.org/nccn/guideline/gynecological/ english/genetic_familial.pdf
第 174 号美国妇产科医师学会实践简报：附件包块评估和管理	美国妇产科医师学会	2016 http://www.acog.org/Clinical–Guidance–and–Publications/Practice–Bulletins/Committee–on–Pract ice–Bulletins–Gynecology/Evaluation–and–Management–of–Adnexal–Masses
美国妇产科医师学会委员会意见：妇产科医师在早期识别卵巢上皮癌中的作用	美国妇产科医师学会	2017 https://www.acog.org/Clinical-Guidance-and-Publications/ Committee-Opinions/Committee-on-Gynecologic-Practice/ The-Role-of-the-Obstetrician-Gynecologist-in-the-Early- Detection-of-Epithelial-Ovarian-Cancer-in

循证医学证据

证据类型	标题及结论	日期／全文
回顾性研究	直径＞ 5cm 的附件单房或多房囊肿在绝经后期女性中的管理策略 评价：在绝经后期女性中，单房或存在单个分隔的附件囊肿即使直径＞5cm，恶变风险也很低	2016 年 8 月 Guraslan H, Dogan K. *EurJ Obstet Gynecol Reprod Biol* 2016 Aug;203: 40–3.
前瞻性队列研究	对有盆腔包块的绝经前期和绝经后期女性患者进行术前血清 CA125 水平的评估。区别良性病变和恶性疾病 评价：绝经后期组的敏感性和特异性高于绝经前期组	1988 年 8 日 Malkasian GD Jr, Knapp RC, Lavin PT,et al. *Am J Obstet Gynecol* 1988 Aug; 159 (2): 341–6.
前瞻性队列研究	连续经阴道超声检查对卵巢异常病变的随访频率和处理 评价：连续经阴道超声检查提示多数卵巢异常病变会逐渐消退，因此超声检查结果不能作为手术切除的唯一适应证	2013 年 8 日 Pavlik EJ, Ueland FR, Miller RW, et al. *Obstet Gynecol* 2013 Aug; 122（2 Pt 1）: 210–7.

第 24 章　子宫内膜异位症
Endometriosis

Suzanne S. Fenske　著

王国云　译　宋　坤　校

本章概要

- 子宫内膜异位症是一种以子宫内膜组织生长在子宫以外为特征的疾病。
- 子宫内膜异位症是与雌激素和炎症相关的疾病。
- 子宫内膜异位症的确切发病机制尚不清楚。然而，其发生理论包括经血逆流、淋巴及血行播散、骨髓干细胞和体腔上皮化生。
- 内异症患者可有盆腔痛、痛经、不孕症等，或者无症状。
- 子宫内膜异位的症状可以通过药物和外科手术达到有效的治疗。
- 子宫内膜异位症尚无治愈方法，经药物和外科手术治疗可复发。

一、背景

（一）疾病定义

- 子宫内膜异位症定义为子宫内膜样组织生长于子宫体外，并且会引起慢性炎症反应，导致疼痛、不孕和（或）粘连。

（二）疾病分类

- 美国生殖医学学会分期系统是目前最常用的，但这种分期系统有其局限性，因为它不能很好地预测妊娠结局，并且与症状没有相关性。

（三）流行病学

- 子宫内膜异位是一种妇科疾病，在育龄期女性中发病率为 6%～10%。
- 在不孕女性中发病率达 38%。
- 在患有慢性盆腔痛的女性中，其发病率为 71%～87%。

（四）经济影响

- 子宫内膜异位症的症状极大地增加了罹患疾病的负担，并通过降低经济收入和个人生产力而增加了社会的花费。

（五）病因

- 子宫内膜异位症的发病机制复杂，但仍被认为主要与经血逆流引起的子宫内膜腺体和间质附着和植入腹膜有关。
- 经血逆流学说无法解释位于盆腔外远处的子宫内膜异位症。因此，血行及淋巴播散、骨髓干细胞和体腔上皮化生学说在其发生中也有一定的作用。
- 子宫内膜异位病灶增加环氧合酶 –2 和芳香化酶的活性从而导致前列腺素和雌激素过度产生。
- 这种增加了巨噬细胞和细胞因子活性的慢性炎症性疾病可引起疼痛和不孕。

- 子宫内膜异位症引起的不孕症被认为是氧化应激和细胞因子增加而影响精子和卵细胞功能所致。

（六）病理／发病机制

- 子宫内膜异位症的表现是多种多样的。
- 在某些患者中表现为无症状。
- 在其他患者中，可能有痛经、性交困难、卵巢包块、不孕、肠道或膀胱症状、周期性血胸或鼻出血或慢性盆腔疼痛。
- 目前已经提出了子宫内膜异位症家族性关联的可能，并认为遗传具有多基因－多因素机制的特征。

二、预防

> **临床精粹**
> - 目前还没有证据表明干预措施可以预防子宫内膜异位症的发展。然而，手术和药物抑制等治疗方法可以减缓复发。

（一）筛查

- 目前还没有常规的子宫内膜异位症筛查的方法。根据病史、症状和体征怀疑子宫内膜异位症者，通过体格检查和影像学技术而进一步证实，最终的诊断是通过手术标本的组织学检查。

（二）一级预防

- 目前还没有已知的干预措施或治疗方法可以预防子宫内膜异位症的首发。

（三）二级预防

- 没有任何干预措施可以防止子宫内膜异位症症状的复发。也就是说，一些治疗方案可以延缓复发和（或）延缓疾病的进展。
- 一项随机双盲的激光腹腔镜治疗子宫内膜异位症所致盆腔疼痛的对照试验显示，随诊 6 个月，接受手术治疗的患者中 62.5% 的症状明显改善。
- 在另一项研究中，所有阶段接受了手术治疗的

子宫内膜异位症患者，在其后 7 年的随访中发现，55% 的患者需要再次的手术。
- 促性腺激素释放激素（GnRH）激动药已被证明可以延长子宫内膜异位症术后疼痛的缓解时间。
- 激素治疗方案（包括激素类避孕药、孕激素、抗孕激素或促性腺激素释放激素激动药）已被证实可以减轻子宫内膜异位症的相关疼痛。

三、诊断

> **临床精粹**
> - 当患者有痛经、性交困难和不孕症病史时，即可怀疑诊断为子宫内膜异位症。
> - 当体检发现卵巢囊肿和（或）双合诊盆腔检查触及明显结节时，怀疑为子宫内膜异位症。
> - 虽然目前还没有确诊的实验室检查，但如果盆腔超声或磁共振成像（MRI）显示卵巢囊肿具有内异囊肿的特征时，就可以进一步支持对子宫内膜异位症的诊断。
> - 明确的诊断是通过手术探查和组织活检做出的。

（一）鉴别诊断

鉴别诊断	特 征
痛经	无病理异常的痛经
出血性囊肿	周期性生理性卵巢囊肿，自发消退，无子宫内膜组织存在
外阴痛	表现为性交插入时疼痛，而不是深部插入时疼痛
其他原因的不孕	• 腹腔镜检查未发现子宫内膜异位症 • 不孕症检查可能显示卵巢储备不足或精液常规检查异常
胃肠道原因所致盆腔疼痛	具有相关系统阳性检查结果证实
泌尿系统原因所致盆腔疼痛	具有相关系统阳性检查结果证实
肌肉骨骼原因引起的骨盆疼痛	具有相关系统阳性检查结果证实

（二）典型症状

- 子宫内膜异位症的症状各不相同。对于很多人来说，子宫内膜异位症表现为慢性痛经或排卵疼痛，症状大多出现在月经前和月经期间，随着月经结束而消失。有些患者表现为深部性交痛，而有些患者以不孕为主要症状。

（三）临床诊断

1. 病史

- 应获得详细的盆腔疼痛病史及其与月经周期的关系。
- 应仔细询问相关症状，以排除其他原因如胃肠道、泌尿系统和肌肉骨骼等原因引起的症状。
- 复习既往的治疗措施。
- 注意家族史，特别是存在确诊为子宫内膜异位症病例的情况。

2. 体格检查

- 首先观察患者的行走和站立状态，以排除肌肉骨骼的原因。
- 检查患者的背部和腹部触诊是否存在重复性疼痛。
- 对于主诉有性交困难患者，用棉签检查阴道口及前庭，以评估是否有外阴痛。
- 对阴道进行单指检查，并检查盆底肌肉是否有重复性的疼痛。
- 进行双合诊检查以评估卵巢包块、子宫活动度降低、骶韧带结节和其他子宫内膜异位症结节。
- 进行直肠阴道检查，以评估直肠阴道间隔是否存在结节或增厚。

（四）实验室诊断

诊断项目列表

- 如果盆腔疼痛是主诉，那么应该进行性传播感染的初步评估。
- 如果盆腔疼痛是主诉，盆腔超声是影像的金标准，用以评估是否存在解剖异常。
- 如果患者主诉不孕症，则应进行精液常规检查，

评估排卵功能是否正常，并进行相关检查以排除输卵管梗阻，评估宫腔和卵巢储备功能。

（五）关于疾病诊断的潜在陷阱 / 常见错误

- 导致诊断为子宫内膜异位症的症状通常是多因素的。许多患者可能存在如肠易激综合征、膀胱疼痛综合征、外阴痛、盆底肌肉疼痛，以及其他导致不孕症的疾病而误诊子宫内膜异位症。
- 手术时，如果没有子宫内膜异位症典型的表现时可能会被漏诊。我们肉眼检测子宫内膜异位症的能力往往不足，建议进行活检。

四、治疗

（一）治疗原则

- 耐受性好、成本低、容易获得的药物，如非甾体抗炎药（NSAID）、其他止痛药、口服避孕药（COP）和孕激素应被考虑作为一线经验性治疗药物。
- 等待腹腔镜手术诊断和治疗的患者，如果没有选择最佳一线药物可以考虑二线药物，如 GnRH 激动药联合反向添加、GnRH 拮抗药或左炔诺孕酮宫内缓释系统；
- 对于那些药物治疗无反应和（或）想要确诊的患者，腹腔镜手术是金标准。
- 腹腔镜下卵巢子宫内膜异位囊肿切除术是首选，尽可能减少症状复发和内异囊肿的复发。
- 腹腔镜手术切除子宫内膜异位症可提高Ⅰ期和Ⅱ期内异症患者的生育力。
- 芳香化酶抑制药可作为二线的治疗药物。
- 针灸和经皮神经电刺激疗法（TENS）治疗子宫内膜异位症相关疼痛的证据不足。

（二）住院适应证

- 如果患者的急性疼痛不能通过门诊治疗，或者出现卵巢囊肿扭转等急症手术情况，则应考虑住院治疗。

（三）治疗方法

治疗方案	建议
药物治疗 • 非甾体抗炎药 • 口服避孕药 • 孕激素 • 促性腺激素释放激素激动药 • 黄体酮宫内节育器 • 芳香化酶抑制药 • 促性腺激素释放激素拮抗药	如果疼痛不是很严重，并且只有经期疼痛，可以考虑服用非甾体抗炎药。对于没有雌激素禁忌证的患者进行激素治疗，可以考虑口服避孕药。对于那些不想用口服避孕药或对雌激素有禁忌证的患者，可以考虑选择孕激素治疗，既可以服用短效，也可以用长效或用宫内系统。应用促性腺激素释放激素激动药需要反向添加，以避免围绝经期不良反应和防止骨质丢失。反加疗法可以联合激素疗法，也可以仅用黄体酮。芳香化酶抑制药可与OCP、孕激素或促性腺激素释放激素激动药联合使用。促性腺激素释放激素（GnRH）拮抗药已被证明是有效的，但还需要进一步的研究
手术治疗 • 腹腔镜下切除 • 腹腔镜下消融	腹腔镜手术切除子宫内膜异位症是治疗子宫内膜异位症疼痛的有效一线方法。随机对照试验未能证明切除比消融效果更好。优先推荐腹腔镜手术而不是开腹手术
补充治疗 • 中医针灸 • 经皮神经电刺激疗法（TENS） • 维生素 B_1 及维生素 B_6 • 镁	有一些证据表明针灸是有效的，但需要反复治疗，而且效果不会持久。经皮神经电刺激疗法已被证明在短期内对痛经有效。维生素 B_1 和维生素 B_6 已被证明可以缓解痛经，但存在安全性问题。镁已被证明可以减轻疼痛

（四）并发症的预防及处理

- 服用促性腺激素释放激素激动药 / 拮抗药，但无反向添加疗法的患者将出现围绝经期不良反应，包括但不限于潮热、失眠、阴道干燥和骨密度下降。
- 子宫内膜异位症的手术有损伤周围器官（包括肠、膀胱、输尿管、血管等）的风险。如果术中发生这些并发症，及时识别是关键，应立即联合相关专家进行修复手术。

> **临床精粹**
> - 药物抑制疗法可以改善疼痛症状，然而停用药物后疼痛会复发。

- 手术治疗可以改善疼痛症状，然而随着时间的推移，疼痛会复发，患者手术后应该接受药物治疗抑制复发。
- 建议切除卵巢子宫内膜异位囊肿而不是行囊肿引流。
- 促性腺激素释放激素激动药应与激素联合使用，以避免不良反应和防止骨质流失。

五、预后

> **临床精粹**
> - 子宫内膜异位症尚处于不可治愈阶段。
> - 子宫内膜异位症的症状及其对患者的影响是多种多样的。
> - 子宫内膜异位症引起的疼痛可以通过药物和手术来治疗，但症状有可能复发。

参考文献

[1] Committee opinion no. 663: Aromatase inhibitors in gynecologic practice. *Obstet Gynecol* 2016;127:e170.

[2] Committee opinion no. 760. Dysmenorrhea and endometriosis in the adolescent. *Obstet Gynecol* 2018 Dec;132(6):e249–e258.

[3] Dunselman G, Vermeulen N, Becker C, et al. ESHRE guideline: management of women with endometriosis. *Hum Reprod* 2014;29(3):400–12.

[4] Hickey M, Ballard K, Farquhar C. Endometriosis. *BMJ* 2014;348:g1752.

[5] Johnson N, Hummelshoj. Consensus on current management of endometriosis. *Hum Reprod* 2013:28(6):1552–68.

[6] Lobo R, Endometriosis. In: Katz VL, Lentz GM, Lobo RA, Gershenson DM. *Comprehensive gynecology*. 5th ed. Philadelphia, PA: Mosby Elsevier; 2007.

[7] Practice bulletin no. 114. Management of endometriosis. *Obstet Gynecol* 2010;116:223.

[8] Practice Committee of American Society for Reproductive Medicine. Treatment of pelvic pain associated with endometriosis: a committee opinion. *Fertil Steril* 2014;101:927.

[9] Schorge JO, Schaffer JI, Halvorson LM, et al. *Williams gynecology*. Dallas, TX: McGraw-Hill; 2008.

相 关 指 南

国家学会指南

标 题	来 源	日期／全文
委员会意见：子宫内膜异位症相关盆腔疼痛的治疗	美国生殖医学会评论：子宫内膜异位症应被视为一种终生疾病，治疗目标是最大限度地使用药物治疗而不是手术治疗。确切的治疗方法是子宫和双侧卵巢切除术	2014 年 4 月 *Fertil Steril 2014* Apr；101（4）：927–35
委员会意见：青少年痛经和子宫内膜异位症	美国妇产科医师学会评论：一线疗法是非甾体抗炎药和激素抑制。继发性痛经应考虑盆腔影像学检查。对于药物抑制的诊断，建议采用保守的外科治疗。如果是耐药患者，可以考虑 GnRH 激动反向添加至少治疗 6 个月	2018 年 12 月 *Obstet Gynecol 2018* Dec；132（6）：e249–e285
实践简报：子宫内膜异位症的治疗	美国妇产科医师学会评论：阴道超声是影像学检查的优先选择。药物治疗可改善症状，但停药后复发。手术治疗可提高怀孕率，但改善程度尚不清楚	2010 年 7 月（2008 年重申） *Obstet Gynecol2010* Jul；116（1）：223–36.

第 25 章 肛门生殖器 HPV
Anogenital HPV

Eric M. Ganz　Shannon Tomita　Rhoda Sperling　著

王国云　译　　宋坤　校

本章概要

- 肛门生殖器人乳头状瘤病毒（HPV）类型根据其致癌能力被分为低风险和高风险两种类型。
- 感染低危型 HPV 可导致生殖器疣和宫颈、阴道、外阴或肛门组织的低级别细胞病变。
- 持续感染高危型 HPV 类型可能导致高级别（癌前）病变和癌症。
- 接种疫苗可以预防 HPV 感染和 HPV 相关的癌前病变和癌症。
- 疣和癌前病变的治疗通常包括破坏或切除病变。

一、背景

（一）疾病定义

- 肛门生殖器 HPV 是一种通过性传播感染的病毒。

（二）发病率 / 流行病学

- 80% 的性活跃女性一生中都会感染 HPV。
- 发病率：美国每年新增 1400 万例 HPV 感染病例。
- 流行病学：在美国有 7900 万例 14—59 岁的女性感染 HPV，其中 20—24 岁人群感染率最高。

（三）经济影响

- 在美国，每年与生殖器 HPV 感染相关的直接医疗费用估计为 17 亿美元，包括生殖器疣、癌症前期和癌症的治疗，以及宫颈癌的筛查。

（四）病因

- 有 40 多种类型的 HPV 可以感染肛门生殖器的皮肤和黏膜。

- 低危型 HPV 可导致生殖器疣和宫颈、阴道、外阴或肛门组织的低级别（良性）改变。
- 持续感染高危型 HPV 可导致高级别（也称为癌前病变或高度增生异常）病变和癌症。
- 90% 的生殖器疣是由 HPV-6、HPV-11 型引起的。
- 70% 的宫颈不典型增生 / 宫颈癌是由 HPV-16、HPV-18 型引起。

（五）病理 / 发病机制

- HPV 是在性行为期间传播的，包括口交。
- HPV 可在宿主间进行复制传播，这一过程是由病毒调控基因引导的。HPV 病毒调控基因 E6 和 E7 编码的蛋白质介导了致癌过程。是否产生 E6、E7 相关癌蛋白是高风险和低风险 HPV 类型之间的关键区别。
- 大多数感染（包括高风险和低风险）都是无症状的，并且会自动消失。
- 对于症状性感染，其潜伏期（从最初感染到临床确诊疾病的时间）是可变的。

- 生殖器疣（也称为湿疣或尖锐湿疣）的潜伏期通常为 3 周到数月。
- 异常增生病变（异常细胞改变）的潜伏期通常为数月到数年。如果向癌症发展，通常发生在最初感染数十年后。
- 异常增生病变可以自行消退，估计 20%～40% 的异常增生病变在不治疗的情况下会自然消退。
- 高危型 HPV 持续感染在肿瘤发生过程中是必不可少的。
- 高危型 HPV 的持续感染是异常增生进展为癌症的最重要的危险因素。与疾病进展相关的其他因素包括高龄、HPV-16 型和 HPV-18 型感染，以及存在免疫缺陷。

临床疾病	HPV 分型
肛门生殖器疣	6、11、42、44
肛门异型增生	6、16、18、31、53、58
宫颈、阴道和外阴高度异型增生与癌症	最高风险类型：16、18、31、45
	其他高危类型：33、35、39、51、52、56、58、59

（六）预测性 / 危险因素

危险因素	优势比
多性伴侣	1.4
30 岁以下	2.3
免疫抑制 /HIV	4.1
吸烟	5.0

二、预防

> **临床精粹**
> - 常规接种 HPV 疫苗进行一级预防是预防特定类型 HPV 感染及相关并发症非常成功的策略。
> - 正确和始终如一地使用避孕套可以降低感染和传播 HPV 的风险。

（一）筛查

- 肛门生殖器疣可通过肉眼检查诊断，并通过活检确认（Workowski 等，2015）。
- 外阴和阴道异常增生可通过肉眼检查和活检确诊。
- 巴氏涂片细胞学和 HPV 检测是公认的宫颈异常增生和宫颈癌的筛查技术。筛查建议因年龄而异。目前的建议是：① 21 岁之前不做筛查；② 21—29 岁每 3 年做 1 次细胞学筛查；③ 30—65 岁每 3 年做 1 次细胞学检查或每 5 年做 1 次 HPV 联合检测；④ 65 岁之后不做常规筛查（Massad 等，2013）。
- 肛门的巴氏涂片和（或）直肠指诊可发现肛门异常增生。肛门细胞学推荐给 HIV 感染的女性，对其他高危人群也可能有用，如患有持续性尖锐湿疣的女性或患有其他 HPV 相关癌症的女性（Leeds 和 Fang，2016）。
- 筛查指南还在继续发展完善。目前正在评估单纯 HPV 筛查作为传统巴氏涂片细胞学筛查的替代策略（Huh 等，2015）。

（二）一级预防

- HPV 疫苗已被证明在预防特定类型的 HPV 感染和疾病方面非常有效。
- 有 3 种预防性 HPV 疫苗已在美国获得许可：二价 HPV-16/HPV-18 疫苗、四价 HPV-6/HPV-11/HPV-16/HPV-18 疫苗和最新的九价疫苗。
- 目前，美国唯一可用的是 9 价 HPV 疫苗（9vHPV，加德西 9），它可以预防 7 种致癌 HPV 类型（16、18、31、33、45、52 和 58 型）和 2 种低危 HPV 类型（6 和 11），7 种致癌 HPV 类型可导致约 80% 的宫颈癌，2 种低危 HPV 类型（6 和 11 型）可导致约 90% 的生殖器疣。
- 如果坚持和正确使用避孕套，可以降低感染和传播 HPV，以及发展 HPV 相关疾病的风险。
- 限制性伴侣的数量可以降低感染 HPV 的风险。然而，即使只有一个终身性伴侣的人也可能感染 HPV。

（三）二级预防

- 治疗肛门生殖器疣和肛门生殖器（外阴、阴道和宫颈）异常增生包括破坏或切除感染组织，这也降低了疾病复发的风险。

三、诊断

临床精粹

- 病史应该包括性行为、性病史、吸烟史和 **HIV** 史。
- 肛门生殖器疣可以是扁平的、丘疹的，或生殖器黏膜上的疣状 / 带蒂生长的。
- 肛门生殖器疣的诊断可通过肉眼检查和活检证实。
- 外阴和阴道异常增生在临床上通常与良性生殖器疣难以区分。
- 宫颈尖锐湿疣和异常增生病变在窥器官颈检查中可能表现为隆起的不规则病变，但更多的是亚临床病变。
- 官颈异常增生可通过巴氏细胞学 /HPV 检测筛查识别，并通过阴道镜和活检确诊。
- 肛门的异型增生可通过直肠指诊或巴氏细胞学 /HPV 检测筛查，并经高分辨率肛镜和活检确诊。

（一）鉴别诊断

鉴别诊断	特 征
扁平湿疣	• 与二期梅毒相关的湿疣样丘疹 • 病变具有很高的传染性，可以通过暗视野显微镜或梅毒血清学阳性进行诊断
毛囊炎（前庭乳突）	• 前庭上皮或小阴唇的粉红色、细小叶状突起 • 不会传染 • 多数情况下无症状，但可出现瘙痒、刺痛或灼热 • 通过活组织检查确诊
传染性软疣	• 小的离散的簇状、隆起的珍珠状丘疹，中间有凹陷 • 病毒感染，痘病毒 DNA • 大多数情况下没有症状，但可能会出现瘙痒 • 根据临床表现进行诊断

（续表）

鉴别诊断	特 征
子宫颈内膜炎	• 通常无症状，但可能出现月经间期出血、性交后点滴出血和（或）盆腔疼痛 • 窥器检查时可见宫颈阴道部发生炎症和易碎性改变 • 常伴有黏液性分泌物 • 与性传播淋病和（或）衣原体有关 • 诊断基于聚合酶链反应（PCR）检测和 Pap/HPV 结果
宫颈息肉	• 通常无症状，但可能出现月经间期出血，性交后点滴出血 • 窥器检查可见光滑的息肉样组织从宫颈管内突出 • 息肉切除和组织病理学检查排除 HPV 相关的异常增生 / 恶性肿瘤

典型的表现

- 外阴阴道感染（包括疣和异常增生病变）通常没有症状，但可能会疼痛或瘙痒，这取决于病变的大小和分布状况。
- 宫颈 HPV 感染（包括疣和异常增生病变）通常是无症状的，多在筛查检查中偶然发现。患者偶尔会出现不规则出血，包括性交后出血。
- 肛门 HPV 感染（包括疣和异常增生病变）通常没有症状，但可能出现瘙痒、出血或下坠。

（二）临床诊断

1. 病史

- 应该获得全面的性病史和病史。
- 性交史应该包括第一次性交的年龄、性伴侣的数量和性别、避孕套的使用、性接触的类型（口腔、阴道、肛门等），以及性传播感染史。
- 病史应包括吸烟和任何与免疫抑制相关的并发症或治疗（如 HIV 感染、移植接受者或使用生物制品）。
- 妇科病史的收集应包括引起的任何相关症状，包括异常阴道或肛门出血或分泌物，外阴阴道或肛门瘙痒 / 刺激，或任何新的有关肛门区肿块或病变。

2. 体格检查

- 应仔细检查外生殖器（阴唇、外阴、阴阜和肛周），以确定可疑 HPV 相关的病变（图 25-1）。

- 应该进行内窥器检查以暴露阴道黏膜（包括阴道穹窿）、宫颈 / 宫颈阴道部，发现可疑 HPV 相关的病变，以及有糜烂 / 易碎组织的区域。
- 应该进行直肠指诊，以评估结节或质脆肿块。

3. 使用的临床决策规则和评分

- 宫颈细胞异常的处理是复杂的，需要综合患者的年龄、巴氏检测结果、活检病理和高危 HPV DNA 检测。美国阴道镜和宫颈病理学会（ASCCP）为《管理异常宫颈癌筛查试验和癌症前兆的最新共识指南》开发了一款全面、好用的应用程序，下载地址为 Https://www.asccp.org/store-detail2/asccp-mobile-app.
- ASCCP 正在开发新的算法，为宫颈癌筛查、监测和治疗提供更个性化的方法。这些算法将纳入关于 HPV 疫苗接种史、过去高度宫颈异常增生史、以前特定类型的 HPV 检测结果，以及可能改变免疫反应的并发症的患者特定信息。这种规范式的转变是必要的，因为未能充分评估个性化的风险因素导致了低风险女性的过度检测和过度治疗，以及高危女性的检测不足和治疗不足。

（三）实验室诊断

诊断检查项目

- 宫颈巴氏涂片细胞学检查。巴氏涂片是通过用小刷子或铲子轻轻刮掉宫颈上的细胞进行检查。
  - ➢ 从 21 岁开始。
  - ➢ 每 3 年持续 1 次，直到 30 岁。
- 人乳头状瘤病毒联合宫颈巴氏涂片细胞学检查。
  - ➢ 从 30 岁开始。
  - ➢ 每 5 年持续 1 次，直到 65 岁。
- 肛门巴氏涂片细胞学检查。通过将聚酯或涤纶棉签插入肛门 5～8cm 轻轻旋转而获得的细胞进行检测。
  - ➢ 不推荐常规筛查。
  - ➢ 针对肛门异常增生的高危患者。
- 阴道镜检查。用于评估巴氏涂片和（或）HPV 检测结果异常患者的随访检查。阴道镜检查是使用一种名为阴道镜的特殊显微镜进行的，它可以提供组织的放大视图，并识别需要活检的病变（图 25-2）。
- 高分辨率肛门镜检查（HRA）。对所有肛门巴氏涂片异常的患者进行检查，以确定需要活检或消融治疗的病变（图 25-3）。
- 宫颈活检。当患者有可见的严重异常病变或阴道镜检查发现异常病变时应用。
- 肛门活检。当患者有可见的异常病变或 HRA 检测到明显的异常病变时应用。
- 外阴或阴道活检。当患者有生殖器疣、不典型增生或恶性肿瘤的可见病变时应用。

（四）关于疾病诊断的潜在陷阱 / 常见错误

- 活检标本的组织病理学评估可能会出现诊断错误，不一致可归因于检查人员技能水平的不同。
- 阴道镜检查和高分辨率肛门镜检查是高度专业化的技能，在使用过程中存在固有的人为错误。

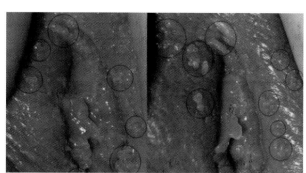

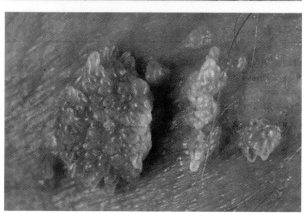

▲ 图 25-1　尖锐湿疣，目视检查

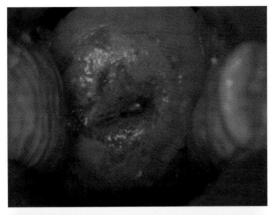

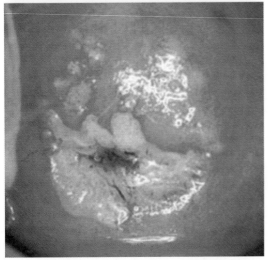

▲ 图 25-2　宫颈不典型增生，阴道镜检查

四、治疗

（一）治疗原则

- 肛门生殖器疣的治疗应该根据疣的大小、数量、解剖部位、患者意愿、治疗费用、方便性、不良反应和治疗者的经验进行。没有证据表明任何一种治疗方法优于另一种治疗方法。往往需要反复多次治疗。

- 宫颈轻度异常增生（宫颈上皮内瘤变 1 级或 CIN1 级）不需要治疗，因为这些病变大多会自然消退。

- 宫颈高度异型增生（CIN2 级 /CIN3 级）是癌前病变，应予以治疗。治疗既可以是消融（冷冻手术），也可以是切除 – 可以是环形电刀切除术（LEEP），也可以行冷刀宫颈锥切术。切除治疗是首选，因为有手术标本可供病理复查。

- 外阴异常增生（外阴上皮内瘤变或 VIN）也可分为低级别病变和高级别病变。对于高级别病变，广泛的局部切除是最有效的治疗方法。低级别病变可以用切除、激光消融或外用咪喹莫特治疗。

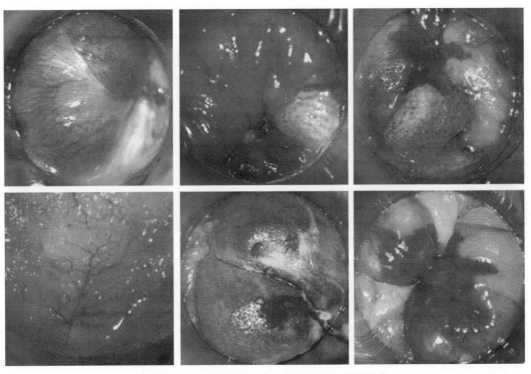

▲ 图 25-3　肛门发育不良，高分辨率肛门镜检查

- 阴道异常增生（阴道上皮内瘤变或 VAIN）也可分为低级别病变和高级别病变。高级别病变（VAIN Ⅱ～Ⅲ病变）的一线治疗是消融手术。
- 肛门异常增生（肛门上皮内瘤变或 AIN）也可分为低级别病变和高级别病变。治疗选择取决于病变和(或)症状的大小、数量和位置。小的、孤立的高级别病变可以用三氯乙酸(TCA)治疗。对于体积太大 / 对于 TCA 治疗而言过大的病灶，可以使用肛门镜引导下的病灶消融术。

（二）治疗方法

肛门生殖器疣的治疗

治　疗	建　议
保守治疗	• 如果不治疗，肛门生殖器疣可以自发消退、保持不变或变大变多
药物治疗	• 对于病损局限的患者，建议进行局部治疗。中度疼痛和局部刺激在所有局部药物治疗中都很常见
咪喹莫特 3.75% 或 5% 乳膏	• 活性免疫增强药 • 患者涂抹，每周 3 次，最多 16 周
普达非洛 0.5% 溶液或凝胶	• 活性的抗有丝分裂药物 • 患者涂抹，每日 2 次，连续 3 天，之后不进行治疗，可能会反复 • 医疗保健提供者通常提供初步治疗
15% 酚瑞净软膏	• 绿茶提取物 • 患者每日 3 次，直到皮损消失；可使用长达 16 周
三氯乙酸（TCA）	• 腐蚀剂 • 供应商已申请
手术治疗	• 适用于大面积病损或局部治疗无效的患者
手术切除	• 手术刀或 CO_2 激光 • 优点是可以在一次就诊中消除大多数疣 • 需要局部或全身麻醉
冷冻疗法	• 治疗后组织坏死和水疱常见
电灼术	• 必须注意控制电灼的深度，以防瘢痕形成

临床精粹
- 肛门生殖器疣可以通过外用药物、冷冻手术、激光或手术切除进行治疗。
- 高级别宫颈异常增生是癌前病变，通常采用 LEEP 或冷刀锥切术治疗。

临床精粹
- 高级别外阴、阴道和肛门异常增生都是癌前病变，也需要治疗。

五、特殊人群

（一）孕妇

- HPV 在妊娠期间会增殖得更快，导致病情进展。在妊娠期间，可以使用 TCA、冷冻治疗和手术切除。不应使用细胞毒性药物。
- HPV 母婴传播是可以发生的，但并不常见，仅仅是为了防止传染给新生儿选择剖宫产术是不应该的。青少年反复发作性呼吸道乳头状瘤病（RRP）与 HPV 垂直传播有关，但很罕见。
- 如果病变范围很广，并且阴道分娩有撕裂和出血的风险，则可以选择剖宫产术。

（二）其他人群

- HIV 感染者，特别是那些病情进展的免疫抑制的患者，往往有更大或更多的肛门生殖器疣，对治疗没有很好的反应，并且治疗后更易复发。
- 感染 HIV 的女性患宫颈癌前病变和癌症的风险增加，需要更密切的巴氏筛查。

六、预后

临床精粹
- 肛门生殖器疣初期治疗之后，经常复发。
- 宫颈细胞学 /HPV 筛查联合宫颈异常增生病变的治疗是预防宫颈癌的成功策略。
- 阴道、外阴和肛门高度异常增生病变初步治疗后，复发很常见。

接受治疗的患者的预后

- 肛门生殖器疣：通常在治疗后 3 个月内复发。
- 宫颈高度异常增生：治疗后复发的风险为 10%。
- 高度外阴异常增生：治疗后复发的风险为 9%～50%。
- 在一项 18 年的随访研究中，重度阴道异型增生：

手术治疗后复发风险为 0%～50%。

- 高级别肛门异常增生：消融后平均随访 14 个月，30%～40% 的患者存在残留病变。

参考文献

[1] Drolet M, Benard E, Perez N, et al., on behalf of the HPV Vaccination Impact Study Group. Population-level impact and herd effects following the introduction of human papillomavirus vaccination programs: updated systematic review and meta-analysis. *Lancet* 2019 Aug 10;394(10197):497–509. Published online 2019 Jun 26 http://dx.doi.org/10.1016/S0140–6736(19)30298–3

[2] Dunne EF, Unger ER, Sternberg M, et al. Prevalence of HPV infection among females in the United States. *JAMA* 2007;297:813–9.

[3] Huh WK, Ault KA, Chelmow D, et al. Use of primary high-risk human papillomavirus testing for cervical cancer screening: interim clinical guidance. *Obstet Gynecol* 2015;125:330–7.

[4] Leeds IL, Fang SH. Anal cancer and intraepithelial neoplasia screening: A review.*World J Gastrointest Surg* 2016;8(1):41–51.

[5] Lehtinen M, Paavonen J, Wheeler CM, et al. Overall efficacy of HPV-16/18 AS04–adjuvanted vaccine against grade 3 or greater cervical intraepithelial neoplasia: 4–year end-of-study analysis of the randomised, double-blind PATRICIA trial. HPV PATRICIA Study Group. *Lancet Oncol* 2012;13:89–99.

[6] Massad LS, Einstein MH, Huh WK, et al. 2012 updated consensus guidelines for the management of abnormal cervical cancer screening tests and cancer precursors. *Obstet Gynecol* 2013;121:829–46.

[7] Park IU, Introcaso C, Dunne EF. Human papillomavirus and genital warts: a review of the evidence for the 2015 Centers for Disease Control and Prevention sexually transmitted diseases treatment guidelines. *Clin Infect Dis* 2015 Dec 15;61(Suppl 8):S849–55.

[8] Quadrivalent vaccine against human papillomavirus to prevent high-grade cervical lesions. FUTURE II Study Group. *N Engl J Med* 2007;356:1915–27.

[9] Schiffman M, Kjaer SK. Chapter 2: Natural history of anogenital human papillomavirus infection and neoplasia. *J Natl Cancer Inst Monogr* 2003;(31):14–9.

[10] Workowski KA, Bolan GA; Centers for Disease Control and Prevention. Sexually transmitted diseases treatment guidelines, 2015. Human papillomavirus (HPV) infection. *MMWR Recomm Rep* 2015;64(No. RR-3):1–137.

推荐网站

American Society for Colposcopy and Cervical Pathology (ASCCP). www.asccp.org

Centers for Disease Control and Prevention (CDC). www.cdc.gov

University of Wisconsin National STD Curriculum. www.std.uw.edu

American College of Obstetricians, and Gynecologists (ACOG). www.acog.org

American Cancer Society (ACS). www.cancer.gov

相关指南

国家学会指南

标　题	来　源	日期 / 全文
宫颈癌的筛查和预防	美国妇产科医师学会（ACOG）	2016 Cervical cancer screening and prevention. Practice bulletin no 168. ACOG. *Obstet Gynecol* 2016:128;e111–30.
美国癌症学会（ACS），美国阴道镜和宫颈病理学会（ASCCP），以及美国临床病理学会（ASCP）预防和早期发现宫颈癌的筛查指南	ACS–ASCCP–ASCP 评论：该文件包括当前宫颈癌筛查的建议	2012 Saslow D, Solomon D, Lawson HW, et al. American Cancer Society, American Society for Colposcopy and Cervical Pathology, and American Society for Clinical Pathology screening guidelines for the prevention and early detection of cervical cancer. *Am J Clin Pathol* 2012;137:516–42.
9 价 HPV 疫苗的应用	免疫实施咨询委员会，疾病预防控制中心	2015 Petrosky E, Bocchini JA Jr, Hariri S, et al. Use of 9–valent human papillomavirus vaccine: updated HPV vaccination recommendations of the advisory committee on immunization practices. Centers for Disease Control and Prevention. *MMWR Morb Mortal Wkly Rep* 2015;64:300–4.

（续表）

标　题	来　源	日期 / 全文
人类 HPV 疫苗	ACOG– 青少年保健委员会 ACOG– 免疫专家工作组	2017 Human papillomavirus vaccination. Committee opinion no. 704. American College of Obstetricians and Gynecologists. *Obstet Gynecol* 2017;129:e173–8.
性传播疾病的治疗指南，2015	病预防控制中心评论：本文件包括肛门生殖器尖锐湿疣治疗的指导和科学依据	2015 http://www.cdc.gov/std/tg2015
外阴上皮内瘤变的处理	ACOG & ASCCP 评论：本文件包括 VIN 管理的指导和基本原理	2016 ACOG committee opinion no. 675 summary: management of vulvar intraepithelial neoplasia. *Obstet Gynecol* 2016;128(4):937–8.

循证医学证据

证据类型	标题及结论	日期 / 全文
横断面研究	女性接种疫苗后，人乳头瘤病毒的流行情况介绍和全国健康和营养检查调查，美国，2003—2014 评论：在接种疫苗的 8 年内，4 型 HPV 的感染率在 14—19 岁的人群中下降了 71%，在 20—24 岁的人群中下降 361%	Oliver, SE, Unger ER, Lewis R, et al. *J Infect Dis* 2017 Sep 1; 216(5):594–603.

第 26 章　绝经期泌尿生殖综合征
Genitourinary Syndrome of Menopause

Karen F. Brodman　著

张　炜　夏和霞　译　　陈子江　校

本章概要

- 绝经期泌尿生殖综合征是雌激素下降或缺乏引起的一种常见现象，通常发生在绝经期。
- 症状包括阴道干涩、性交痛、外阴阴道刺激及泌尿系系统症状，如尿路感染（urinary tract infections, UTI）、尿急及尿失禁等。
- 治疗措施分为激素与非激素治疗，以及新近引进的激光技术。

一、背景

（一）疾病定义

- 绝经期泌尿生殖综合征（genitourinary syndrome of menopause, GSM）是源于阴道、外阴及邻近的泌尿生殖道部位性类固醇激素（主要是雌激素）水平的下降。
- 激素水平的降低导致外阴、阴道及泌尿系统的刺激、感染、性交困难、膀胱炎、尿急及尿失禁等一系列症状。

（二）疾病分类

- 2014 年，北美绝经协会（North American menopause society, NAMS）和国际女性性健康研究协会（International Society for the Study of Women's Sexual Health, ISSWSH）引入了绝经期泌尿生殖综合征这一术语，用来描述外阴阴道萎缩、老年性阴道炎及泌尿生殖器萎缩，这一术语摒弃了污名化，增加了包容性。
- 文献中经常使用较旧的术语外阴阴道萎缩症

（vulvovaginal atrophy, VVA）。

（三）发病率或患病率

- 绝经期泌尿生殖综合征影响了 50% 以上的绝经女性，75% 性活跃的绝经女性和 15% 的绝经前期女性。
- 由于患者的尴尬和医师的不知情，它没有得到充分的诊断和治疗。随着对这一疾病新的关注，这种情况正在改变。

（四）经济影响

- 由于超过 50% 的绝经期女性患有绝经期泌尿生殖综合征，反复发作的阴道、尿路感染及生活质量的下降对经济的影响都是巨大的。

（五）病因

- 雌激素水平的下降是 GSM 的主要原因。
- 通常，低雌激素水平发生在围绝经期及绝经期。
- 引起低雌激素的其他原因包括以下几个方面。
  - 手术性的绝经。
  - 盆腔放疗。

➤ 化疗。

➤ 药物：芳香化酶抑制药、促性腺激素释放激素（GnRH）类似物。

➤ 长时间哺乳及内分泌疾病：下丘脑性闭经、高催乳素血症。

（六）病理 / 发病机制

- 阴道鳞状上皮有 3 层，包括未成熟旁基底细胞、中间型细胞和成熟的表层细胞。下生殖道富含激素受体。
- 以下 3 点为雌激素的作用。
  - ➤ 维持成熟的浅表细胞，形成保护层，增强阴道完整性。
  - ➤ 促进血液流向阴道组织，促进基底结缔组织胶原蛋白的产生和弹性。
  - ➤ 支持可以将糖原转化为乳酸的阴道微生物群，从而维持阴道局部 pH < 4.5。
- 以下为睾酮的作用。
  - ➤ 阴道和外阴对睾酮有反应，前庭富含睾酮受体。
- 激素缺乏的影响。
  - ➤ 导致乳酸杆菌优势菌群的丧失，pH 升高 > 5。
  - ➤ 血液流量减少，阴道和阴唇萎缩。
  - ➤ 胶原蛋白减少，弹性降低。
  - ➤ 阴道壁薄质脆，易受创伤和炎症。
  - ➤ 在邻近的尿道和膀胱也发生类似的变化。

（七）预测 / 危险因素

- 以下 4 点为危险因素。
  - ➤ 过早绝经。
  - ➤ 性交较少。
  - ➤ 未产或完全通过剖宫产分娩。
  - ➤ 吸烟。

二、预防

- 一定频率的性交可维持阴道通畅，促进血液流动。
- 及时对症处理结局最佳，限制潜在不可逆转的结构变化。

（一）筛查

- 应在每年体检时主动询问所有围绝经期和绝经期女性有无新发 GSM 的症状。
- 任何低雌激素状态都可能出现症状，这些女性应该进行阴道萎缩检查。

（二）一级预防

- 通过避免过度冲洗或含有化学添加剂的阴道产品来保持阴道健康。
- 继续积极的性活动，无论是与伴侣还是自慰。
- 停止吸烟，这会减少流向阴道组织的血液。

（三）二级预防

- 治疗性干预措施可减轻 GSM 的严重程度，并可防止病情进展。

三、诊断

- 临床诊断根据闭经或月经稀发的典型症状和体征。
- 如果诊断不明确，需行实验室检查。

（一）鉴别诊断

鉴别诊断	临床表现
外阴阴道炎症	阴道涂片或阴道核酸扩增试验（NAAT）诊断阴道感染，通常与 GSM 并存
外阴病变或皮肤问题，如尖锐湿疣、苔藓样硬化症、恶性肿瘤	如果诊断不明确，局灶性病变或色素减退处应行组织活检
外阴疼痛	无阴道感染，棉签检测阳性

（二）典型表现

- 症状开始于围绝经期，此时雌激素水平开始下降。患者主诉的典型症状包括性交痛、阴道干涩、无缘无故的阴道灼烧或不适、新发病的阴道感染、性交后尿路感染增加。部分女性深受性交困难这一新症状的困扰，但通常情况下，她们不会向医生主诉，她们羞于讨论这个问题或将其归咎于年龄的增长。如果不治疗，症状恶化；性回避的恶性循环导致婚姻不和和对亲密行为的厌恶。

（三）临床诊断

1. 病史

- 回顾月经史，询问有无月经稀发或闭经。
- 有无新发性交困难及其对患者的影响。
- 是否有外阴阴道不适、灼烧或分泌物。
- 评估泌尿生殖系统症状，如尿急、尿频和尿失禁。
- 确定刺激物暴露程度［慢性漏尿，使用非处方（OTC）产品］。
- 流程图 26-1。

2. 体格检查

- 外阴检查显示阴唇消瘦苍白，入口紧缩。
- 因弹性减低置入窥阴器而引起疼痛。
- 阴道壁苍白无皱褶，黏膜脆弱并有瘀点，阴道分泌物为黄色水样。
- 如果需要，固定窥器，行阴道 pH 值和阴道涂片检查。

3. 疾病严重程度分类

- GSM 分为轻度、中度至重度。
- 根据患者的检查和症状的严重程度进行分类。

（四）实验室诊断

诊断试验列表检查项目

(1) 临床检查

- 阴道 pH > 5 提示 GSM 和（或）阴道炎症。
- 阴道涂片：阴道分泌物显微镜检查，有助于评估旁基底细胞和诊断感染。

(2) 实验室检查

- 成熟指数（maturation index，MI）：表浅细胞和副基底细胞定量的百分比。
- 阴道核酸扩增试验或培养以评估感染情况。
- 血液分析：低雌二醇（estradiol, E_2）伴卵泡刺激素（follicle stimulating hormone, FSH）升高提示绝经或围绝经期。
- 外阴活检：诊断不明确的病灶样本。

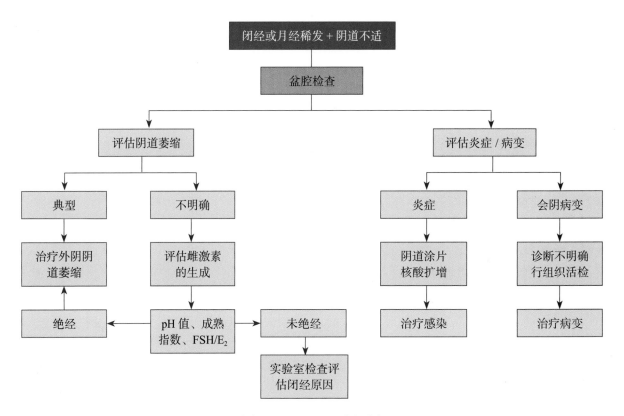

▲ 流程图 26-1　GSM 诊断流程图

GSM. 绝经期泌尿生殖综合征；pH 值 . 酸碱值；FSH. 卵泡刺激素；E_2. 雌二醇

（五）诊断的潜在误区 / 常见错误

- 治疗阴道炎症而不解决潜在的 VVA 妨碍康复，需同时治疗两种。
- 围绝经期不了解 GSM 是常见现象。
- 绝经期患者使用低剂量全身激素治疗难治性 VVA 可能需要额外的局部治疗。
- 苔藓样硬化经常在绝经期出现并恶化，如果出现就需要与 GSM 一起治疗。

四、治疗

（一）治疗原则

- 阴道保湿剂和润滑剂是一线治疗方案。
- 如果症状持续，加入低剂量雌激素阴道局部用药。
- 对于那些不能或不愿意使用雌激素的患者，可以考虑口服选择性雌激素受体调节药（SERM），如奥斯米芬（Ospemifene）或激光治疗。
- DHEA 阴道栓剂经美国食品药品管理局（FDA）批准用于 GSM，刺激雌激素和睾酮受体。
- 根据需要使用阴道扩张器治疗。
- 流程图 26-2。

（二）治疗方法

治　疗	评　价
保守治疗 /OTC	
• 阴道保湿剂和润滑剂 • 透明质酸（Hyaluronic acid, HA）	• 非激素，单独使用或与其他疗法一起使用随时可用，减少性交刺激 • HA：保湿、酸化 pH、促进乳酸杆菌
医疗干预	

	治　疗	评　价
阴道局部用药	• 低剂量雌激素乳膏、片剂或凝胶：阴道用药，每周 2 次 • 阴道环（Estring）：每 3 个月 1 次 • 脱氢表雄酮（DHEA）：阴道用药，每天 1 次	• 局部治疗，全身最低水平，不需要黄体酮，12 周后有效，安全性极好 • DHEA 可在阴道内转化为雌激素和睾酮
全身用药	• 雌激素：口服片剂，透皮贴剂或凝胶，阴道环（Femring） • 巴多昔芬 / 结合雌激素（BZE/CE）：每日口服片剂 • 奥斯米芬：每日口服片剂	• 高剂量雌激素用于治疗一般围绝经期症状合并 GSM。如果有子宫，加黄体酮 • BZE：SERM 保护子宫内膜 • 奥斯米芬：治疗 GSM 的 SERM，对其他绝经期症状无影响

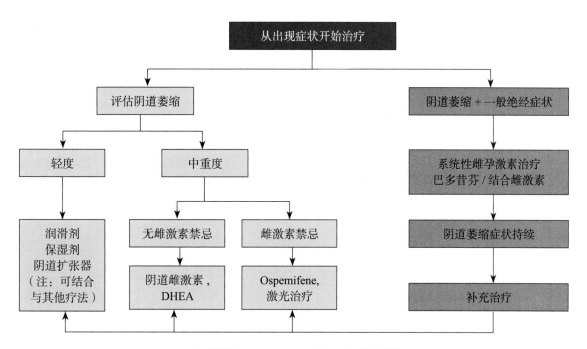

▲ 流程图 26-2　GSM 治疗 / 处理流程图

（续）

治 疗	评 价
其他	
• 激光：用于阴道和外阴的分次二氧化碳激光 • 盆腔的物理治疗，阴道扩张	• FDA 尚未批准激光用于治疗 GSM，研究正在进行中；激光可刺激结缔组织，恢复弹性，降低 pH 值；可用于外阴和阴道；昂贵的费用可能会限制一些人使用 • 用于扩大阴道口，增强药物疗效

（三）并发症的预防／处理

• 不明原因的阴道／子宫出血禁用雌激素。在乳腺癌或子宫肿瘤患者中使用低剂量阴道雌激素仍然存在争议，但可能适合某些患者，需咨询肿瘤科医生的意见。

> **临床精粹**
> • 与其他绝经期症状不同，GSM 是进行性的，不治疗不能解决。DHEA 是一种前体激素，在阴道内转化为雌激素和睾酮，最低限度地全身性暴露、刺激雌激素和睾酮受体。
> • 阴道雌激素环有两种含量，低剂量用于 GSM（Estring），高剂量用于全身治疗（Femring），一定要正确使用。
> • 阴道用雌激素剂量远低于全身用药，无孕激素单独用药，具有较好的安全性。

五、特殊人群的处理

（一）孕妇及哺乳期女性

• 随着泌乳，雌激素水平骤降。用润滑剂治疗萎缩，低剂量阴道雌激素在护理过程中安全有效。

（二）老年人

• 症状随着年龄逐渐加重，低剂量阴道用药可以无限期延续。

（三）其他

• 低剂量阴道雌激素对高危女性血栓形成的风险尚未研究。
• 在子宫内膜癌高危人群中使用最低剂量的阴道雌激素，密切监测。

> **临床精粹**
> • 早期有效的治疗能产生最好的长期效果。
> • 积极评估和治疗这一高发的疾病。
> • 局部激素治疗（雌激素或脱氢表雄酮）是有效的，具有极好的安全性。
> • 非激素激光治疗很有前景，有待进一步的研究。
> • 阴道扩张器和物理疗法是治疗阴道紧缩的有效辅助手段。
> • 鼓励性交中使用润滑剂，即使在使用其他疗法。

六、预后

（一）未治疗疾病的发展

• 随着时间的推移，全身绝经期症状改善，而未治疗的 GSM 继续进展。
• 阴道收缩，阴唇萎缩融合，弹性下降，导致性交疼痛。
• 外阴阴道结缔组织的瘢痕形成和丢失最终可能是不可逆转的。

（二）治疗患者的预后

• 停止治疗后症状经常反复，通常需要持续的治疗。

（三）随访试验和监测

• 监测患者症状的改善情况。
• 阴道出血需要进一步评估。
• 有目的性地发现酸性 pH 值，弹性的改善及黏膜完整性。

参考文献

[1] Athanasiou S, Pitsouni E, Antonopoulou S, et al. The effect of microablative fractional CO2 laser on vaginal flora of postmenopausal women. *Climacteric* 2016 Oct;19(5):512–8.

[2] Bhupathiraju SN, Grodstein F, Stampfer MJ, et al. Vaginal estrogen use and chronic disease risk in the Nurses' Health Study. *Menopause* 2018 Dec 17;26(6):603–10.

[3] Calleja-Agius J, Brincat MP. The urogenital system and the menopause. *Climacteric* 2015;18(Suppl 1):18–22.

[4] Edwards D, Panay N. Treating vulvovaginal atrophy/genitourinary syndrome of menopause: how important is vaginal lubricant and moisturizer composition? *Climacteric* 2016;19(2):151–61.

[5] Labrie D, Archer DF, Koltun W, et al. Efficacy of intravaginal dehydroepiandrosterone (DHEA) on moderate to severe dyspareunia and vaginal dryness, symptoms of vulvovaginal atrophy, and of the genitourinary syndrome of menopause. *Menopause* 2016;23(3):243–56.

[6] Nappi RE, Biglia N, Cagnacci A, et al. Diagnosis and management of symptoms associated with vulvovaginal atrophy: expert opinion on behalf of the Italian VVA study group. *Gynecol Endocrinol* 2016;32(8):602–6.

[7] Portman DJ, Goldstein SR, Kagan R. Treatment of moderate to severe dyspareunia with intravaginal prasterone therapy: a review. *Climacteric* 2019 Feb;22(1):65–72.

[8] Sokol ER, Karram MM. An assessment of the safety and efficacy of a fractional CO2 laser system for the treatment of vulvovaginal atrophy. *Menopause* 2016 Oct;23(10):1102–7.

推荐网站

North American Menopause Society. www.menopause.org
Excellent source for menopause information plus educational videos
International Society for the Study of Vulvovaginal Disease. www.issvd.org
Offers information on a wide variety of vulvovaginal disorders
Good source for vaginal dilators. www.hopeandher.com
Popular laser product. www.monalisatouch.com

相关指南

国家学会指南

标　题	来　源	日　期
第 141 号实践通报：围绝经期症状的处理	美国妇产科医师学会	2014 年 1 月（2018 年重申）
第 659 号委员会意见：阴道雌激素在雌激素相关性乳腺癌病史的女性中的应用	美国妇产科医师学会 评论：数据显示，在使用低剂量阴道雌二醇治疗 GSM 时，癌症复发没有增加	2016 年 3 月（2018 年重申）
局部激光治疗外阴阴道萎缩和美国食品药品管理局（FDA）批准：美国妇产科医师学会声明	美国妇产科医师学会 评论：CO$_2$ 局部激光未获 FDA 批准用于 GSM 治疗，研究正在进行中	2016 年 5 月（2018 年 7 月重申）
乳腺癌或高危乳腺癌女性绝经期泌尿生殖系统综合征的处理	来自北美围绝经期协会和国际女性性健康研究协会的共识 评论：个体化治疗，以非激素或局部激素开始治疗可能是一些人的选择，需征求肿瘤科医生的建议	2018 年 3 月

国际学会指南

标　题	来　源	日期 / 全文
有症状的外阴阴道萎缩的处理	北美围绝经期协会	2013 *Menopause* 2013 Sep；20（9）：888–902.
外阴阴道萎缩术语共识会议小组。绝经期泌尿生殖综合征：外阴阴道萎缩的新术语	国际女性性健康研究协会和北美围绝经期协会	2014 *Menopause* 2014; Oct；21（10）：1063–8.

循证医学证据

证据类型	标题及结论	日期 / 全文
综述	绝经期泌尿生殖综合征：临床表现、病理生理、病因、评估和治疗 结论：出色的综述	2016 *Am J Obstet Gynecol* 2016:704–11.

第27章 绝经潮热
Menopausal Hot Flashes

Elissa Gretz Friedman **著**

阮祥燕 王月姣 **译** 陈子江 **校**

本章概要

- 绝经是每位中年女性在卵巢储备末期都要经历的自然转变期。
- 潮热是绝经常见的症状，75% 的女性都经历过。
- 潮热可影响生活质量（Avis 等，2003）、记忆力（Maki 等，2008）和睡眠（Kravitz 等，2003），60%~86% 的女性寻求医疗保健。
- 潮热最有效的治疗方法是绝经激素治疗（menopausal hormone therapy，MHT），激素治疗应该用最低有效剂量。

一、背景

（一）疾病定义

- 潮热是一种发自和扩散于胸、颈和头部的热感，可能伴或不伴有出汗。潮热是绝经过渡期的一种症状。

（二）发病率 / 患病率

- 75% 的女性在绝经过渡期出现潮热，她们在频率、强度和干扰程度上各不相同。
- 潮热的平均持续时间为 7.4 年，有些女性甚至可以持续 10 年以上（Avis 等，2015）。

（三）病因

- 潮热的机制尚不明确，常被描述为恒温调控的散热事件。绝经女性的体温调节范围缩小了。当体温超出这一区域时，就会触发寒战或出汗等体温平衡机制。
- 潮热发生在女性绝经期雌激素水平下降时，尽管潮热与绝对雌激素水平没有相关性。在伴有或不伴有潮热的女性中内源性雌激素水平没有变化。

（四）病理 / 发病机制

- 有证据表明，潮热与自主神经系统活动相关，包括去甲肾上腺素（Freedman 2001），以及羟色胺类、阿片类和肾上腺系统增加。
- 下丘脑神经激肽 B（NKB）- 强啡肽（KNDy）信号系统可能是潮热机制的关键通路（Rance 2013）。

（五）预测 / 危险因素

危险因素	优势比
非裔美国女性（African American，AA）比白种人、西班牙裔或亚洲女性更可能出现潮热（Freeman 等，2001；Gold 等，2006）并且出现更频繁、严重、持续和令人厌恼的潮热（Thurston 等，2008）	

（续表）

危险因素	优势比
肥胖：脂肪组织可能充当绝缘体，阻止血管舒缩性绝经症状（vasomotor menopausal symptoms, VMS）的散热作用，并增加潮热的发生	
吸烟	目前吸烟者与不吸烟者相比 VMS 可能增加 60%
消极的心境或情绪：在 Swan 研究中，较高水平的焦虑、抑郁症状和知觉压力与 VMS 增加相关（Bromberger 等，2013）	

二、诊断

> **临床精粹**
> - 潮热可以通过病史和患者对症状的描述来诊断。目前还没有具体的生理上的表现。
> - 潮热应当与年龄和月经出血的变化相关，应区别与下列其他可能的原因。

（一）鉴别诊断

鉴别诊断	特 点
甲状腺功能亢进	
良性肿瘤	面红，无出汗
嗜铬细胞瘤	面红、大汗淋漓伴高血压
酒精或酒精戒断	
长期应用或戒断阿片	
抗抑郁药：选择性 5- 羟色胺再摄取抑制药（SSRI）	出汗
烟酸	强烈的热感和刺痒
钙通道阻滞药	
抗雌激素药物：阿那曲唑、他莫昔芬、雷洛昔芬、亮丙瑞林	
慢性传染病	
胃手术后	倾倒综合征
肥大细胞疾病	与胃肠道症状有关
淋巴瘤	特别是盗汗

（续表）

鉴别诊断	特 点
肾细胞癌	
胰岛细胞癌	
甲状腺髓样癌	
焦虑症	

（二）典型表现

- 典型症状的中年女性会抱怨频繁的潮热影响了白天的正常生活，晚上又会因为潮热醒来。患者的情绪不稳定，可能抱怨难以集中精神。询问病史后，患者的月经出血模式可能符合绝经前期或者绝经。围绝经期早期的定义是月经周期长度变化 ±7 天。围绝经期晚期是指月经周期 ≥ 60 天。血管舒缩症状最可能发生在这个阶段。当患者 1 年未来月经时，称为绝经。

（三）临床诊断

1. 病史

- 完整的健康评估需要有病史，包括可能对其他鉴别诊断进行区分的症状，如前文所述。完整的用药史也很重要，如 SSRI 类药物会导致出汗，这可能与患者的潮热相混淆。妇科出血史应当与围绝经期或者绝经期相一致。同时，还要评估患者是否有任何可能的激素治疗潮热的禁忌证，包括乳腺癌或其他雌激素依赖性的癌症、血栓栓塞性疾病、未确诊的异常阴道出血、妊娠、吸烟和明显的心脏病史。

2. 体格检查

- 潮热没有任何特殊的生理体征。
- 需要进行全面检查，包括乳房和盆腔检查。可以发现雌激素不足的表现，如阴道黏膜苍白干燥，皱褶消失。

3. 实用的临床决策法则和计算程序

- 将患者的信息输入到苹果应用程序商店中北美绝经学会开发的绝经应用程序中，并根据患者的信息列出治疗的选择。建议和信息表都可以直接通过电子邮件发送给患者以供参考。

4. 疾病严重程度分类

- 症状的严重程度与患者的生活质量受到影响的严重程度有关。治疗取决于患者是否需要缓解症状。

（四）实验室诊断

1. 诊断检查列表

- 卵泡刺激素（FSH）和抗米勒管激素反映卵巢储备功能。如果在绝经症状不典型期或者早期，可以进行上述的两项检查。卵巢功能在过渡期不稳定，不建议检查 FSH、促黄体生成素或雌二醇，因为很难解释检查的结果，并且只能反映当下检查时刻的情况。唾液激素水平的检测是不准确的，没有适应证。

- 血脂、HgA1C。用于评估 MHT 前的心血管风险。结果可用于 MenoPro App。

- 子宫内膜活检。建议有异常子宫出血的女性进行这项检查。包括任何绝经后出血，在围绝经期，出血频繁（＜21 天）或出血时间延长（＞7 天）。

2. 影像学检查列表

- 如果患者有异常的阴道出血，应进行阴道超声检查。绝经后出血，正常的子宫内膜厚度＜5mm。

- 在考虑对潮热患者进行激素治疗前，需要进行乳房 X 线检查。

三、治疗

（一）治疗原则

- 当患者希望进行潮热治疗时，建议改变生活方式 3 个月。如果患者能通过改变生活方式得到充分的治疗，就可以避免药物治疗及其可能产生的不良反应。

- 以下为生活方式改变的具体事宜。
  - ➢ 避免常见的诱因，如酒精、压力、热的食物、辛辣的食物和咖啡因。
  - ➢ 降低机体体温，衣服要可多可少、用电风扇吹风，保持室温清凉、喝冷饮。
  - ➢ 减肥。
  - ➢ 有规律的运动，如瑜伽、有节奏的呼吸（缓慢的深而有节奏的腹式呼吸，6～8 次/分，从出现潮热开始）。

- 如果患者 3 个月后仍有症状，可以考虑药物治疗。

（二）治疗方法

治 疗			备 注
保守的生活方式的改变，如治疗原则部分所述			如果患者做了子宫切除术，可以单独应用雌激素。如果患者有子宫，必须配合孕激素使用 如果患者在围绝经期 1~2 年内，首选雌激素/孕激序贯治疗。如果连续无月经＞2 年，建议连续联合方案
药 物			
口服雌激素制药			
活性成分	产品	剂量（mg/d）	
17β 雌二醇 *	雌二醇	0.5、1.0、2.0	
结合雌激素	倍美力	0.3、0.45、0.625、0.9、1.25	
合成结合雌激素	Enjuvia	0.3、0.45、0.625、0.9、1.25	
结合雌激素，CSD	C.E.S pms-结合 Est	0.3、0.625、0.9、1.25	
酯化雌激素	酯化雌激素制药（Menest）	0.3、0.625、1.25、2.5	
	雌酮硫酸酯哌嗪非商标效用	0.625（0.75 雌酮硫酸酯哌嗪）、1.25（1.5）、2.5（3.0）	

（续表）

治　疗			备　注
活性成份	产品	剂量（mgE₂/d）	
经皮雌激素产品			
17β 雌二醇贴片 *	Alora	0.025	经皮制剂是大多数女性的首选，可以避免肝脏首过效应。有 5%～10% 的中度心血管疾病风险，血压控制良好、吸烟、远期血栓栓塞病史的患者，建议选经皮雌激素治疗
	康美华	0.025、0.0375、0.05、0.06、0.075、0.1，1 次 / 周	
	Estraderm	0.05、0.1，2 次 / 周	
	Minivelle	0.025、0.375、0.05、0.075、0.1，2 次 / 周	
	Vivelle-dot	0.025、0.375、0.05、0.075、0.1，2 次 / 周	
17β 雌二醇经皮凝胶 *	Divigel	0.25、0.5、1.0	
	雌二醇	0.75	
	Elestrin	0.52（根据临床症状进行调整）	
17β 雌二醇经皮喷雾 *	Evamist	1.53（初期 1 次 / 天，根据临床反应调整剂量）	
系统性阴道雌激素			这是全身应用雌激素，如果患者有子宫，必须应用孕激素
醋酸雌二醇阴道环 *	Femring	0.05mg/d、0.10mg/d，持续 90 天	
孕激素			
甲羟孕酮	安宫黄体酮	2.5（每日给药），5、10（周期给药，每月 12 天或 14 天）	
微粒化黄体酮 *	口服黄体酮制药	100（每日给药），200（12 天 / 月周期给药）不能用于花生过敏的患者	花生油：不能用于对花生过敏的患者
左炔诺孕酮宫内节育器	曼月乐	52mg 宫内节育器	有效期 5 年。避免全身给予黄体酮的不良反应
雌孕激素联合产品			
口服周期联合	Premphase	0.625mgE+5.0mg 结合雌激素（E）+ 片剂：E，1～14 天醋酸甲羟孕酮（P） E+P 15～28 天	快要绝经的患者为减少非计划性出血推荐应用
口服连续联合			绝经＞ 2 年且有子宫的患者推荐应用
雌二醇 */ 黄体酮 *	Bijuva	1mg/100mg/d	仅口服生物同质性激素联合药物
结合雌激素（E）+ 醋酸甲羟孕酮（P）	倍美安	0.3mg 或 0.45mg E + 1.5mg P 0.625mg E + 2.5mg 或 5.0mg P	
炔雌醇（E）+ 醋酸炔诺酮（P）	Femhrt	0.5mg/2.5mg 1.0mg/5mg	
17β 雌二醇（E）+ 醋酸炔诺酮（P）	Activella	0.5mg/0.1mg 1.0mg/0.5mg	
17β 雌二醇（E）+ 屈螺酮（P）	安今益	0.25mg/0.5mg 0.5mg/1.0mg	
口服间歇联合疗法			
17β 雌二醇（E）+ 诺孕酯（P）	Prefest	1mgE 和 1mgE + 0.09P（E 单独应用 3 天，随后 E+P 应用 3 天，连续重复）	
经皮连续联合			
17β 雌二醇（E）+ 醋酸炔诺酮（P）	Combipatch	0.05mgE+14mgP，每周 2 次	

（续表）

治　疗			备　注
活性成份	产品	剂量（mgE_2/d）	
17β 雌二醇（E）+ 左炔诺孕酮（P）	Climara Pro	0.045mg E + 0.015mg P，每周 1 次	
其他口服产品			
结合雌激素 + 巴多昔芬	Duavee	0.45（E）+10（巴多昔芬）	有子宫的患者不需要加孕激素

* 生物同质性激素

治　疗			备　注
血管舒缩症状的非激素治疗（Pinkerton 2020） （在未经 FDA 批准的随机临床实验中有积极益处，除非有特别说明） 平均比激素治疗的效果差 20%～40%			
选择性 5- 羟色胺再摄取抑制药（SSRI）			逐渐停止
* 帕罗西汀 SSRI	帕罗西汀	7.5mg/d	* 只有 FDA 批准用于治疗 HF
依他普仑	依地普仑		10～20mg/d
西酞普兰	西酞普兰		10～20mg/d
氟西汀	百忧解或者氟西汀		20mg/d
选择性去甲肾上腺素再摄取抑制药（SNRI）			
文拉法辛	文拉法辛	37.5～75mg/d	
地文拉法辛	去甲文拉法辛	75mg/d，BID	
其他			
加巴喷丁	加巴喷丁	300～900mg	夜晚应用有镇静的作用
普瑞巴林	普瑞巴林	75～150mg，BID	注意 ACEI 的相互作用
可乐定贴片	可乐定	0.1 ～0.3mg 每周	
心理治疗			
认知行为治疗			Ayres 等，2012
催眠			Elkins 等，2013
附加			
大豆、黑升麻、针灸、瑜伽			类似安慰剂 30%～50% 的益处

ACEI. 血管紧张素转化酶抑制药；BID. 每日 2 次

（三）并发症的预防和管理

- 用激素治疗潮热最常见的并发症是阴道出血。如果在绝经前期 1～2 年应用激素，可以通过序贯治疗减少非计划性出血。在连续联合治疗方案中，任何出血都被认为是异常的，需要应用阴道超声进行评估，如果子宫内膜 ≥ 5mm，则应进行子宫内膜活检。
- 深静脉血栓形成 / 肺栓塞。当患者正在接受激素治疗并要持续一段时间时，应谨慎应用。一般来说，血栓形成是激素治疗罕见的并发症。它通常发生在开始治疗的前 1～2 年，随着时间的推移风险会降低，观察数据显示经皮注射雌激素比口服雌激素的风险更低。
- 雌激素治疗（ET）和雌激素 – 孕激素治疗（EPT）均可增加绝经后期女性缺血性脑卒中的风险。对于基线脑卒中风险升高的女性，应避免服用 HT。
- 使用 EPT 3～5 年以上会增加乳腺癌风险，尽管被认为是罕见的。在 7.1 年后，单独应用雌激素并不会增加女性健康的风险。

（四）管理 / 治疗

- 有轻度到中度潮热的女性，建议改变生活方式 3 个月。
- 对于中至重度潮热的女性改变生活方式无效，可以考虑 MHT。
- 开始激素治疗的患者年龄应在 60 岁以下，离绝经 < 10 年。绝经年龄和时间是激素治疗心血管疗效的关键因素，在 50—59 岁和绝经 10 年内的患者效果更佳（Shifren and Gass 2014）。
- 如果患者持续出现中至重度潮热，并期望开始绝经期激素治疗。
- 患者的信息可以输入北美绝经学会开发的应用程序软件，根据患者的数据信息列出治疗选项。建议和信息表可以直接通过电子邮件发送给患者以供考虑。
- 如果患者有完整的子宫，除了雌激素外，还必须予以足够的孕激素。如果有可能，更推荐连

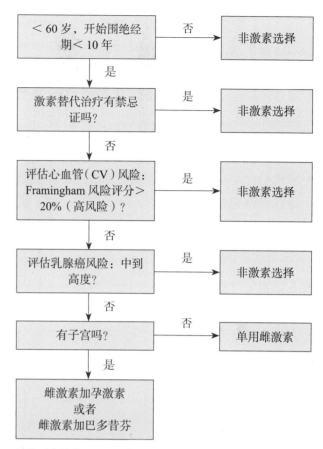

经许可改编自 Stuenkel 等，2015

续应用孕激素，因为出血是停止 MHT 的第一适应证。如果患者做过子宫切除术，不建议应用孕激素。
- 如果患者绝经 10 年后新出现潮热症状，需要寻找其他原因。

四、特殊人群

其他人群

- 乳腺癌：有乳腺癌病史的患者不推荐全身激素治疗。
- 对于乳腺癌风险增加的患者，可以考虑激素治疗的替代方案。如果患者需要降低用药的风险，则不适合激素治疗。乳腺癌风险评分：http://www.cancer.gov/bcrisktool/

五、预后

（一）未经治疗疾病的自然史

- 潮热平均持续 7.4 年，不治疗就会消失。

- SWAN 的数据显示，与没有潮热的女性相比，潮热较多的女性有证据表明亚临床 CV 疾病增加，特别是主动脉钙化（Thurston 等，2012）。
- 潮热较多的女性发生 CV 的事件增加，没有数据显示可以通过治疗潮热来预防。

（二）接受治疗患者的预后

- 激素治疗是治疗潮热最有效的方法。建议应用最低有效剂量的激素治疗，3～5 年后，应尝试停止治疗。

（三）后续检查和随访

- 在激素治疗期间，患者应该每年进行 1 次检查和乳腺 X 线检查。
- 正用甲状腺药物的患者，在开始激素治疗 3 个月后，应检查甲状腺功能。
- 考虑停止绝经期激素治疗应每年评估 1 次。如果激素逐渐减少或突然停止，症状的恢复没有区别。
- 出现任何的异常阴道流血都应该全面评估。

参考文献

[1] Avis NE, Ory M, Matthews KA, et al. Health-related quality of life in a multiethnic sample of middle-aged women: Study of Women's Health Across the Nation (SWAN). *Med Care* 2003;41(11): 1262–76.

[2] Avis NE, Crawford SL, Greendale G, et al. Duration of menopausal vasomotor symptoms over the menopause transition. *JAMA Intern Med* 2015;175(4):531–9.

[3] Ayres B, Smith M, Hellier J, et al. Effectiveness of group and self-help cognitive behavior therapy in reducing problematic menopausal hot flashes and night sweats (MENOS2): a randomized controlled trial. *Menopause* 2012;19(7):749–59.

[4] Bromberger JT, Kravitz HM, Chang Y, et al. Does risk for anxiety increase during the menopausal transition? Study of women's health across the nation. *Menopause* 2013;20(5):488–95.

[5] Elkins B, Fisher WI, Johnson AK, et al. Clinical hypnosis in the treatment of postmenopausal hot flashes: a randomized controlled trial. *Menopause* 2013;20(3):291–8.

[6] Freedman RR. Physiology of hot flashes. *Am J Hum Biol* 2001;13(4):453–64.

[7] Freeman EW, Sammel MD, Grisso JA, et al. Hot flashes in the late reproductive years: risk factors for African American and Caucasian women. *J Womens Health Gend Based Med* 2001;10(1):67–76.

[8] Gold EB, Colvin A, Avis N, et al. Longitudinal analysis of the association between vasomotor symptoms and race/ethnicity across the menopausal transition: study of women's health across the nation. *Am J Public Health* 2006;96(7):1226–35.

[9] Kravitz HM, Ganz PA, Bromberger J, et al. Sleep difficulty in women at midlife: a community survey of sleep and the menopausal transition. *Menopause* 2003;10(1):19–28.

[10] Maki PM, Drogos LL, Rubin LH, et al. Objective hot flashes are negatively related to verbal memory performance in midlife women. *Menopause* 2008;15(5):848–56.

[11] North American Menopause Society. *Menopause practice: a clinician's guide.* 6th ed. Pepper Pike, OH: NAMS; 2019.

[12] Pinkerton JV. Hormone therapy for postmenopausal women. *N Eng J Med* 2020;382:446–55.

[13] Rance NE, Dacks PA, Mittelman-Smith MA, et al. Modulation of body temperature and LH secretion by hypothalamic KNDy (kisspeptin, neurokinin B and dynorphin) neurons: a novel hypothesis on the mechanism of hot flushes. *Front Neuroendocrinol* 2013;34(3):211–27.

[14] Shifren JL, Gass ML. The North American Menopause Society recommendations for clinical care of midlife women. *Menopause* 2014;21(10):1038–62.

[15] Stuenkel CA, Davis SR, Gompel A, et al. Treatment of symptoms of the menopause: an Endocrine Society Clinical Practice Guideline. *J Clin Endocrinol Metab* 2015;100(11):3975–4011.

[16] Thurston RC, Bromberger JT, Joffe H, et al. Beyond frequency: who is most bothered by vasomotor symptoms? *Menopause* 2008;15(5):841–7.

[17] Thurston RC, Kuller LH, Edmundowicz D, et al. History of hot flashes and aortic calcification among postmenopausal women. *Menopause* 2010;17(2):256–61.

推荐网站

North American Menopause Society. www.menopause.org

相关指南

国家学会指南

标 题	来 源	日期 / 全文
第 141 号美国妇产科医师学会实践简报：绝经期症状的管理	美国妇产科医师学会	2014 年 1 月 *Obstet Gynecol* 2014 Jan；123（1）：202–16. PMID 24463691.

国际学会指南

标 题	来 源	日期 / 全文
北美围绝经期协会 2017 年激素治疗立场声明	北美围绝经期协会	2017 *Menopause* 2017; 24（7）：728–53.
围绝经期症状的治疗：内分泌学会临床实践指南	内分泌学会	2015 *J Clin Endocrinol Metab* 2015; 100（11）：3975–4011.
北美围绝经期协会对中年女性临床护理的建议	围绝经期实践：临床医生指南要点和临床建议	2014 *Menopause* 2014; 21（10）.

循证医学证据

证据类型	标题及结论	日期 / 全文
随机临床试验和观察试验	女性健康倡议（WHI） 结论：临床试验旨在检测影响绝经后期女性的激素替代治疗（E+P 或单独 E），改变饮食习惯、钙和维生素 D 补充药对心脏疾病、骨折、乳腺癌和结直肠癌。 E+P 会增加患心脏病、脑卒中、血栓、乳腺癌的风险，患结直肠癌的风险减低。单用雌激素，没有增加心脏疾病或乳腺癌的风险，但却增加了脑卒中和血栓的风险。	1993 年至今 www.whi.org
旨在调查中年女性健康状况的多中心纵向流行病学研究	全国女性健康研究（SWAN） 结论：对不同民族和种族的中年女性进行了 20 年的研究。＞ 440 份科学出版物。 非裔美国女性比白种人女性有更多的潮热现象。亚洲女性最少。	1994 年至今 www.swanstudy.org
多中心，5 年临床试验	Kronos 早期雌激素预防研究（KEEPS）试验。 结论：评估 42—58 岁女性在绝经 36 个月内，应用 0.45mg 有效的结合雌激素，或每周经皮注射雌二醇 50μg（均为序贯治疗，联合微粒化黄体酮 200mg，每月用 12 天），和安慰剂组在预防颈动脉内膜中层厚度增加和冠状动脉钙化的效果。动脉粥样硬化评估通过颈动脉超声检查，冠状动脉钙化（CAC）通过 CT 检查。颈动脉超声研究显示 3 个治疗组的动脉壁厚度进展率相似。与安慰剂组相比，HT 组的 CAC 发生率较低，趋势无统计学意义	2012 https://www.menopause.org/annual-meetings/2012-meeting/keeps-report

第 28 章　尿路感染

Urinary Tract Infection

Annacecilia Peacher　Anne Hardart　著

武学清　译　　王国云　校

本章概要

- 尿路感染（UTI）作为一种常见疾病，其发病率随着年龄的增长而增加。
- 通常由粪便菌群经尿道周围组织进入膀胱引起。
- 雌激素、阴道酸性环境及酸性尿液有助于抵御尿路感染。
- 呋喃妥因是治疗非复杂性尿路感染或膀胱炎的一线药物，但应避免用于肾盂肾炎的治疗。
- 妊娠期无症状菌尿症应给予治疗，但不适用于一般人群。

一、背景

（一）疾病定义

- 尿路感染包括膀胱炎（下尿路/膀胱感染）和肾盂肾炎（上尿路感染）。
- 急性膀胱炎或单纯性尿路感染：突发性膀胱症状（疼痛、排尿困难、尿频）伴/不伴血尿。
- 复杂性尿路感染：伴有上尿路感染的体征或症状，潜在的泌尿系统异常。
- 复发性尿路感染：6个月内≥2次尿路感染，或者12个月内≥3次尿路感染。

（二）发病率/流行病学

- 有50%的女性在一生中会经历一次尿路感染，其中5%的女性会反复发作。
- 尿路感染的患病率随着年龄的增长而增加，幼儿患病率为1%～2%，15—24岁人群患病率为2%～4%，60岁人群患病率为15%，>80岁人群患病率为25%～50%（Frick，2014）。

（三）经济影响

- 每年有50万例的院内感染是由尿路感染引起的，其中1%会危及生命（Frick，2014）。
- 在2000年因尿路感染就诊的成人门诊量为1100万人次（ACOG，2008）。

（四）病因

- 尿路感染主要由上行的粪便菌群引起，起初寄生于阴道口及尿道周围，进而上行至尿道和膀胱引发感染。

（五）病状/发病机制

- 大肠埃希菌是主要的致病菌。
- 细菌毒力取决于菌毛类型及黏附因子等因素，这些因素有助于细菌沿尿路上行。
- 女性因尿道短会更易患病。
- 雌激素与阴道酸性环境具有保护作用，它们能够促进具有保护作用的乳酸杆菌及其他革兰阳性细菌在尿液中的繁殖。

- 绝经后期因保护性乳酸杆菌减少，阴道酸性环境被破坏，尿路感染的发生率增加。

（六）预测/风险因素

- 尿流量减少（神经源性、梗阻，如与盆腔器官脱垂有关）。
- 性行为。
- 雌激素。
- 导尿术。
- 尿失禁。
- 大便失禁。
- 尿路异常。
- 糖尿病。

二、预防

- 有反复尿路感染病史的患者需进行抗生素预防。
- 有反复尿路感染病史的绝经后期女性需局部使用雌激素。
- 含蔓越莓的果汁和片剂制剂可能有益。
- 包括益生菌、D-甘露糖在内的其他制剂可能有益，但未经证实。

（一）筛查

- 无症状者不推荐筛查，妊娠期除外。
- 对于有症状患者的筛查，亚硝酸盐和白细胞酯酶尿试纸条的敏感性为 75%，特异性为 82%（Frick，2014）。

（二）一级预防

- 避免留置导尿管。
- 避免使用尿路仪器。

（三）二级预防

- 性交后或每日服用抗生素预防反复尿路感染。
- 局部使用雌激素预防绝经后期反复尿路感染。
- 缺乏关于性交后排尿、益生菌和蔓越莓补充剂及 D-甘露糖和亚甲胺马尿酸盐的确切数据。

三、诊断

- 尿路感染的症状主要表现为排尿困难，伴有不

同程度的尿频、尿急、血尿和耻骨上区疼痛。
- 发热、寒战及侧腹部痛提示肾盂肾炎。
- 体格检查会出现耻骨上或肋脊角压痛体征阳性或阴性。
- 尿检可显示亚硝酸盐、白细胞酯酶或血液指标异常。
- 细菌浓度 > 100 000cfu/ml 提示尿液培养阳性，采用 $10^3 \sim 10^4$ 的阈值可提高检测敏感性。

（一）鉴别诊断

鉴别诊断	特　征
阴道炎，包括酵母菌、细菌性阴道病	阴道分泌物和（或）瘙痒
阴道萎缩	阴道干涩及刺激症状
间质性膀胱炎/膀胱疼痛综合征	慢性症状，可能由某些食物引起、呈无菌尿
尿道炎	考虑性传播疾病病原体，如衣原体、淋病奈瑟球菌、生殖器单纯疱疹病毒、滴虫等
下尿路肿瘤	治疗后症状持续或血尿

（二）典型症状

- 尿频、尿急持续时间短，常伴有排尿困难加重及耻骨上区疼痛。患者可有紧迫感，伴少量尿液排出。一般无血尿。

（三）临床诊断

1. 病史

- 临床医生需询问症状持续时间、是否有反复尿路感染病史、目前用药（包括止痛药）、近期抗生素及尿路器械使用情况。

2. 体格检查

- 一般无须盆腔检查，但可通过盆腔检查引起耻骨上压痛来排除膀胱排空不完全、尿道憩室及其他原因引起的症状，如阴道炎。
- 若怀疑上尿路感染，可进行肋脊角压痛评估。

3. 疾病严重程度分级

- 无并发症性尿路感染：下尿路解剖学结构和功能正常的健康患者的感染。
- 复杂性尿路感染：由可能增加病原菌定植或降

低治疗效果的因素引起的感染，如下尿路结构或功能异常、宿主免疫力低下及多重耐药菌感染。

- 复发性尿路感染：6 个月内感染 ≥ 2 次，或一年内感染 ≥ 3 次。

（四）实验室诊断

1. 诊断检查项目

- 临床高度怀疑尿路感染，可采用尿试纸检测。
- 实验室尿常规检查可更准确地显示脓尿、血尿及是否上皮细胞污染。
- 复杂性或复发性尿路感染，需采用敏感性更高的尿液培养进行检测。

2. 影像学检查

- 一般无须进行影像学检查。
- 考虑 CT 平扫用来鉴定是否存在肾结石，持续性血尿需考虑泌尿系统 CT 检查。
- 如果高度怀疑尿道憩室，可考虑进行 MRI 检查。

（五）疾病诊断的潜在误区 / 常见错误

- 若治疗不当，过度使用抗生素可导致药物不良反应及细菌耐药性。
- 患者存在长期不适，但上呼吸道感染风险较低时，应暂停治疗，等待培养结果。
- 并发下尿路症状（如膀胱过度激惹或膀胱疼痛，尤其是在无症状菌尿症的情况下。

四、治疗

（一）治疗原则

- 尿液培养结果回报前，依据症状的严重程度制订治疗方案，可采用经验性疗法，而不局限于止痛药和补液。
- 单纯性尿路感染：采用呋喃妥因（100mg，每日 2 次，共 5～7 天）、甲氧苄啶磺胺甲噁唑（160/180mg，每日 2 次，共 3 天）或磷霉素（每次 3g，单次给药）等一线治疗方案，具体用量取决于患者的过敏特征和尿液培养敏感性。
- 复杂性尿路感染，如肾盂肾炎，采用广谱抗生素抗菌谱有助于确定抗生素耐药性的流行情况

和最佳的抗生素方案。方案包括：环丙沙星（每日 2 次，共 5～7 天），甲氧苄啶 – 磺胺甲噁唑（每日 2 次，共 7～14 天）。

- 无症状菌尿症应在患者妊娠、肾移植或泌尿外科手术前治疗。

（二）入院适应证

- 无法耐受口服药物。
- 肾盂肾炎伴并发症，尿毒症或尿路梗阻。

（三）住院患者的管理

- 肾盂肾炎患者血培养阳性率为 20%～40%。
- 选择包括注射用氟喹诺酮、氨基糖苷 +/– 氨苄西林、第三代头孢菌素或碳青霉烯。
- 如果临床疗效好，48h 后由注射用抗生素改为口服抗生素。
- 治疗肾盂肾炎共 5～14 天，根据疗效及抗生素使用情况而定。

（四）治疗方法

用 药	注 释
非复杂性泌尿感染	
呋喃妥因（100mg，每日 2 次，共 5 天）	• 常见不良反应为恶心 / 呕吐 • 长期使用可导致肺炎或周围神经病变
甲氧苄啶 – 磺胺甲噁唑 / TMP-SMX（160/180mg，每日 2 次，共 3 天）	TMP-SMX 应谨慎使用，在某些地区耐药性 > 20%
磷霉素（每次 3g，单次给药）	多重耐药率低
肾盂肾炎	
环丙沙星（每日 2 次，共 7 天）或其他氟喹诺酮类药物	• 不推荐将氟喹诺酮类药物作为治疗非复杂性尿路感染的一线药物 • 不适用于孕妇或儿童 • 多重耐药率高，有可能出现严重不良反应，包括肌腱炎及肌腱断裂
TMP-SMX（160/180mg，每天 2 次）	如有氟喹诺酮类药物禁忌证，并能耐受口服药物治疗，10～14 天
头孢曲松（1g，静脉注射，每日 1 次）	7～14 天疗程后转为口服氟喹诺酮类药物
在多药耐药（MDR）病例中考虑使用碳青霉烯类药物	7～14 天疗程后转为口服氟喹诺酮类药物

（五）并发症的预防 / 处理

- 由于抗生素耐药性，应根据尿液培养的敏感性制定个体化治疗方案。
- 根据症状的严重程度，在等待尿液培养结果时使用镇痛药和水化作用治疗。

（六）处理 / 治疗法则

- 见流程图 28-1。

> 临床精粹
> - 非复杂性尿路感染最好采用呋喃妥因治疗

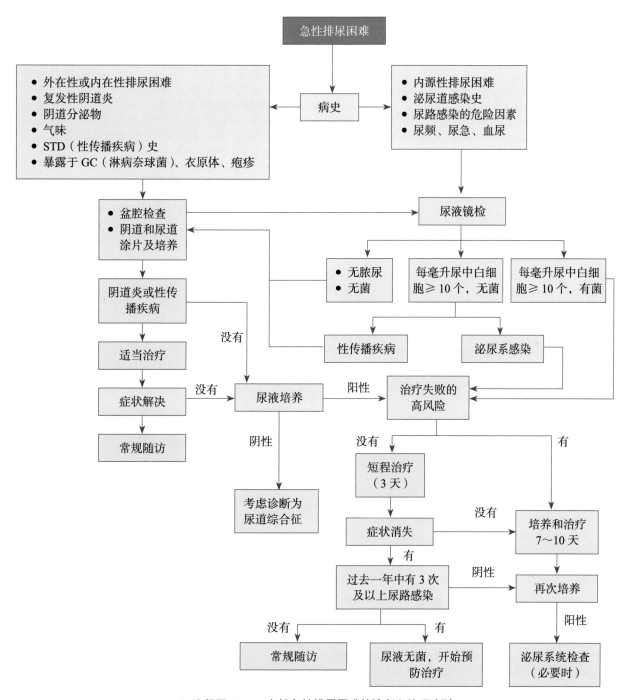

▲ 流程图 28-1　女性急性排尿困难的诊断和处理法则

经许可转载自 Frick, AC. Chapter 39: Lower urinary tract infection. In: Walters MD, Karram MM, eds. *Urogynecology and reconstructive pelvic surgery*. 4th ed. Philadelphia: Saunders; 2014:583-90.

5～7 天。
- 治疗妊娠期无症状菌尿症，但不适用于非妊娠患者。
- 必要时根据尿液培养敏感性结果来改变抗生素用药方案。

五、特殊人群

（一）孕妇

- 治疗无症状菌尿症。
- 妊娠期不宜使用氟喹诺酮类药物。

（二）儿童

- 急性感染采取短期治疗。儿童非复杂性尿路感染最常见的病原体是肠杆菌科细菌。治疗通常采用不含磺胺类药物的甲氧苄啶。

（三）老年人

- 因老年人常存在潜在的泌尿系统症状（尿频、尿急或尿失禁）致使诊断较为困难。治疗相同，无症状菌尿症无须治疗。

六、预后

临床精粹
- 恰当的抗生素及正确的治疗时间，尿路感

染往往很容易治愈。
- 复发性尿路感染需要更多的护理：如果发生复发性尿路感染，考虑使用抗生素或非抗生素进行患者自主治疗或预防治疗。

（一）未经治疗的疾病的自然病史

- 与普遍的看法相反，大多数非复杂性尿路感染病例均是自限性的，发展为系统性感染的情况并不常见[2]。

（二）后续检查和监测

- 若症状消失，则不进行治愈检查。妊娠、肾盂肾炎或复发性尿路感染可考虑重复培养以指导治疗。
- 若存在血尿，需进行重复尿检以确保血尿消失。

参考文献

[1] ACOG practice bulletin no. 91: Treatment of urinary tract infection in the nonpregnant women. *Obstet Gynecol* 2008 Mar;111(3):785–94.

[2] American Urological Association. Adult UTI. https://www.auanet.org/education/adult-uti.cfm.

[3] Anger J, Lee UA, Ackerman L, et al. Recurrent uncomplicated urinary tract infections in women: AUA/CUA/SUFU guideline. *J Urol* 2019 Aug;202(2):282–9.

[4] Frick AC. Chapter 39: Lower urinary tract infection. In:Walters MD, Karram MM, eds. *Urogynecology and reconstructive pelvic surgery*. 4th ed. Philadelphia: Saunders; 2014:583–90.

相关指南

国家学会指南

标　题	来　源	日期 / 全文
第 91 号美国妇产科医师学会实践通报：非妊娠期女性尿路感染的治疗	美国妇产科医师学会	American College of Obstetrics & Gynecology. (2008). ACOG practice bulletin no. 91: Treatment of Urinary Tract Infection in the Nonpregnant Women. Obstet Gynecol 111:785–94.
成人尿路感染	美国泌尿科协会	2016 https://www.auanet.org/education/adult-uti.cfm
女性复发性无并发症尿路感染：AUA/CUA/SUFU 指南[3]	美国泌尿科协会、加拿大泌尿科协会和尿动力学、女性盆腔医学和泌尿生殖系统重建协会	2019 https://www.auanet.org/guidelines/recurrent-uti

AUA. 美国泌尿科协会；CUA. 加拿大泌尿科协会；SUFU. 尿动力力学、女性盆腔医学和泌尿生殖系统重建协会

第 29 章 异位妊娠
Ectopic Pregnancy

Amanda M. Silbermann　Peter G. McGovern　著

李　萍　译　　王国云　校

本章概要

- 任何生育期女性出现腹痛和（或）阴道出血都应考虑异位妊娠可能。然而，患者可能没有症状。
- 异位妊娠的危险因素包括盆腔炎、输卵管手术史、吸烟和不孕症。
- 诊断基于临床表现，β-hCG 和经阴道超声检查。
- 根据临床情况，可药物或手术治疗。
- 虽然临床症状各异，但若发生异位妊娠破裂可危及生命，应密切监测。

一、背景

（一）疾病定义

- 异位妊娠指子宫以外的妊娠，最常发生于输卵管，还可以发生于宫角、宫颈、卵巢、腹部或前次剖宫产术的瘢痕部位。

（二）疾病分类

- 有些异位妊娠临床情况稳定，但如果发生异位妊娠破裂，可能出现危及生命的出血，并且需要急诊手术。

（三）流行病学

- 异位妊娠发病率约为 20‰。
- 在美国超过 50% 的异位妊娠发生在 25—34 岁的女性，只有 11% 的异位妊娠发生在 35—44 岁的女性。

（四）病因

- 盆腔炎（pelvic inflammatory disease，PID）是导致异位妊娠的主要危险因素，通常由沙眼衣原体感染引起。

- 其他可以改变输卵管蠕动的因素包括输卵管手术史（如绝育手术）或激素的失衡（雌激素和孕激素水平的升高会改变输卵管的收缩节律）。
- 其中 40% 病因不明。

（五）病理/发病机制

- 正常情况下纤毛推动胚胎通过输卵管进入子宫，在有输卵管炎症的患者中，输卵管内膜的炎症损害正常的纤毛蠕动功能，这种损害可以是局部的或整体的，短暂的或不可逆的。胚胎运输的延迟或中断可导致胚胎在输卵管内着床。

（六）预测/危险因素

危险因素	比值比
输卵管炎	2
吸烟 1～9 支/天	2
吸烟 10～19 支/天	3
吸烟 ≥ 20 支/天	4

（续表）

危险因素	比值比
输卵管手术史	3.5
宫内节育器（intrauterine device, IUD）病史	1.5
不孕病史	2.5
异位妊娠史	5（1次）～10（≥2次）

二、预防

> **临床精粹**
> * 目前尚无已证实的可预防异位妊娠的干预措施。

（一）筛查

* 没有针对异位妊娠的筛查。

（二）一级预防

* 可靠的避孕措施可以降低所有妊娠的风险，包括异位妊娠。

（三）二级预防

* 双侧输卵管切除术。

三、诊断

> **临床精粹**
> * 病史包括不规则阴道出血、腹痛和停经。
> * 支持异位妊娠诊断的检查结果包括腹部压痛、阴道点滴出血，以及双合诊检查附件压痛。异位破裂时，体格检查表现包括由于急性失血引起低血压和心动过速，且可能由于腹膜积血引起急腹症。
> * 确诊需结合 β-hCG 和经阴道超声检查。

（一）鉴别诊断

流程图 29-1。

* 患者 β-hCG < 1500，正常情况下在 48h 内至少上升 49%。如果 hCG 在判定区域内，则正常涨幅至少为 40%。如果 hCG > 3000，48h 内至少升高 33%。

鉴别诊断	特点
黄体破裂	• 超声显示是腹膜积血或游离液体 • +/− 宫内妊娠 • β-hCG 适当升高，或尿妊娠试验阴性
先兆流产	• 超声检查可见宫内妊娠伴不规则阴道出血
不全流产	• 既往超声检查提示宫内妊娠，伴有不规则阴道出血
卵巢扭转	• 尿妊娠试验可能阴性 • 附件肿块，多普勒超声提示附件无血流或间歇性血流
子宫内膜异位症	• 尿妊娠试验阴性、慢性周期性疼痛史
输卵管炎	• 阴道分泌物，宫颈摇摆痛，+/− 发热和白细胞增多

（二）典型表现

* 通常异位妊娠会出现腹痛、停经、不规则阴道出血。疼痛常表现为锐痛和局灶性，也可表现为钝痛和全身性。检查评估有尿妊娠试验阳性，体格检查表现为腹部压痛，有或无反跳痛及腹肌紧张，常伴有阴道穹窿部积血。异位妊娠破裂时，患者可能出现血流动力学不稳定、心动过速、低血压和腹膜积血引起的腹膜炎并伴有剧烈疼痛。

（三）临床诊断

1. 病史

* 临床医生应该询问末次月经和月经史、盆腔感染史、避孕情况、发病的症状及其严重程度。

2. 体格检查

* 在异位妊娠发生破裂时应立即监测生命体征以评价血流动力学情况。
* 应进行彻底的腹部检查，评估是否有反跳痛和肌紧张，以及腹膜炎的征象。
* 双合诊检查触诊双附件肿块，注意有无附件区压痛。
* 在窥阴器检查时注意有无阴道出血。

3. 疾病严重程度分类

* 异位妊娠占孕产妇死亡的 6%，是妊娠前 3 个月

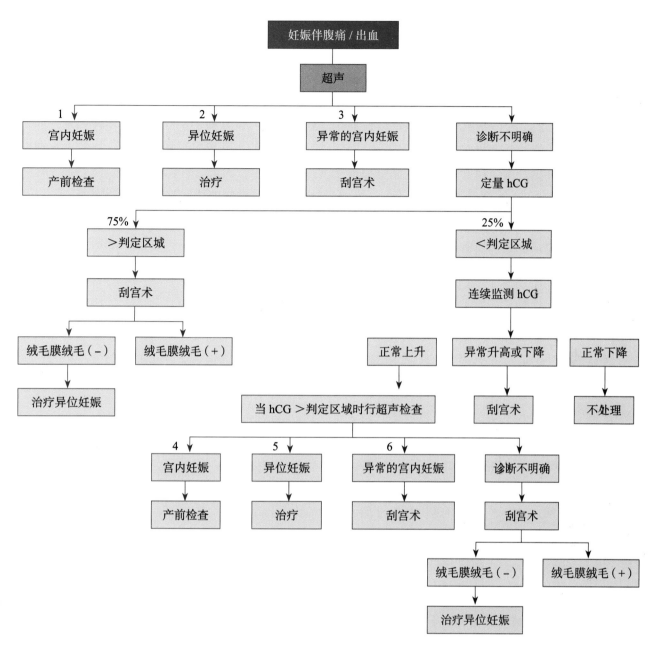

▲ 流程图 29-1　女性异位妊娠的诊断和处理流程

说明："判定区域"为 1500～3000mIU/ml，取决于不同实验室测值。β-hCG"正常上升"是指每 48h 升高 ≥ 50%（当初始水平 ≤ 1500mIU/ml）。经 Elsevier 许可转载自 Gracia C, Barnhart KT. Diagnosing ectopic pregnancy.*Obstet Gynecol*, 2001; 97: 465.

（12 周）最常见的孕产妇死亡原因。

（四）实验室诊断

1.诊断检查项目

● 连续进行血清 β-hCG 监测联合阴道超声检查是异位妊娠评估的关键。当检查不确定妊娠部位时，hCG 的趋势可以帮助确定是正常的宫内妊娠还是异常妊娠。全血计数（CBC）评估失血量。

● 在孕早期血清孕激素可以帮助区分正常宫内妊娠和异常妊娠。

● 进行血型与抗体筛查，评估 Rh 血型，对于 Rh 阴性的女性需注射抗 –D 型免疫球蛋白。

● 进行肝、肾功能检查以评估是否存在甲氨蝶呤应用的禁忌证。

2. 影像学检查列表

- 所有存在异位妊娠症状的患者均应行阴道超声检查。如果发现为宫内妊娠（intrauterine pregnancy，IUP），可以排除异位。如果发现有异位妊娠，如附件妊娠或宫颈妊娠的证据，则诊断为异位妊娠。如果没有明确的 IUP 或异位妊娠声象，需结合血 β-hCG 评估。

- "判定区域"指的是在一定 β-hCG 水平时，可使用经阴道超声检查确诊宫内妊娠。腹部超声的敏感性明显较低，因此不推荐使用。不同实验室的测值水平，为 1500～3000mIU/ml。使用较低的数值可以减少异位妊娠漏诊，但更多的 IUP 被误诊为异位妊娠，而使用较高的数值则有相反的效果。权威人士认为，当孕龄不确定时，β-hCG 水平最适合作为说明孕龄的指标。如果孕龄确定，妊娠 5 周零 5 天就可以观察到是否为 IUP。值得注意的是，多胎妊娠在妊娠较早期的时候测 β-hCG 值会有在"判定区域"的情况，这个时候评估过早以至于不能观察到正常宫内多胎妊娠。因此，对于正在接受生育治疗的女性来说，孕龄是更好的指标。

（五）有关疾病诊断的潜在问题 / 常见错误

- 常见的错误包括单以 β-hCG 水平及超声声像图作为可疑异位妊娠且病情尚稳定患者的诊断。大多数权威人士认为，无须首诊时使用甲氨蝶呤。病情不稳定的患者需要立即手术治疗，病情稳定的患者应采取保守治疗，以避免误诊。耐心往往会导致更明确的诊断，这当然是至关重要的，以避免错误地终止期望的妊娠。

- 大部分（50%）不确定部位的妊娠往往不是 IUP。许多权威人士建议在甲氨蝶呤治疗前进行刮宫术或其他组织学诊断（以确定妊娠是否于子宫内）。这种方法避免了因怀疑异位妊娠而对 IUP 进行不必要的治疗。

- 误用甲氨蝶呤治疗 IUP 可能导致流产或严重的胎儿畸形。迄今为止，该药物已获得 2000 万美

元以上的赔偿。

四、治疗

（一）治疗原则

- 未破裂异位妊娠的治疗取决于多种因素，如预期未来的生育要求、异位妊娠包块的大小和位置等，可行药物或手术治疗。

- 如果异位妊娠破裂，则需立即手术治疗。

- 若系输卵管妊娠，手术治疗包括输卵管切除术或输卵管造口术。

- 病情稳定且有条件随访者，可行甲氨蝶呤药物治疗。

  ➢ 甲氨蝶呤对于异位妊娠未破裂、血流动力学稳定、β-hCG < 5000U/L、妊囊 < 4cm、超声未见胎心的患者最有效。

（二）治疗方法

- 1/3 患者可选用叶酸拮抗药甲氨蝶呤作为治疗方案。有单次给药方案和多次给药方案。

  ➢ 单次给药方案剂量为 50mg/m^2，若在给药后第 7 天未观察到 β-hCG 的有效下降，则给予额外剂量。

  ➢ 多次给药方案给予四氢叶酸补充治疗，即在第 1、3、5 和 7 天给予甲氨蝶呤 [1mg/(kg·d)]，在第 2 天、第 4 天、第 6 天和第 8 天服用四氢叶酸（0.1mg/kg）。

- 对于输卵管异位妊娠，手术选择包括输卵管切除术和输卵管造口术。对于输卵管间质性妊娠，可以进行宫角造口术或宫角切除术。

治 疗	意 见
保守治疗	只有在 β-hCG 水平低且呈下降趋势时，才能考虑进行期待治疗
药物治疗 • 甲氨蝶呤 50mg/m^2（单次）或在第 1、3、5、7 天每天按 1mg/kg（多次）给药 • 见流程图 29-2 甲氨蝶呤用药方案	临床注意事项 • 药物不良反应最常见为胃肠道不适 • 当输卵管妊娠流产时，使用 MTX 可能会使腹痛加剧 • 对于单次给药方案，应第 4、7 天监测 β-hCG，若值下降 15%（D4-D7）表明治疗是有效的

（续表）

治 疗	意 见
手术 • 输卵管造口术 • 输卵管切除术	有生育要求、异位妊娠包块较小且未破裂的患者首选输卵管造口术，异位妊娠包块较大、活动性出血或无生育要求的患者首选输卵管切除术

第 1 天	第一次予 MTX 50mg/m² 肌内注射，检测血 β-hCG 值
第 4 天	第二次予 MTX 50mg/m² 肌内注射
第 7 天	检测血 hCG 值。如果 hCG 值较第 1 天下降 > 15%，每周测定 hCG 值。如果 hCG 值下降 < 15%，给予第 3 次 MTX（50mg/m²，IM）
第 11 天	检测血 hCG 值。如果 hCG 值较第 1 天下降 > 15%，每周测定 hCG 值。如果 hCG 值下降 < 15%，给予第 4 次 MTX（50mg/m²，IM）
第 14 天	检测血 hCG 值。如果 hCG 值较第 1 天下降 > 15%，每周测定 hCG 值。如果 hCG 值下降 < 15%，则考虑手术治疗

▲ 流程图 29-2　二次甲氨蝶呤给药方案

β-hCG.β 人绒毛膜促性腺激素；MTX. 甲氨蝶呤；IM. 肌内注射［经许可转载自 Alur-Gupta S, Cooney LG, Senapati S, 等，Two-dose versus single-dose methotrexate for treatment of ectopic pregnancy：a meta-analysis. *Am J Obstet Gynecol* 2019 Jan 7；pii：S0002-9378（19）30004-3. doi：10.1016/j.ajog.2019.01.002.（Epub ahead of print）］

（三）并发症的预防和处理

• 据报道，甲氨蝶呤（单次和多次给药方案）可引起口腔炎、肠胃炎、白细胞减少症、血小板减少症、肺炎和脱发。一般在治疗前需检查 CMP 和包含血小板计数的 CBC，肝肾功异常患者忌用。

> **临床精粹**
>
> • 宫内宫外同时妊娠（IUP 和异位妊娠同时存在）很少发生（1/10 000～1/4），但在 IVF 术后相对普遍（1/100）。
>
> • 尽管通过输卵管结扎或使用宫内节育器大大降低了总体的妊娠率，但当使用这些避孕方法的女性妊娠时，其异位妊娠率高达 50%。

五、特殊人群

• 对于输卵管绝育手术失败后发生异位妊娠的女性可能需要进行根治性双侧输卵管切除术。

六、预后

> **临床精粹**
>
> • 通过密切随访观察，药物和手术治疗都能取得良好的治疗结局。
>
> • 异位妊娠后，女性必须在未来的妊娠中始终保持警惕，因为异位妊娠史是主要的危险因素。
>
> • 其他高风险人群包括避孕失败（输卵管结扎或 IUD）和不孕的女性（无论是否接受 IVF）。

随访检查及监测

• 滋养细胞组织持续存在（持续性异位妊娠）可能是由于未完全清除妊娠组织或手术前从输卵管末端挤出的妊娠组织植入到另外的异位部位（如大网膜）。输卵管切除术后持续性异位妊娠发生率为 1%，输卵管造口术后为 10%（5%～20%）。建议术后连续随访 β-hCG 水平直至阴性（通常为每周）。

参考文献

[1] Alur-Gupta S, Cooney LG, Senapati S, et al. Two-dose versus single-dose methotrexate for treatment of ectopic pregnancy: a meta-analysis. *Am J Obstet Gynecol* 2019 Jan 7;pii: S0002–9378(19)30004–3. doi: 10.1016/j.ajog.2019.01.002. [Epub ahead of print]

[2] Barnhart KT. Ectopic pregnancy. *N Engl J Med* 2009;361:379–87.

[3] Barnhart KT. Early pregnancy failure: beware of the pitfalls of modern management. *Fertil Steril* 2012;98:1061–5.

[4] Barnhart KT. Differences in serum human chorionic gonadotropin rise in early pregnancy by race and value at presentation. *Obstet Gynecol* 2016 Sep;128(3):504–11.

[5] Centers for Disease Control and Prevention. Ectopic pregnancy – United States, 1990–1992. *MMWR Morb Mortal Wkly Rep* 1995;44(3):46.

[6] Chung K, Chandavarkar U, Opper N, et al. Reevaluating the role of dilatation and curettage in the diagnosis of pregnancy of

unknown location. *Fertil Steril* 2011;96:659–62.

[7] Gracia CR, Brown, HA, Barnhart KT. Prophylactic methotrexate after linear salpingostomy: a decision analysis. *Fertil Steril* 2001;76:1191–5.

[8] Practice Committee of the American College of Obstetricians and Gynecologists. ACOG Practice bulletin no. 193: Tubal ectopic pregnancy. *Obstet Gynecol* 2018 Mar;131(3):e91–e103.

[9] Practice Committee of the American Society for Reproductive Medicine. Medical treatment of ectopic pregnancy: a committee opinion. *Fertil Steril* 2013;100:638–44.

推荐网站

American Pregnancy Association. http://americanpregnancy.org/pregnancy-complications/ectopic-pregnancy/

WebMD. http://www.webmd.com/baby/guide/pregnancy-ectopic-pregnancy#1

MedicineNet. http://www.medicinenet.com/ectopic-pregnancy/article.htm

相关指南

国家学会指南

标　题	来　源	日期 / 全文
异位妊娠的药物治疗	执业委员会，美国生殖医学学会（ASRM）	2013 *Fertil Steril* 2013 Sep；100（3）：638–44.
第 193 号美国妇产科医师学会实践公告：输卵管异位妊娠	美国妇产科医师学会执业委员会	2018 *Obstet Gynecol* 2018 Mar；131（3）：e91–103.

循证医学证据

证据类型	标题及结论	日期 / 全文
Meta 分析	甲氨蝶呤双剂量与单剂量治疗异位妊娠 结论：该分析包括 7 项随机对照试验研究，1173 名受试者，随机分为双剂量和单剂量两种注射方案，双剂量方案证明更好	2019 *Am J Obstet Gynecol 2019* Jan 7; pii：S0002–9378（19）30004–3. doi：10.1016/ j.ajog.2019.01.002. [Epub ahead of print]

第30章 骨质疏松症

Osteoporosis

Holly C. Loudon **著**

王志坤　阮祥燕　**译**　　陈子江　**校**

本章概要

- 骨质疏松性骨折是增加发病率和死亡率的重要因素。
- 女性骨质疏松症的患病率是男性的 5 倍，髋关节骨折患者的 80% 是女性。
- 遗传学是决定峰值骨量和骨质量的主要因素。
- 绝经期女性雌激素水平显著降低，骨质流失最快。
- 所有年龄段的人群都应注意骨健康，包括钙、维生素 D 的摄入和运动。
- 如果没有其他危险因素，女性骨质疏松症的筛查应该从 65 岁开始。

一、背景

（一）疾病定义

- 骨质疏松症是一种常见疾病，其特征是骨量减少、骨微结构破坏和骨量降低，从而导致骨折风险增高。
- 双能 X 线吸收法（dual emission X-ray absorptiometry，DXA/DEXA）是绝经后期女性常规评估骨密度的最佳技术，同时报道 T 评分和 Z 评分。
- 骨质疏松症定义为 T 评分 ≤ –2.5，低骨量定义为 –2.5 ＜ T 评分 ＜ –1.0。
- T 评分是通过比较患者的骨密度与同性别年轻健康人群的平均骨密度而得出。
- Z 评分比较患者的骨密度与同性别同年龄人群的平均骨密度。

（二）发病率 / 患病率

- 全球范围内，有 2 亿女性有骨质疏松症，每年

＞ 890 万人因此骨折。

- 骨质疏松症的风险随着年龄的增长而增加，70 岁女性中有 1/5 患有骨质疏松症，80 岁女性中有 2/5，而到了 90 岁，这个比例甚至高达 2/3。

（三）经济影响

- 2005 年，在美国约 200 万例骨质疏松性骨折的直接护理费用预计为 170 亿美元，其中髋关节骨折的费用约占 72%。

（四）病因

- 儿童期和青春期便可获得 90% 的骨量，一般认为，在这之后的生活中，峰值骨量与骨质疏松症的风险相关。
- 从绝经前 1 年开始，持续约 3 年，绝经及相关的雌激素水平显著下降会导致女性骨质快速流失，最终导致损失骨量的 6%～7%。
- 低雌激素血症的其他原因也与骨密度的降低有关，包括神经性厌食症、哺乳、性腺功能

减退症及药物，如长效醋酸甲羟孕酮（depot medroxyprogesterone acetate, DMPA）、促性腺激素释放激素抑制药和芳香化酶抑制药。

（五）病理 / 发病机制

- 峰值骨量主要由遗传因素决定，也受生活方式、健康状况和环境因素的影响。
- 最终峰值骨量出现在 19—20 岁。
- 从 30 岁开始，骨密度开始净损失。
- 骨的重塑和修复通过破骨细胞控制的骨吸收和成骨细胞控制的骨形成实现。
- 在雌激素相对减少时期，骨生理主要是破骨细胞的活动和骨吸收，从而导致骨密度降低。
- 在整个生命进程中，负重运动、阻力运动和有氧运动已被证实能增加脊柱骨密度。步行已被证实能增加髋部骨密度。
- 维生素 D 和钙对骨健康非常重要，而维生素 D 缺乏症会导致骨密度降低，更容易骨折，长期缺钙会导致骨质疏松症。

（六）预测因素 / 危险因素

- 65 岁以下的绝经后期女性，如果骨折风险评估工具（WHO fracture risk assessment tool, FRAX）评分较高（http://www.sheffield.ac.uk/FRAX/），应该进行骨质疏松症的筛查。65 岁以下的绝经后期女性如果有以下危险因素，应考虑进行骨质疏松症的筛查。

脆性骨折病史
- 体重＜ 58kg
- 父母髋部骨折
- 近期吸烟
- 过量饮酒
- 类风湿关节炎
- 其他导致骨量丢失的药物或疾病

二、预防

临床精粹
- 负重运动和充足的钙及维生素 D 摄入有助

于预防骨质疏松症。
- 通过改变生活方式和环境降低跌倒风险，可以帮助预防骨质疏松性骨折。

（一）筛查

- 腰椎和髋部的 DXA 是诊断骨质疏松症的推荐方法。当使用这种方法时，结果的 T 评分适用于世界卫生组织（WHO）的诊断标准。
- 外周 DXA 可用于足跟、手指或腕关节，可以用来确定骨折风险，但是结果不适用于 WHO 分类，也不能用于监测疗效。
- 定量超声密度测定法可以对足跟、髌骨或者胫骨进行定量测量，但结果不适用于 WHO 分类，也不能用于监测疗效。
- 定量 CT 可以测量骨密度，但由于比其他筛查方法辐射大而较少应用。

（二）一级预防

- 负重运动。
- 充足的维生素 D 摄入量。医学研究所（the institute of medicine，IOM）建议 9—70 岁的女性每日摄入 600 国际单位的维生素 D，71 岁及以上的女性每日摄入 800 国际单位的维生素 D。
- 充足的钙摄入量。IOM 建议 19—50 岁的女性每日摄入 1000mg 钙，51 岁及以上的女性每日摄入 1200mg 钙。
- 补钙与冠状动脉钙化 / 心血管事件可能存在联系。因此，目前认为膳食中的钙比补钙药更安全。

（三）二级预防

- 通过改变环境来预防跌倒，可以减少骨折的风险。预防跌倒的措施应该包括充足的光源，移除松散的地毯、绳索和杂物，避免使用踏脚凳去取储存的物品，浴缸 / 淋浴间的安全扶手和防滑带，以及楼梯上的扶手和防滑踏板。

三、诊断

- 若一个骨质疏松症的高风险女性存在低创伤性骨折，不需要做影像检查，就可以临床诊断为骨质疏松症。低创伤性骨折是指通常不会引发骨折的情况而发生了骨折（如站立位跌倒）。
- 股骨颈、髋关节或腰椎的 T 评分 ≤ –2.5 可以确诊骨质疏松症。
- 股骨颈、髋关节或腰椎的 T 评分 –2.5～–1，可以确诊为低骨量（以前称为骨质减少）。
- 流程图 30-1。

（一）典型表现

- 大部分患者通过 DXA 常规筛查诊断，但也有一

些患者在脆性骨折时被诊断，此脆性骨折没有其他病因可以解释。

（二）临床诊断

1. 病史

- 绝经后期女性骨质疏松症最重要的决定因素是年龄。因此，所有 65 岁以上的女性都应该接受骨质疏松症的筛查。
- 对于 65 岁以下的女性，应识别危险因素，并用于指导 DXA 的早期筛查。常见的风险因素包括以下 7 个方面。
  - ➤ 吸烟。
  - ➤ 过量饮酒。
  - ➤ 运动不足。

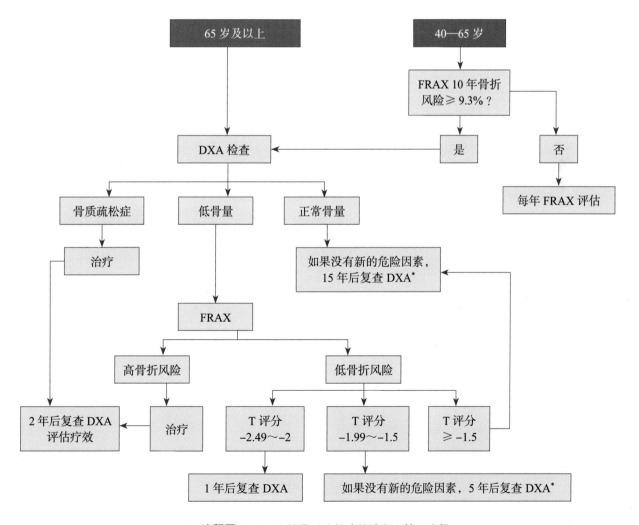

▲ 流程图 30-1　女性骨质疏松症的诊断和管理流程

*. 每年使用 FRAX 评估新的危险因子。FRAX. 骨折风险评估工具；DXA. 双能 X 射线吸收法

➢ 肥胖。

➢ 成年骨折病史。

➢ 性腺功能减退。

➢ 与骨质疏松症有关的疾病和药物（见下文）。

- 对于 65 岁以下的女性，骨折风险评估工具（FRAX）也可用于确定哪些女性应该接受 DXA 早期筛查。FRAX 在女性 40 岁时开始使用，它只能用于没有服用治疗骨质疏松症的药物的患者。当 FRAX 显示 10 年内骨质疏松性骨折的风险为 9.3% 时，应使用 DXA 进行筛查。之所以采用这个截断值，是因为这是无危险因素的 65 岁白种人女性骨折的风险值。

2. 骨折风险评估工具（FRAX）

- http://www.sheffield.ac.uk/FRAX/

- FRAX 是与世界卫生组织合作开发的，可用于预测未来 10 年骨质疏松性骨折的风险。FRAX 有两个用途：确定哪些低骨量患者应该接受治疗，哪些有其他危险因素的 65 岁以下患者应该进行骨质疏松症的筛查。

- 低骨量患者治疗的适应证：10 年髋部骨折的风险是 3% 及以上，或 10 年骨质疏松性骨折的风险是 20% 及以上。

- 65 岁以下女性进行骨质疏松症筛查的适应证：未来 10 年骨质疏松性骨折的风险为 9.3% 及以上。

- 以下为 FRAX 计算用到的危险因素。

➢ 年龄。

➢ 性别。

➢ 身体质量指数（BMI）。

➢ 脆性骨折病史。

➢ 父母髋部骨折。

➢ 近期吸烟。

➢ 使用皮质类固醇激素（每天 ≥ 5mg 泼尼松龙，持续 3 个月）。

➢ 过量饮酒。

➢ 类风湿性关节炎。

➢ 合并其他引起继发性骨质疏松症的疾病。

（三）实验室检查

- 目前骨质疏松症没有推荐的化验检查。

- IOM 建议的血清维生素 D 水平为 20ng/ml。然而，不建议对维生素 D 水平进行常规筛查，应该建议患者每天摄入推荐量的维生素 D。

- 不建议使用骨转化标志物，因为它们不能用于诊断骨质疏松症。这些标志物是骨吸收的副产物，包括脱氧吡啶啉、N- 端肽和 C- 端肽。

影像学检查

- DXA 是诊断骨质疏松症的推荐方法。

- 外周 DXA 是一种有用的诊断方法，因为它价格合理，可以在初级保健院或妇产科诊所中使用。如果已经诊断骨质疏松症，该方法不能用于监测疗效。

- 定量超声密度测定法与外周 DXA 具有相同的局限性，是一种不常用的方法。

（四）疾病诊断的潜在误区 / 常见错误

- 在开始治疗之前，应该考虑骨质疏松症的继发性原因，原发病也许需要治疗。特别注意，年轻绝经后期女性的骨折或者低 T 评分（即骨密度低于相应年龄段的预期值），应当考虑继发性骨质疏松症。

- 导致骨质疏松症和骨折的疾病包括风湿性和自身免疫病，内分泌、血液和肠胃疾病，性腺功能减退。

- 导致骨质疏松症和骨折的生活方式因素，包括钙和维生素 D 缺乏，过量的维生素 A 或过量的铝（抗酸药），摄入过多的咖啡因、盐或酒精，吸烟，缺乏运动或制动，瘦弱，跌倒。

- 可能引起骨质疏松症和骨折的药物，包括肝素、抗惊厥药物、芳香化酶抑制药、巴比妥类药物、化疗药物、环孢素 A、他克莫司、醋酸甲羟孕酮、糖皮质激素、促性腺激素释放激素激动药、锂剂。

四、治疗

（一）治疗理念

- 双膦酸盐是一线治疗，可将椎骨骨折减少

35%～65%，由于存在颌骨非典型骨折和骨坏死的风险，因此尚不清楚是否应有用药的最长期限。目前，有使用 5～10 年后停药的趋势。

- 对于有双膦酸盐禁忌证的患者，建议使用选择性雌激素受体调节药（selective estrogen-receptor modulators，SERM）。SERM 对于年轻的绝经后期女性也是一个不错的选择，因为它们可以降低绝经后期女性的浸润性乳腺癌的风险，这些女性有中高乳腺癌风险。SERM 会增加静脉血栓栓塞的风险和脑卒中的病死率，但不会增加脑卒中风险。雷洛昔芬是此类药物中最常用的，血栓栓塞风险相对较低的年龄段人群，在绝经早期使用雷洛昔芬，5～10 年后换用双膦酸盐，能降低其乳腺癌风险，还能减少双膦酸盐的使用。尽管已经发现 SERM 类他莫昔芬可以改善骨密度，但尚未被批准用于治疗骨质疏松症。

- 地诺单抗是一种人单克隆抗体，它结合并抑制核因子 κB 受体活化因子（activator of nuclear factor kB，RANK）配体，从而抑制破骨细胞的增殖和分化。地诺单抗每 6 个月皮下注射 1 次，地诺单抗已经被批准用于有骨质疏松症的绝经后期女性，这些女性的骨折风险很高。地诺单抗能减少 68% 的锥体骨折和 40% 的髋部骨折。

- 激素疗法：雌激素和雌激素 / 孕激素联合疗法可以减少 33%～36% 的髋部和椎骨骨折，已经被批准用于预防骨质疏松症。由于女性健康倡议（women's health initiative，WHI）的研究设计不符合美国食品药品管理局（FDA）的批准的治疗要求，因此该疗法尚未被批准用于治疗骨质疏松症。目前，唯一获 FDA 批准的激素疗法，主要用途是治疗围绝经期潮热。因此，已经接受激素疗法的潮热女性，可以认为已经对骨质疏松症治疗或预防性治疗了。

- 鲑鱼降钙素（鼻喷雾剂或皮下注射剂）对减少骨折风险的效果差，并且对绝经早期没有效果，只能用于病情较轻、不能耐受其他治疗的女性。

- 重组人甲状旁腺激素（特立帕肽）皮下注射，每日 1 次，用于患有严重骨质疏松症或有骨折

病史的女性。由于使用大剂量治疗的实验大鼠骨肉瘤的风险增加，因此限制最多使用 2 年。

（二）治疗方法

药物治疗	禁忌证
双膦酸盐 • 阿仑膦酸钠（福善美） • 利塞膦酸钠（Actonel） • 利塞膦酸钠（Atelvia） • 伊班膦酸钠（Boniva） • 唑来膦酸（Reclast）	• 无法直立 / 坐立 30min（唑来膦酸除外） • 食管异常 • 低钙血症 • 对此药过敏 • 如果有误吸风险，避免口服阿仑膦酸钠 • 只适用于唑来膦酸：肌酐清除率 < 35ml/min 或急性肾损伤
选择性雌激素受体调节药 • 雷洛昔芬（Evista）	• 静脉血栓栓塞 • 可能妊娠或哺乳期的女性
鲑鱼降钙素 • 复能素（Fortical） • 降钙素（Miacalcin）	• 鲑鱼降钙素或合成鲑鱼降钙素过敏
甲状旁腺激素 • 特立帕肽（重组人 PTH 1-34, Forteo）	• 对此药有超敏反应 • 发生过敏反应和血管性水肿 • 由于存在骨肉瘤的风险，最多使用 2 年
RANK 配体抑制药 • 地诺单抗（Prolia）	• 低钙血症
激素疗法（仅批准用于预防） • 结合雌激素片（倍美力） • 硫酸雌酮哌嗪片（Ogen） • 17β 雌二醇贴片（Alora, Climara, Menostar, Vivelle, Vivelle-Dot, Estradot, Estraderm） • 17β 雌二醇乳膏（Estrace）结合雌激素 + 醋酸甲羟孕酮片（Premphase, Prempro） • 炔雌醇 + 醋酸炔诺酮片（Femhrt） • 17β 雌二醇 + 醋酸炔诺酮片（Activella） • 17β 雌二醇 + 肟炔诺酮片（Prefest） • 17β 雌二醇 + 左炔诺孕酮贴片（Climara Pro）	• 未确诊的阴道出血 • 确诊或可疑的乳腺癌 • 确诊或可疑的雌激素依赖性恶性肿瘤 • 既往或目前有静脉血栓栓塞 • 一年内动脉血栓栓塞性疾病（如脑卒中、心肌梗死） • 肝功能障碍 • 血栓性疾病（如蛋白 C、蛋白 S、抗凝血酶缺乏症） • 对此药有超敏反应 • 确诊或怀疑的妊娠

（三）并发症的预防和管理

- 双膦酸盐与颌骨坏死和股骨干非典型性骨折有关，这种情况非常少见，因此实际风险值难以

量化。接受高剂量静脉注射双膦酸盐治疗的癌症患者，拔牙时也许会被发现骨坏死，对于此类患者，尽管没有必要，也可以考虑在进行牙科手术时停用双膦酸盐。

- 双膦酸盐可以刺激食管，引起溃疡。
- 唑来膦酸盐是一种双膦酸盐类药物，每 1～2 年输注 1 次，已经被证实与肾功能受损患者出现肾衰竭有关，在开始此种治疗之前，应该首先评估肾功能。
- 地诺单抗与感染率升高有关，这些感染常常需要住院治疗，因此应将其用于骨折风险高并且其他治疗失败的女性。
- 由于雷洛昔芬与静脉血栓形成有关，因此不能用于有静脉血栓栓塞病史的女性。因为它与导致脑卒中患者的死亡风险增加有关，因此在处理有脑卒中病史的患者时，应该权衡利弊。雷洛昔芬引起血管舒缩症状，尤其是在绝经早期的女性中，这种不良反应可能会限制患者对它的接受度。

> **临床精粹**
> - 应该从 65 岁开始，用 DXA 对女性进行骨密度筛查。
> - FRAX 可识别出应在 65 岁之前接受筛查的绝经后期女性。
> - FRAX 可以用来指导女性低骨量的治疗。
> - 对于 T 评分在 −2.5 及以下的女性、低创伤性骨折、T 评分在 −2.5～−1 但 FRAX 显示其髋部骨折风险≥3%，或者 10 年内骨质疏松性骨折风险≥20% 的女性，建议进行治疗。
> - 每年应用 FRAX 评估所有 65 岁及以上女性的新危险因素，包括那些已经接受骨质疏松症或低骨量治疗的女性。

五、特殊人群

其他

- 并发症和药物选择的注意事项已经在"治疗表"和"并发症的预防和管理"中进行了描述。

六、预后

> **临床精粹**
> - 在 80 岁以上的髋部骨折女性中，只有 56% 的人在 1 年后可以独立行走。
> - 3%～6% 的髋部骨折女性在住院期间因并发症而死亡，高龄和并发症使情况更糟糕。

（一）经治患者的预后

- 开始治疗后，2 年后复查 DXA 以评估疗效。
  - 如果骨密度相同或提高，就认为治疗成功，除非发现新的危险因素，否则不需要复查 DXA。
  - 如果骨密度降低，应评估治疗的依从性，考虑继发性骨密度降低。DXA 报告应该确定骨密度降低是不是真实的，即骨密度降低＞DXA 机器的误差。

（二）随访检测和监测

- 正如在"经治患者的预后"中所述，开始治疗后，2 年后复查 DXA 以评估疗效。
- 对于骨量正常（T 评分正常）的女性，15 年后复查 DXA，如果没有发现新的危险因素无须提前复查。
- 对于 FRAX 显示骨折风险很低的低骨量女性，复查时间如下。
  - 如果 T 评分≥−1.5，15 年后复查 DXA。
  - 如果 T 评分为 −1.99～−1.5，5 年后复查 DXA。
  - 如果 T 评分为 −2.49～−2.0，1 年后复查 DXA。
  - 如果有骨折的新危险因素，应该每年使用 FRAX 评估，并调整复查 DXA 的间隔时间。
- 对于 FRAX 显示有高骨折风险的低骨量女性，推荐进行治疗。

参考文献

[1] American College of Obstetricians and Gynecologists. Osteoporosis: practice bulletin no. 129. *Obstet Gynecol* 2012;120:718–34. Reaffirmed 2016.

[2] Boonen S, Autier P, Barette M, et al. Functional outcome and quality of life following hip fracture in elderly women; a prospective controlled study. *Osteoporos Int* 2004;15:87–94.

[3] Cooper C, Atkinson EJ, Jacobsen SJ, et al. Population-based study of survival after osteoporotic fractures. *Am J Epidemiol* 1993;137:1001–5.

[4] Kanis JA, Hans D, Cooper C et al., Interpretation and use of FRAX in clinical practice. Task Force of the FRAX Initiative. *Osteoporosis Int* 2011;22:2395–411.

[5] National Osteoporosis Foundation. *Clinician's guide to prevention and treatment of osteoporosis.* Washington, DC: NOF; 2010.

推荐网站

International Osteoporosis Foundation. https://www.iofbonehealth.org/facts-statistics

Fracture Risk Assessment Tool. http://www.sheffield.ac.uk/FRAX

相关指南

国家学会指南

标　题	来　源	日期 / 全文
骨质疏松症防治临床医师指南	国家骨质疏松基金会	2014 The National Osteoporosis Foundation（NOF）clinician's guide to prevention and treatment of osteoporosis 2014. *Osteoporos Int* 2014; 25（10）: 2359–81. doi: 10.1007/s00198–014–2794–2 http://link.springer.com/article/10.1007%2Fs00198–014–2794–2
绝经后期骨质疏松症诊疗临床实践指南	美国临床内分泌学会和美国内分泌学会	2016 https://www.aace.com/disease-state-resources/reproductive-and-gonad/clinical-practice-guidelines/aace-clinical-practice
预防骨质疏松性骨折：筛查	美国预防服务工作组	2018 https://www.uspreventiveservicestaskforce.org/Page/Document/UpdateSummaryFinal/osteoporosis-screening1?ds=1&s=o
绝经后期女性骨质疏松症的治疗：北美绝经协会的立场声明	北美绝经学会	2010 https://www.menopause.org/docs/default-document-library/psosteo10.pdf?sfvrsn=2
2010 糖皮质激素性骨质疏松症的预防和治疗建议	美国风湿病学会	2010 Grossman JM, Gordon R, Ranganath VK, et al. American College of Rheumatology 2010 recommendations for the prevention and treatment of glucocorticoid-induced osteoporosis. *Arthritis Care Res* 2010; 62: 1515–26. doi: 0.1002/acr.20295

循证医学证据

证据类型	标题及结论	日期 / 全文
随机对照试验	含或不含维生素 D 的钙补充药与心血管事件风险：女性健康倡议限定访问数据集和 Meta 分析的再分析。 结论：研究开始时女性被随机分到钙补充组，没有使用钙补充药的女性心血管事件风险的增加有统计学意义	2011 Bolland MJ, Grey A, Avenell A, et al. *BMJ* 2011; 342:d2040.（Level Ⅲ）
Meta 分析	临床危险因素的应用，提高了骨密度在预测男性和女性髋部和骨质疏松性骨折中的表现 结论：在 11 个独立的人群队列中，验证了有或无骨密度的骨质疏松临床危险因素的表现特征。开发的模型允许使用临床风险因素预测骨折风险	2007 Kanis JA, Oden A, Johnell O, et al. *Osteoporos Int* 2007 Aug; 18（8）: 1033–46. https://www.ncbi.nlm.nih.gov/pubmed/17323110#
用混合模型对试验数据进行二次分析	双膦酸盐治疗后骨密度监测的价值：试验数据的二次分析 结论：双膦酸盐开始治疗后，如果 DXA 在 2 年内改善或未变，那么在无新的危险因素的情况下，不必要复查 DXA	2009 Bell KJ, Hayen A, Macaskill P, et al. *BMJ* 2009; 338:b2266.（Level I）

第31章　生殖器溃疡病
Genital Ulcer Disease

Omara Afzal　著

鹿　群　赵悦欣　译　　王国云　校

本章概要

- 生殖器溃疡可以源于传染性疾病，也可以源于非传染性疾病。导致生殖器溃疡病最常见的五种性传播疾病为单纯疱疹病毒感染、梅毒、软性下疳、性病淋巴肉芽肿和腹股沟肉芽肿。
- 对生殖器溃疡患者的评估应包括是否合并性传播感染（sexually transmitted infection，STI），是否有风险的性行为史、地理位置和相关症状、体征的病史。
- 经验性治疗可能有效地避免治疗延误和避免 STI 传播风险。

一、背景

（一）疾病定义

- 由皮肤或黏膜破裂引起的生殖器外表面或内表面的开放性溃疡。

（二）发病率／流行率

- 取决于病因，其中最常见的是通过性接触传播的单纯疱疹病毒和一期梅毒病原体。

（三）病因

- **感染因素：性传播病原体**
  - ➢ 单纯疱疹病毒Ⅰ型和Ⅱ型（HSV-1 和 HSV-2）。
  - ➢ 梅毒螺旋体（梅毒病原体）。
  - ➢ 杜克雷嗜血杆菌（软性下疳病原体）。
  - ➢ 沙眼衣原体 L1–3 血清型（性病淋巴肉芽肿病原体，LGV）。
  - ➢ 克雷伯菌肉芽肿（腹股沟肉芽肿病原体，又称"杜诺凡病"）。

  - ➢ HIV 原发感染。
- **感染因素：非性行为获得性**
  - ➢ 非性行为获得性急性生殖器溃疡（NAGU）：罕见。
- **非感染因素**
  - ➢ 固定的药物反应：不常见，见于使用某些特定的药物组合时。
  - ➢ 白塞综合征：由血管炎导致的临床表现。
  - ➢ 肿瘤。
  - ➢ 创伤。

（四）病理学／发病机制

- 溃疡的组织病理学表现通常是非特异性的，可见上皮坏死。

（五）预测／危险因素

- **性传播**：主要危险因素为近期无保护措施的性接触。
- **地方病原体**：特定的地理位置。

二、预防

> **临床精粹**
>
> - 针对生殖器溃疡的性传播病因的预防措施主要为有保护措施的性接触。早期诊断和治疗可能会减少疾病的传染和播散。

（一）筛查

- 病史：近期或既往无保护措施的性行为史。

（二）一级预防

- 避免性传播感染的预防措施：使用避孕套的保护性接触。

（三）二级预防

- 对于已确诊性传播感染的患者，凡与其有性接触的人员，都应根据暴露时间进行告知、筛查和治疗，以减少疾病的传染、再感染和广泛传播。

三、诊断

> **临床精粹**
>
> - 病史：性交史和危险性行为、地理位置、相关症状和体征（痛性溃疡与无痛性溃疡、出现淋巴结肿大、全身症状）。
> - 体征：外阴/阴道的溃疡性病变、多发性溃疡与单发性溃疡、有无淋巴结病变、伴有宫颈分泌物异常、鹅口疮或肝大。
> - 检查：通过溃疡的聚合酶链反应（PCR）或病毒培养开展 HSV 诊断试验，用非特异性梅毒螺旋体试验（RPR）进行梅毒血清学筛查，如有条件可进行特殊培养。
> - 检查可基于病史，尤其体征提示是非感染性原因时。

（一）鉴别诊断

鉴别诊断	特 征
单纯疱疹病毒	基底红斑上有单个或多个成簇的小泡，破裂后形成浅表溃疡
软性下疳	溃疡一开始呈丘疹样，随后发展为溃疡。溃疡较深，边界不规则，伴有脓性灰黄色基底和破坏性紫色边界
一期梅毒	单纯性、硬化性的边界清楚的无痛性溃疡。也可以表现为多发的、质地柔软无硬结的皮损，形态不规则，可有伴有偶发疼痛
性病淋巴肉芽肿（LGV）	以单个丘疹或浅表溃疡起病
腹股沟肉芽肿	起初为一个或多个结节性病变，后形成溃疡。溃疡慢慢扩大，形成质脆、隆起的边缘。邻近皮肤通过自身接种可能形成'接吻'损伤
急性生殖器溃疡	突发伴剧烈疼痛的大溃疡（＞1cm），较深，红色–紫罗兰色边界，坏死的基底部覆盖浅灰色渗出物，部分呈对称性的（"接吻"）表现
白塞综合征	罕见，病因不明的多系统炎性疾病，生殖器和口腔的疼痛的深溃疡、葡萄膜炎
固定性药物反应	与单纯疱疹相似的表现，但对抗病毒药物缺乏反应，HSV 培养阴性，如有近期用药史应引起怀疑

（二）典型表现

- 生殖器部位出现溃疡，可为急性或慢性，单发或多发，可有分泌物，伴或不伴疼痛及其他相关症状。

（三）临床诊断

1. 病史

- 性交史和危险性行为，患者（或性接触者）居住或旅行的地点（某些病原体在特定地理区域可能更为常见），以及相关症状和体征（痛性溃疡与无痛性溃疡、出现淋巴结肿大、全身症状）。
- 非性接触获得性急性生殖器溃疡（NAGU）——罕见，对近期的感染，如 EB 病毒（EBV）、支原体和莱姆病产生免疫反应，通常发生在性交不活跃的青春期女孩或年轻女性，在发病前可有流行性感冒样症状。

- 固定性药物反应：近期使用非处方药或其他类型药物，如抗生素、非甾体抗炎药物、抗真菌药物、精神药物、质子泵抑制药、钙通道阻滞药和血管紧张素转化酶抑制药。
- 创伤性损伤通常由强迫或侵略性的性交引起，通常表现为擦伤。

2. 体格检查

- 外阴／阴道可见溃疡性病变，为单发性或多发性溃疡，有或无淋巴结肿大，伴有宫颈分泌物异常、鹅口疮或肝大。
- 单纯疱疹病毒（HSV）、软性下疳（Chanroid）和性病淋巴肉芽肿（LGV）患者常有淋巴结压痛症状，后两者也可能出现多个淋巴结聚集成群或淋巴结化脓，或发展为"buboe"（单侧腹股沟淋巴结疼痛）。
- 一期梅毒后期常可见质地韧、没有弹性的硬下疳。
- 没有 STI 风险因素的患者应该评估自身免疫病的相关证据（如白塞综合征患者可出现口腔溃疡）。
- 急性生殖器溃疡属于临床诊断，需根据病史（近期无性接触）、年龄、严重程度和体格检查结果来排除其他疾病。

（四）实验室诊断

1. 诊断检查项目

- 单纯疱疹病毒聚合酶链反应（HSV-PCR）或溃疡病毒培养。
- 梅毒：血清学筛查可采用非特异性螺旋体血清学试验（RPR）和（或）特异性螺旋体血清学试验（苍白梅毒螺旋体酶免疫分析），可以采用阶梯式检测的方式。
- 性病淋巴肉芽肿：血清学检测可帮助诊断。
- 腹股沟肉芽肿：活检标本寻找杜诺凡小体。
- 软性下疳：特殊培养。
- 急性生殖器溃疡：应包括 EBV 抗体的血清学检测，以确定急性感染。

2. 影像学检查

- 影像学检查通常对生殖器溃疡的诊断没有帮助。

（五）在疾病诊断方面潜在的陷阱／常见的错误

- 如果仅依据体格检查发现病变的数量，而不使用诊断检测，虽有助于鉴别诊断，但易导致误诊。同一种感染源有时可能表现出不同的症状。例如，生殖器疱疹可能表现为单个溃疡或裂沟，或者多个梅毒硬下疳可能被误诊为单纯疱疹病毒（HSV）。
- 在大多数临床病例中，没有可靠的即时诊断性检测。此外，许多溃疡可能没有明确的病因。

四、治疗

（一）治疗原则

- 由于诊断性检测得出结果需要时间，因此可以先开始经验性治疗，特别是对于已知 STI 暴露史、提示患有 HSV 的生殖器溃疡或梅毒高危的患者。
- 基于患者的 STI 暴露史和体格检查结果，结合流行病学知识判断当地可能的致病因素，得出最有可能的诊断并进行经验性治疗。
  - ➢ 单一的、无痛的病变：进行一期梅毒的经验性治疗，即肌内注射青霉素 G 苄星（240万 U）。
  - ➢ 单个无痛病变伴明显腹股沟淋巴结肿大：有依据进行 LGV 经验性治疗，特别是在 LGV 流行地区，使用多西环素 100mg，每日 2 次，治疗 21 天。
  - ➢ 多发性疼痛病变：疑似单纯疱疹病毒，应接受抗病毒治疗。
  - ➢ 不典型的表现可能导致诊断的不确定性，因为单纯疱疹病毒和梅毒的患病率更高，采取经验性治疗是合理的。

（二）住院指征

- 不能接受门诊治疗、需要静脉注射抗生素或有严重的相关全身症状的溃疡患者，可能需要住院治疗。

（三）治疗方法

治疗方式	评 价
保守治疗	• 对于非感染因素，常规支持治疗、局部卫生和伤口护理以及疼痛控制是必要的 • 对于传染性病因，应该建议患者在等待检测结果期间避免性行为。建议性伴侣也进行检测，并使用避孕套以减少疾病传播
药物治疗 • 梅毒：苄星青霉素（240万U） • LGV：多西环素100mg，每日2次，共21天 • 腹股沟肉芽肿：阿奇霉素每周1g或每日500mg，连续3周 • 单纯疱疹病毒：阿昔洛韦400mg，每日3次或万乃洛韦1000mg，每日2次，疗程均为7～10天 • 软性下疳：阿奇霉素1g或头孢曲松250mg，肌内注射	

（四）并发症的预防/处理

- 在初诊后1周内安排随访，以评估治疗的临床反应并查看诊断检测结果。如果溃疡性病变持续存在或其他症状进展，可能需要更多的相关检查。
- 与已诊断为STI的患者有性接触的人员，应告知其进行相关筛查和必要的治疗，这是减少疾病传播的关键。

临床精粹

- 由于缺乏即时检测，得到诊断性检测结果可能需要一定时间，如有依据启动经验性治疗，不能延误治疗。
- 如有一次已知的STI暴露史、溃疡提示HSV感染，以及梅毒高风险的生殖器溃疡患者均应接受经验性治疗。
- 治疗方式的选择取决于患者特定STI暴露史和临床评估。

五、特殊人群

（一）孕妇

- 若确诊为感染所导致，则必须使用对妊娠无不良反应的抗生素治疗。

（二）儿童

- 若儿童罹患感染性的性传播疾病，应怀疑是否存在性虐待行为并进行详细评估。

（三）老年人

- 对于老年或其他活动受限的患者，应注意评估非感染性病因，如褥疮、压迫性溃疡、腐蚀或刺激所致的皮肤溃疡，以及肿瘤相关溃疡。

六、预后

临床精粹

- 通过早治疗，避免性传播疾病的再次感染，可在治疗完成后获得良好的预后。
- 为确保治疗成功必须进行随访，因为治疗不当可能导致具有传播风险的疾病经久不愈。

随访检测和监测

- 随访应安排在初诊后1周内，以评估治疗的临床反应并查看诊断检测结果。如果溃疡性病变持续存在或其他症状进展，可能需要更多的检测。

推荐网站

[1] National STD Curriculum, University of Wisconsin. www.std.uw.edu
[2] Centers for Disease Control and Prevention. http://www.cdc.gov/std

相关指南

国家学会指南

题 目	来 源	日期/全文
2015版性传播疾病治疗指南	疾病控制与预防中心	2015 https://www.cdc.gov/std/tg

第 32 章 外阴痛
Vulvodynia

Suzanne S. Fenske **著**

鹿 群 赵悦欣 **译** 王国云 **校**

本章概要

- 外阴痛指特发性的、持续 ≥ 3 个月以上的慢性外阴部位疼痛。
- 外阴痛可能是数种不同的疾病的共同表现。
- 外阴痛可以根据是广泛性外阴疼痛还是局限性疼痛、诱发性疼痛还是自发性疼痛、原发性还是继发性疼痛、是间歇性还是持续性疼痛、即刻性还是延迟性疼痛来分类。
- 临床诊断依赖于详尽的病史和全面的体格检查。
- 由于缺乏评估治疗方案的研究，而采用"反复试验"方法。
- 外阴痛先采用保守性治疗方法，如认知 – 行为疗法和逐步递增的物理疗法，然后是局部药物和全身药物治疗，最后是前庭切除术。

一、背景

（一）疾病定义

- 外阴痛指特发性的、持续 ≥ 3 个月以上的慢性外阴疼痛。

（二）疾病分类

- 2015 年，国际外阴阴道病研究学会（ISSVD）、国际女性性健康研究学会（ISSWSH）和国际盆腔疼痛学会（IPPS）修订了外阴痛的术语和分类。外阴痛可以是局限性的（如前庭疼痛）、广泛性或混合性的疼痛，也可以是诱发性的、自发性的或混合性的疼痛，还可以是原发性或继发性的、间歇性的、持续性的、即刻性的疼痛或延迟性的疼痛。

（三）发生率 / 流行病学

- 据报道，3%～16% 的女性曾有持续 ≥ 3 个月以上的外阴疼痛史。
- 4%～7% 的女性当前外阴疼痛症状已持续了 ≥ 3 个月。

（四）病因

外阴痛的病因尚不明确。

（五）病理学 / 发病机制

- 外阴痛的发病机制尚不清楚。
- 关于外阴痛病因。一种假说认为，雌激素影响感觉识别和疼痛敏感度。当雌激素水平随时间变化时，外阴神经敏感度和感觉伤害性感受器可能会发生变化。这就可以解释，为什么外阴痛会困扰围绝经期和一些使用口服避孕药的女性。

- 外阴痛是神经病理性疼痛的表现，导致外阴痛的一个可能原因是组织损伤，由于机体感知到持续性损伤而导致持续性的神经病理性疼痛。
- 外阴痛的另一个可能原因是盆底肌肉功能障碍。当肌肉纤维损伤发生时，局部会释放炎症介质，从而导致肌肉痛觉过敏和外周神经敏感化。随着刺激时间的延长会发生中枢神经敏感化，导致正常情况下无害的刺激被感知为疼痛。

二、预防

> **临床精粹**
> - 没有任何干预措施被证实可以预防外阴痛的发生。

（一）筛查

- 没有针对外阴痛的常规筛查。

（二）一级预防

- 目前尚无已知的干预措施或治疗方法可预防外阴痛首次发生。

（三）二级预防

- 目前认为，外阴痛是一个较大的范畴，它是多种不同发病机制的疾病的共同表现。
- 鉴于外阴痛可能合并多种不同的疾病，所以很难探讨复发和预防复发的问题。对于一些患者，外阴痛表现为一种时好时坏且反复发作的慢性病，而对于另一些患者，外阴痛不会复发。
- 为了避免复发，必须做出正确诊断，并推断出发病机制。

三、诊断

> **临床精粹**
> - 当患者有持续3个月的外阴疼痛病史，且已排除炎症性、感染性和肿瘤性病因时，则考虑诊断为外阴痛。
> - 体格检查发现棉签触诊试验阳性，可进一

> 步支持外阴痛的诊断。
> - 目前尚无影像或实验室检查来确诊外阴痛，但炎症、感染、肿瘤等的阴性检测结果支持外阴痛的诊断。

（一）鉴别诊断

鉴别诊断	特 征
感染性因素	- 体格检查发现与感染性疾病相符的临床表现，如溃疡、阴道排液、水肿、红斑 - 确诊依据：实验室检查发现病原体
炎症性皮肤病因素	- 如硬化性苔藓、过敏性或接触性皮炎、扁平苔藓、外阴上皮内瘤变等 - 皮肤检查和活组织检查证实为炎症病因
解剖学因素	- 阴蒂异常勃起是一种罕见的外阴疼痛病因 - 根据检查时发现阴蒂水肿、压痛得出诊断
恶性肿瘤	- 大多数患者有外阴斑块、溃疡或肿物 - 根据外阴活检结果确诊
带状疱疹后神经痛	- 病史提示近期疱疹爆发，检查提示存在沿神经走行的疼痛

（二）典型临床表现

- 广泛性外阴痛的患者通常主诉为广泛的弥漫性的疼痛，可描述为刺痛或灼烧痛，或像是持续的酵母菌感染。而患有局限性外阴疼痛（如前庭痛）的患者，通常主诉为性交困难。如前庭痛的患者自诉插入性疼痛，疼痛使得她们无法插入卫生棉条。这种疼痛通常被描述为灼烧痛或刀割样锐痛。患者常自诉，轻触也会使她们感到不适，并且不能穿紧身裤或紧身内衣。

（三）临床诊断

1. 病史

- 重要的是要了解疼痛的特征，如起病时间、随时间变化的情况、持续时间、部位、性质、诱因，以及疼痛属于原发性还是继发性。
- 获取所有创伤史、手术史等病史。
- 进行详细的系统回顾，尤其需要重视胃肠道和泌尿系统症状。
- 获取详细的性交史，重点是性欲、性唤醒、性高潮、性满足频率、性痛苦史，以及性虐待史。

- 评估当前病因的动态变化，并确定当前症状的处理方案。
- 获取既往所有治疗及其结果的记录。

2. 体格检查

- 第一步用棉签对大腿内侧、臀部和耻骨内侧进行触诊。
- 第二步用棉签对大阴唇、阴蒂包皮、会阴和阴唇内沟进行触诊。
- 第三步用棉签轻轻触诊小阴唇。
- 用棉签在前庭的 5 个位置轻轻地触诊，包括尿道旁腺体的开口处、前庭大腺的开口处和 6 点钟位置。
- 完成棉签触诊后，应将一根手指插入阴道，并检查盆底肌肉是否有触痛和张力增高。
- 进行阴道内镜检查，以评估分泌物、阴道萎缩、糜烂、溃疡和红斑情况。
- 行双合诊以评估子宫和附件情况。
- 最后应进行直肠阴道检查，以评估直肠阴道陷窝和后穹窿。

（四）实验室诊断

诊断检查项目

- 阴道分泌物应该加氢氧化钾（KOH）溶液和生理盐水后进行检查，并对阴道穹窿进行 pH 测试。
- 阴道分泌物应进行性传播感染、念珠菌病和细菌性阴道病的培养。
- 如果肉眼检查或阴道镜检查有特殊发现，应进行外阴或阴道活检。
- 如果双合诊发现子宫或附件肿块增大，应进行超声检查。

（五）关于疾病诊断的潜在陷阱 / 常见错误

- 在诊断中常见的一项错误是对感染性因素导致外阴痛漏诊。医生常常对感染进行经验性治疗，而不会将外阴痛视为一种诊断。
- 另一种常见错误是漏诊前庭痛，并将性交困难误诊为阴道痉挛。

四、治疗

（一）治疗原则

- 经典的治疗方案以无创性治疗方案作为一线治疗，如心理干预和盆底理疗。
- 二线方案是药物治疗。治疗可以是局部或全身性治疗。局部治疗方案中，局部麻醉药可实现前庭神经的长期脱敏，辣椒素也可以作为一种局部方案，通过使患者在最初的感觉过敏后，对灼热感和疼痛产生的长期脱敏来治疗外阴痛。对于口服避孕药导致外阴痛的患者，已成功使用雌激素和睾酮进行对症治疗。全身性抗惊厥治疗的使用仍待商榷，应等待随机对照试验结果来验证该方案是否值得推荐。
- 外阴前庭切除术是三线治疗方案。该手术包括切除外阴后前庭黏膜和处女膜后环的半圆形组织块。

（二）治疗方法

治疗方式	评 价
保守治疗 • 认知行为疗法 • 盆底理疗法 • 肌电图生物反馈	保守治疗方案是推荐给所有患者的一线治疗方案
药物治疗 • 局部麻醉药 • 辣椒素 • A 型肉毒毒素 • 局部激素治疗	虽然已有肉毒毒素超出注射侧的远距离扩散，并导致吞咽困难和呼吸困难的报道，但是极为罕见。辣椒素在最初接触时会导致感觉过敏，因此耐受性不佳
手术 • 前庭切除术	前庭切除术是前庭痛患者的一种选择。对于顽固性疼痛的患者，在药物治疗失败后，可选择前庭切除术
其他治疗 • 针灸 • 催眠疗法	两项非对照的前瞻性试验研究显示，参与者在进行针灸和催眠治疗后，疼痛缓解，性行为有所改善。在推荐这些方案作为治疗选择之前，建议进行额外的研究

临床精粹

- 外阴疼痛的治疗是一个缓慢的过程，没有适用于所有患者的固定方案。
- 如果考虑是由于缺乏雌激素和睾酮而导致疼痛，局部补充雌激素和睾酮，并避免使用口服避孕药，可以获得良好的效果。

- 如果考虑病因是感觉过敏，那么脱敏疗法就可以成功治疗。

五、预后

临床精粹

- 外阴疼痛有许多药物治疗方法，但很少有对照试验来证实这些治疗方法的疗效。
- 治疗通常是基于"反复试验"。
- 前庭痛的手术治疗成功率为 60%～90%。

参考文献

[1] Borenstein J, Goldstein AT, Stockdale CK, et al. 2015 ISSVD, ISSWSH and IPPS consensus terminology and classification of persistent vulvar pain and vulvodynia. *Obstet Gynecol* 2016;127:745.

[2] Burrows LJ, Goldstein AT. The treatment of vestibulodynia with topical estradiol and testosterone. *Sex Med* 2013;1:30.

[3] Edwards L. Vulvodynia. *Clin Obstet Gynecol* 2015;58:143.

[4] Goldstein AT, Pukall CF, Brown C, et al. Vulvodynia: assessment and treatment. *J Sex Med* 2016;13:572–90.

[5] Haefner HK, Collins ME, Davis GD et al. The vulvodynia guideline. *J Low Genit Tract Dis* 2005;9(1):40–51.

[6] Kliethermes CJ, Shah M, Hoffstetter S, et al. Effect of vestibulectomy for intractable vulvodynia. *J Minim Invasive Gynecol* 2016;23(7):1152–57.

[7] Steinberg AC, Oyama IA, Rejba AE, et al. Capsaicin for the treatment of vulvar vestibulitis. *Am J Obstet Gynecol* 2005;192:1549–53.

相关指南

国家指南

标题	来源	日期 / 全文
2015 版 ISSVD, ISSWSH, IPPS 持续性外阴疼痛的共识术语和分类	ISSVD, ISSWSH, IPPS 评论：定义是没有明确原因的外阴疼痛持续至少 3 个月。外阴疼痛可有感染性、炎症、肿瘤性、神经学、外伤引起，医源性和激素病因。	2016 *Obstet Gynecol* 2016 Apr；127（4）：745–51.
外阴疼痛指南	国家外阴疼痛协会 外阴疼痛有许多治疗方法，但很少有对照试验来证实治疗方案的效果。	2005 https://www.nva.org/wp-content/uploads/2015/01/Haefner-Vulvodynia Guideline-2005.pdf

第三篇　生殖内分泌学

Reproductive Endocrinology

西奈山专家指南：妇产科学

MOUNT SINAI EXPERT GUIDES:

Obstetrics and Gynecology

第 33 章 不孕夫妇的评估
Evaluation of the Infertile Couple

Taraneh Gharib Nazem　Devora Aharon　Alan B. Copperman　著

郝桂敏 译　赵君利 校

一、背景

(一)疾病定义

- 不孕症指有规律的无保护性交≥ 12 个月未获得成功妊娠,或者> 35 岁的女性有规律无保护性交 6 个月后仍未获得妊娠。
- 周期生殖力是在一个月经周期内妊娠的概率。
- 周期生育是指任何一个周期结局都可能导致活产。

(二)影响

1. 发生率

- 据估计,健康夫妇的周期生殖力为 0.25,意味着在一个月经周期中有 75% 的概率受孕失败。但在连续的未受孕周期中这一比例逐渐降低,至 12 个月时降至 0.03。
- 随着年龄增长,不孕症的发病率逐渐增加。数据显示,女性的最佳生育年龄为 20—24 岁,随后生育能力开始下降,在 25—29 岁不孕的概率为 4%~8%,30—34 岁为 15%~19%,35—39 岁为 24%~26%,40—45 岁不孕症的发病率可高达 95%。流产率同样随着年龄增加而上升,而辅助生殖技术(artificial reproductive technologies,ART)的成功率随之下降。
- 在过去的 50 年间,不孕症的总体发病率稳定在 12% 左右。
- 接受不孕症诊断与治疗的女性比例在逐渐增加。据报道,1982 年,共有 660 万(9.9%)女性接受不孕症的相关干预。这一数字在 1995 年达到高峰,为 930 万人(15%),随后在 2002—2010 年保持在每年 730 万人次(12%)。

2. 经济影响

- 据估计,在美国每年用于不孕症诊疗的总费用为 20 亿~30 亿美元。
- 在美国,治疗不孕症的保险覆盖范围并不统一,取决于雇主的政策和州政府的管理。
- 用于不孕症诊疗的自费开支因人而异,且有可能极为昂贵。

3. 社会影响

- 不孕症通常使患者处于苦恼和焦虑的精神状态。
- 由于体外受精和其他技术在高龄备孕女性的应用,家庭结构的改变(LGBTQIA 患者及单身女性)及人们对生育服务的认识和媒体的关注,过去 30 年来,不孕症的评估和治疗变得更加有针对性。

(三)病因

- 人类的生殖系统受到许多已知和未知因素的影响。

(四)病理 / 发病机制

1. 正常妊娠

- 妊娠是男性和女性顺利完成以受精卵着床为结局的一系列复杂生理事件的结果。
- 排卵、高质量卵母细胞的形成、足够数量的精子、女性生殖道内的精卵结合、受精卵由输卵管至宫腔的转移及在子宫内膜上的着床,是人类生育所必需的基本生理事件。

- 这一过程中任何环节的中断或异常都将导致生育能力下降。

2. 女性衰老的生理改变

- 女性年龄是独立影响妊娠率的最关键因素。

- 女性在胎儿期拥有数量最多的生殖细胞，在 20 周胎龄时可达 600 万～700 万。此后，原始卵泡中的卵母细胞数量随着原始卵泡的闭锁而减少。出生时卵泡数量为 100 万～200 万，至青春期前降至 30 万，而至绝经前期仅剩约 1000 个卵母细胞。女性的一生中约有 400 个卵泡最终发育成熟并排卵。

- 卵母细胞的质量同样随着女性年龄增长而下降。减数分裂中同源染色体不分离现象导致卵母细胞及胚胎非整倍体增加。形成非整倍体的确切原因仍未被阐明，但有丝分裂纺锤体功能异常或姐妹染色单体未能正确配对可能导致非整倍体的形成。

3. 男性衰老

- 精子量减少、精子活动度降低及精子形态异常与男性年龄增长有关。

- 随着年龄增加，男性会出现性腺功能减退。从 40 岁开始，男性体内分泌的雄激素逐渐减少。

- 有证据显示，随着男方年龄增长，妊娠率降低，而获得妊娠所需的时间增加。男性步入 40 岁后其生育力开始下降，但这一细微改变在许多情况下并非是导致不孕的关键因素，这一点与女性年龄导致的相关生育力显著下降形成鲜明对比。

（五）不孕症的病因

卵巢 / 排卵异常	下丘脑功能失调 • 体重 / 人体成分 • 压力 • 剧烈运动 • 浸润性疾病（如淋巴瘤、恶性组织细胞增生症）
	垂体疾病 • 催乳素瘤 • 空蝶鞍综合征 • 席汉综合征 • 皮质醇增多症 • 肢端肥大症 • 其他垂体肿瘤 • 甲状腺疾病

（续表）

卵巢 / 排卵异常	卵巢功能异常 • 卵巢功能减退［如老化、医源性损伤、遗传病（Turner 综合征，X 染色体脆性突变）］ • 卵巢来源的高雄激素血症（如多囊卵巢综合征）
输卵管 / 腹膜因素	感染 • 盆腔炎
	结构因素 • 输卵管结扎 / 绝育术 • 异位妊娠 • 输卵管周围粘连性疾病（如穿孔性阑尾炎）
	宫内节育器（如 Dalkon Shield）
	子宫内膜异位症
子宫因素	结构 / 先天因素 • 单角子宫 / 纵隔子宫 / 双角子宫 / 双子宫 • 胎儿期己烯雌酚接触
	结构 / 后天因素 • 子宫肌瘤
	• 子宫内膜息肉
	• 宫腔粘连（如 Asherman 综合征）
宫颈因素	结构因素 • 宫颈环形电刀切除术（LEEP）或宫颈锥切术 • 外伤 • 宫颈狭窄
男方因素	结构因素 • 腹股沟疝病史 • 精索静脉曲张、精液囊肿 • 睾丸肿物 • 输精管缺如或梗阻 • 附睾阻塞或功能障碍 • 隐睾症 • 射精障碍 • 输精管结扎术
	感染 • 性传播感染病 • 病毒性睾丸炎 • 病毒性感染导致的睾丸萎缩
	慢性病 • 肾脏疾病 • 甲状腺疾病 • 糖尿病 • 恶性肿瘤 • 镰状细胞贫血 • 营养不良
	下丘脑 – 垂体疾病 卡尔曼综合征 肿瘤（如颅咽管瘤、垂体大腺瘤） 高催乳素血症 肥胖

（续表）

男方因素	原始性腺发育异常 • Y 染色体微缺失 • Klinefelter 综合征
	精子运输障碍 • Kartagener 综合征（原发性纤毛运动障碍）
	药物（如类固醇激素、化疗药物、降压药、柳氮磺胺吡啶等）
尚未阐明的因素	
其他	自身免疫病 不良生活方式（如吸烟） 职业危害 • 化学暴露 • 杀虫剂、农药 • 铅 • 有机溶剂 • 放射线

二、诊断

临床精粹

- 全面、完整地询问病史和体格检查是判断不孕症原因的第一步。
- 辅助检查的重点应在于评估输卵管通畅性及包括宫腔在内的女性生殖道情况。
- 应根据病史或实验室检查结果明确卵巢功能。
- 卵巢储备功能的测定不可忽视，尤其是对于年龄＞35 岁的女性应尤为注意。
- 精液常规检查是一项不可或缺的检查。
- 并非所有患者都能找到明确的病因，某些情况下可能会作出"不明原因不孕"这一诊断。

（一）鉴别诊断

诊 断	概 率
非常常见（＞20%）	
排卵功能障碍	20%～40%
输卵管及腹膜疾病	30%～40%
男方因素	30%～40%

（续表）

诊 断	概 率
常见（6%～20%）	
不明原因不孕	10%～20%
少见（1%～5%）	
子宫内膜异位症	5%
宫颈因素	3%
罕见（＜1%）	
子宫畸形	＜1%

（二）临床诊断

- 通常推荐 12 个月无保护性交后仍未妊娠的夫妇进行不孕症筛查，但对于女性年龄＞35 岁者，6 个月无保护性交后未受孕即应当及时就诊。
- 夫妇中若女方存在月经过少、月经稀发或闭经，确诊或疑诊子宫、输卵管或腹膜相关疾病，Ⅲ～Ⅳ期子宫内膜异位症，或男方因素导致生育能力低下，也建议及早进行不孕症相关检查与评估。
- 流程图 33-1。

1.病史

- 详尽而完整的病史对于指导临床医生寻找病因及为患者制订最初的诊疗计划至关重要。
- 应获得全面的病史、生育史和家族史。相关病史还应包括以下内容。
  - 不孕症病史：不孕时长、既往检查和（或）治疗的结果、性交频率、夫妇双方性功能。
  - 月经史：初潮年龄、月经周期长短及特点。
  - 孕产史：孕数、产次、既往妊娠结局、并发症。
  - 妇科疾病史：避孕情况、性传播疾病史、盆腔炎、异常的宫颈巴氏涂片检查及相关的内科或外科治疗。
  - 特定疾病的典型症状：盆腔痛或腹痛、性交困难、大便困难 / 便秘，内分泌障碍、甲状腺疾病、乳溢、多毛。

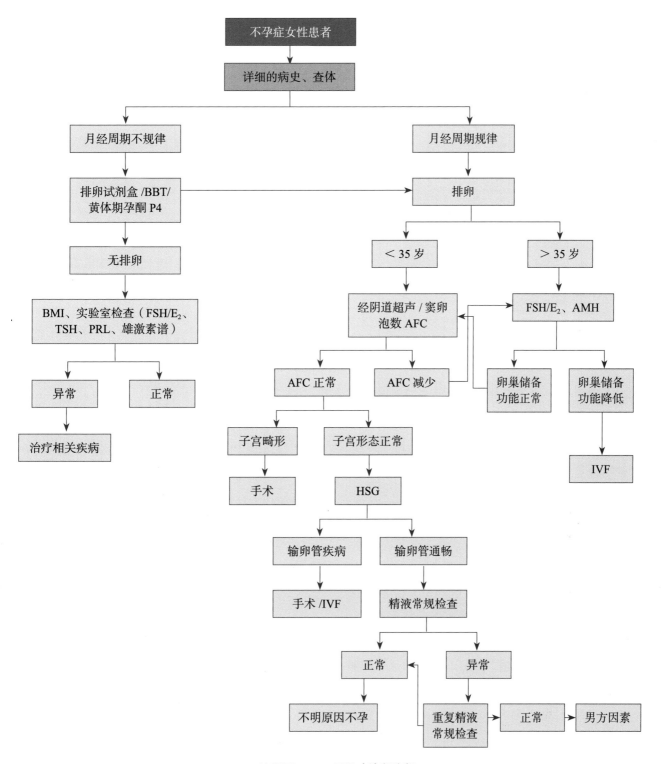

▲ 流程图 33-1 不孕症诊断流程

BBT. 基础体温；BMI. 身体质量指数；FSH. 卵泡刺激素；E_2. 雌二醇；TSH. 促甲状腺激素；PRL. 催乳素；HSG. 子宫输卵管造影术；AMH. 抗米勒管激素；IVF. 体外受精；AFC. 窦状卵泡计数

➢ 既往病史：特别注意甲状腺问题和高雄激素血症。

➢ 手术史（妇科或腹部）。

➢ 目前用药情况及过敏史。

➢ 家族史：包括出生缺陷、发育延迟、过早绝经及生殖问题。

- ➤ 社会史：吸烟、饮酒、消遣性药物及毒品接触史。
- ➤ 职业史：危险暴露。
- ➤ 男性伴侣的相关病史。

2. 体格检查

- 测量并记录患者的体重、身高、BMI、生命体征（包括血压及心率）等。
- 触诊甲状腺大小、形状，是否存在甲状腺结节。
- 乳腺查体，包括触诊有无肿物或包块、泌乳情况、Tanner 分期等。
- 观察患者有无雄激素过多的表现（多毛、痤疮，患者体型）。
- 观察阴蒂、处女膜环、阴道、宫颈的解剖学外观。
- 进行妇科查体，触诊子宫位置、大小、活动度，附件包块及有无压痛，宫骶部及子宫直肠陷凹有无结节、肿物及压痛。

（三）实验室诊断

1. 诊断检查列表

- 卵巢储备功能测定。
  - ➤ 月经第 3 天卵泡刺激素（FSH）及雌二醇水平测定是评估卵巢储备功能最为常规的检查。FSH 水平在一个月经周期中波动显著，而血清 FSH 测定最好在早卵泡期（月经第 2～4 天）进行。雌二醇水平升高会通过负反馈抑制 FSH 释放，故雌二醇水平测定对于反映 FSH 水平很有必要，但其本身对于评估卵巢储备功能的意义十分有限。若女性基础 FSH > 13mIU/ml，则考虑其卵巢储备功能降低。
  - ➤ 抗米勒管激素（anti-mullerian hormone, AMH）由未成熟的小窦卵泡颗粒细胞分泌，可反映剩余卵泡数量。AMH 的分泌不依赖于促性腺激素，故其水平在月经周期中变化不大。AMH 正常范围为 1～3ng/ml。AMH < 1ng/ml 提示卵巢储备功能降低，但这个结果应该根据女性的年龄来综合判读。
  - ➤ 氯米芬激发试验（Clomiphene Citrate challenge test, CCCT）是测定 FSH 水平的激动试验。氯米芬通过竞争性结合下丘脑雌激素受体，促进垂体释放 FSH 和黄体生成素（luteinizing hormone, LH），从而发挥雌激素激动与拮抗的双重作用。进行 CCCT 时，在月经第 3 天测定 FSH 和雌二醇水平，随后在月经第 5～9 天口服氯米芬 100mg/d，在月经第 10 天再次检测 FSH 水平。若患者卵泡池中的卵泡数量少，则其较低的抑制素 B 和雌激素水平会减弱对于 FSH 分泌的负反馈作用，从而使 FSH 水平升高。通常，月经第 10 天 FSH > 10mU/ml，即可诊断卵巢储备功能降低。CCCT 现已逐渐被新的检查手段（如 AMH 测定）所代替，因后者更为便捷、高效且能够更加直观地反映卵巢储备功能。
  - ➤ 抑制素 B 在卵泡期由小窦卵泡颗粒细胞分泌，因此被认为能够反映卵巢储备功能。但抑制素 B 受外源性促性腺激素释放激素及 FSH 刺激影响，其水平在月经周期中波动明显，故对于卵巢储备功能的评估并不可靠。
- 排卵功能测定
  - ➤ 月经规律的女性（月经周期 25～35 天）通常能够正常排卵。以下检查可以协助诊断，排除不确定性。
  - ➤ 黄体中期（月经 18～24 天）血清孕酮 > 3ng/ml 说明已排卵。
  - ➤ 排卵试纸（ovulation predictor kits, OPK）可用于居家监测。OPK 通过测定尿 LH 水平，可以检测到排卵前 36h 出现的 LH 峰。女性可在预计 LH 峰出现前 1～2 天自行验尿。任何可使 LH 水平升高的情况，如多囊卵巢综合征（polycystic ovarian syndrome, PCOS）、原发性卵巢功能不全或绝经等，均可能导致假阳性结果。
  - ➤ 基础体温（basal body temperature, BBT）是指女性每天同一时间测量体温并绘制图表，是一种简单、经济的方法。基础体温双相是排卵周期的特征性表现。排卵前体温通常

$< 36.7℃$，而排卵后由黄体产生的孕激素作用于下丘脑体温调节中心，使体温 $> 36.7℃$。在黄体期，由孕激素导致的基础体温升高幅度通常为 $0.3\sim0.6℃$。

➤ 子宫内膜活检可以体现排卵后孕激素影响下的子宫内膜组织学改变。孕激素使子宫内膜由增生期转为分泌期。在未接受外源性孕激素作用的情况下，分泌期内膜提示近期已排卵。子宫内膜活检曾是黄体功能不全的基本筛查方法，但如今由于有创性较小的检查方法的普及，内膜活检不再被广泛应用。

➤ 多种原因可导致无排卵，以下检查可用于明确病因。

◆ 促甲状腺激素（TSH）是甲状腺疾病的初筛检查。若 TSH 水平异常，应进一步检测游离 T_4 水平。

◆ 由于泌乳素水平在黄体期较高，且在一天当中有所波动，故卵泡期清晨测定泌乳素水平最为准确。

◆ 月经第 3 天测定 FSH 或 AMH 水平可协助判断是否为卵巢功能不全导致的无排卵。

◆ 若患者出现雄激素过多的表现，则其他必需的检查项目包括雄激素、硫酸脱氢表雄酮（dehydroepiandrosterone sulfate, DHEAS）及 17α-羟孕酮（17α-hydroxyprogesterone, 17α-OHP）水平。17α-OHP 由黄体产生，故也应于卵泡期清晨进行测定。17α-OHP 水平升高提示先天性肾上腺皮质增生症。

• 输卵管因素不孕。

➤ 衣原体抗体检测主要针对沙眼衣原体，后者与输卵管疾病相关。此项检查临床意义有限，不作为常规检查项目。

• 宫颈评估。

➤ 性交后试验（postcoital test, PCT）是指在排卵前获取宫颈黏液，用于检查宫颈黏液有无异常并对混入其中的精子进行计数。PCT 对诊断不孕症不具有敏感性及特异性，因此不再作为广泛应用的检查方法。对无法进行常规精液常规检查的夫妇，可考虑行 PCT。

• 男方因素不孕。

➤ 精液常规检查（semen analysis, SA）是评估男性伴侣的标准检查。在采精前 2~5 天男方应避免排精。精液常规检查的正常检查结果包括精液量 1.5~5ml，精子浓度 > 2000 万 /ml，精子活力 > 50%，正常形态精子 > 4%（Kruger 分类）。若初始 SA 异常，则需再次采样分析进行确认。

2. 影像学检查

• 卵巢储备功能评估。

➤ 经阴道超声检查（TVUS）下窦状卵泡计数（antral follicle count, AFC）是用于评估卵巢储备功能的一种非直接但应用价值极高的方法。在早卵泡期，通过 TVUS 可直观记录双侧卵巢的窦卵泡数。窦卵泡平均直径为 2~10mm。双侧总数 < 3~6 即可认为窦卵泡数较少。

• 子宫因素不孕。

➤ TVUS、3D 超声、磁共振成像（MRI）均为有用的影像学技术，可有效协助诊断子宫病变，包括平滑肌瘤和先天性畸形，以及卵巢病变。

➤ 生理盐水宫腔声学造影（saline-infusion sonograms, SIS）是指在 TVUS 引导下向宫腔内注入生理盐水，以评估宫腔大小并显示其轮廓，用于检测和显示子宫内膜息肉、黏膜下肌瘤、宫腔粘连等宫腔内病变。

➤ 子宫输卵管造影（hysterosalpingogram, HSG）是一种将放射不透明的对比剂注入子宫腔后并获得盆腔 X 线片的检查。HSG 可在显示子宫腔大小和形状的同时反映输卵管通畅性。HSG 可以识别子宫发育异常（单角子宫、纵隔子宫或双角子宫）及后天病变（子宫内膜息肉、黏膜下肌瘤、宫腔粘连）。

➤ 宫腔镜可用于宫腔内病变的最终确诊，同时也是有效的治疗手段，但其作为一项花费较高的有创性操作，应在其他影像学检查结果提示宫腔内病变后实施。

- 输卵管因素不孕。

  ➤ HSG 是评估输卵管通畅性的标准检查方法，通常在早卵泡期月经干净后进行，可显示近端或远端输卵管梗阻、结节性峡部输卵管炎，揭示输卵管结构异常，并确定是否存在输卵管伞端包裹及输卵管周围粘连等。同时，HSG 可因其导致输卵管内黏液塞的释放、粘连的破裂，或输卵管纤毛摆动等作用提供潜在的治疗益处。

  ➤ SIS 也可以通过超声监测下向宫腔内注入生理盐水并观察其最终流动来判断输卵管通畅性。但其诊断价值因无法确定单侧或双侧通畅性而受到一定程度的限制。

  ➤ 腹腔镜下色素输卵管通液术是另一种可选择的诊疗方法，但很少作为一线筛查方法，尤其是没有其他腹腔镜适应证的患者。将稀释的亚甲蓝或靛蓝染液从宫颈注入输卵管，在腹腔镜下可直观地观察输卵管溢液。该手术还可纠正输卵管疾病的原因，如输卵管伞端包裹或输卵管周围粘连。

（四）诊断疾病时的潜在误区或常见错误

- 缺乏对夫妇中的男方进行完整的病情评估与诊治是不孕夫妇诊疗过程中的众多不足之一。即使男方已有亲生子女，精液常规检查仍为必要检查。对男方进行完整的病史采集和有针对性的检查是不孕症诊断工作中的重要组成部分。

- 通常，临床工作者会在应用子宫输卵管造影的同时对双侧输卵管和子宫进行评估，但 HSG 也有局限性，特别是对于先天性子宫异常者。如果高度怀疑子宫畸形，3D 超声或 MRI 检查是必要的。

参 考 文 献

[1] Broekmans FJ, Kwee J, Hendriks DJ, et al. A systematic review of tests predicting ovarian reserve and IVF outcome. *Hum Reprod Update* 2006;12(6):685–718.

[2] Broekmans FJ, de Ziegler D, Howles CM, et al. The antral follicle count: practical recommendations for better standardization. *Fertil Steril* 2010;94:1044.

[3] Chandra A, Copen CE, Stephen EH. Infertility service use in the United States: Data from the National Survey of Family Growth, 1982–2010. *Natl Health Stat Report* 2014 Jan 22;(73):1–20.

[4] Fritz, M, Speroff L. *Clinical gynecologic endocrinology and infertility*. Baltimore: Williams & Wilkins; 2011.

[5] Infertility workup for the women's health specialist. ACOG committee opinion no. 781. *Obstet Gynecol* 2019;130(6):e377–84.

[6] Luttjeboer F, Harada T, Hughes E, et al. Tubal flushing for subfertility. *Cochrane Database Syst Rev* 2007 Jul 18;(3):CD003718.

[7] Practice Committee of the American Society for Reproductive Medicine. Diagnostic evaluation of the infertile female: a committee opinion. *Fertil Steril* 2012;(98):302–7.

[8] Practice Committee of the American Society for Reproductive Medicine. Definitions of infertility and recurrent pregnancy loss: a committee opinion. *Fertil Steril* 2013;(99):63.

[9] Practice Committee of the American Society for Reproductive Medicine. Diagnostic evaluation of the infertile male: a committee opinion. *Fertil Steril* 2015;(103):18–25.

[10] Practice Committee of the American Society for Reproductive Medicine. Testing and interpreting measures of ovarian reserve: a committee opinion. *Fertil Steril* 2015;(103):9–17.

[11] Practice Committee of the American Society for Reproductive Medicine in collaboration with the Society for Reproductive Endocrinology and Infertility. Optimizing natural fertility: a committee opinion. *Fertil Steril* 2017;(107):52–58.

[12] Seifer DB, Baker VL, Leader B. Age-specific serum anti-Müllerian hormone values for 17,120 women presenting to fertility centers within the United States. *Fertil Steril* 2011;95:747.

[13] Strauss RL, Barbieri JF Ⅲ, Yen SSC. *Yen & Jaffe's reproductive endocrinology: physiology, pathophysiology, and clinical management*. 7th ed. Philadelphia: Elsevier/Saunders; 2014.

[14] World Health Organization. *Meeting to develop a global consensus on preconception care to reduce maternal and childhood mortality and morbidity*. Annex 3: Health Problems, Problem Behaviours and Risk Factors, Infertility/subfertility. Geneva: World Health Organization; 2013:46–9.

推 荐 网 站

American Society for Reproductive Medicine. www.asrm.org

RESOLVE: The National Infertility Association. www.resolve.org

European Society of Human Reproduction and Embryology. www.eshre.eu

World Health Organization. www.who.int

相 关 指 南

国家学会指南

标　题	来　源	日期 / 全文
委员会的意见：不孕女性的诊断评估	美国生殖医学协会	2015 年 6 月 *Fertil Steril* 2015 Jun；103（6）：e44–50.
委员会的意见：不孕男性的诊断评估	美国生殖医学协会	2015 年 3 月 *Fertil Steril* 2015 Mar；103（3）：e18–25.
卵巢功能不全女性的治疗	欧洲人类生殖和胚胎学学会	2016 年 5 月 *Hum Reprod* 2016 May；31（5）：926–37.
子宫内膜异位症女性治疗指南	欧洲人类生殖和胚胎学学会	2014 年 3 月 *Hum Reprod* 2014 Mar；29（3）：400–12.

第34章 诱导排卵 /ART/IVF/ICSI
Ovulation Induction/ART/IVF/ICSI

Kathryn L. Shaia   Alan B. Copperman   Eric Flisser   著

孙 赟 译   赵君利 校

本章概要

- 诱导排卵是刺激无排卵患者卵母细胞发育和释放的过程。
- 超促排卵是刺激多卵泡发育以提高不孕患者生殖能力的过程。
- 多达 25% 的女性患有排卵功能障碍，当明确了病因后，对潜在疾病的治疗，如甲状腺功能减退症和高催乳素血症等内分泌功能障碍的治疗，通常可使患者恢复正常的生育力。
- 在排除卵巢内固有的异常（如卵巢功能早衰）后，可口服或注射各种药物来刺激卵泡发育，以诱导卵母细胞成熟和排卵。
- 对于大多数无排卵的女性来说，没有明确的功能障碍。如果简单的诱导排卵方法无效时，先进的辅助生殖技术（ART）通常是有效的，其中最常见的是体外受精（IVF）。
- 辅助生殖技术包括所有涉及卵母细胞体外操作和辅助受精的技术，最常见的是体外受精和卵细胞质内单精子注射（ICSI）。
- 使用供体配子（精子和卵母细胞）及某些情况下代孕，在现代 ART 中也发挥着重要作用。
- ICSI，即将单个精子注入卵母细胞中，适用于严重生精功能异常的患者。
- 在有正常精液的情况下，ICSI 也可与体外受精一起用于其他原因导致的不孕症，如既往常规受精失败。

一、适应证

（一）诱导排卵及控制性超促排卵的适应证

- 下丘脑 – 垂体 – 卵巢轴功能障碍。
  - ➢ 代谢功能障碍
    - ◆ 过度运动
    - ◆ 进食障碍
    - ◆ 过度减重极端减重
    - ◆ 压力过大
    - ◆ 无排卵和稀发排卵
  - ◆ 多囊卵巢综合征（PCOS）
  - ➢ 内分泌失调
    - ◆ 高催乳素血症
    - ◆ 先天性肾上腺皮质增生症
    - ◆ 皮质醇增多症
    - ◆ 肢端肥大症
    - ◆ 甲状腺功能障碍
    - ◆ 希恩综合征
    - ◆ 空蝶鞍综合征
    - ◆ 全垂体功能减退症

- 特发性不育（不明原因）。

（二）IVF 的适应证

- 输卵管缺失、梗阻或严重受损。
- 严重的男性不育。
- 卵巢储备功能减退。
- 反复诱导排卵或超数排卵助孕失败。
- 排卵功能障碍。
- 特发性不育。
- 低促性腺激素性性腺功能减退症。
- 反复宫腔内人工授精失败。
- 植入前遗传学诊断（PGD）。
- 生育力保存。

二、治疗过程

（一）诱导排卵

- 口服诱导排卵药物通过抑制雌激素对垂体的负反馈效应增加促性腺激素的释放。
- 治疗过程中需使用经阴道超声检查监测卵泡数量、卵泡生长及子宫内膜情况，同时配合血清雌二醇水平检测。
- 血清雌二醇检测可作为超声监测评估卵泡发育及成熟的补充，每个成熟卵泡对应 200～400pg/ml 雌二醇。
- 检测血清雌二醇还可用于预测并避免卵巢过度刺激综合征（OHSS）的发生。
- 当卵泡直径达约 18mm 时可进行触发排卵。
- 排卵通常是通过使用人绒毛膜促性腺激素（hCG），促性腺激素释放激素（GnRH）类似物来触发，或两者同时使用。

（二）氯米芬

- 氯米芬是一种选择性雌激素受体调节药，是对无排卵女性诱导排卵的传统用药。
- 氯米芬需从自发月经或孕激素诱导的月经来潮第 3～5 天开始，连续口服 5 天，对于闭经的女性，在排除妊娠之后即可用药。
- 在成功的治疗周期中可有一个或更多卵泡发育成熟，同时伴有血清雌激素水平升高，最后触发黄体生成素（LH）峰从而排卵。

（三）芳香化酶抑制药

- 芳香化酶抑制药可通过抑制雌激素合成的限速酶来诱导排卵。
- 这类药物可降低循环中的雌激素水平，抑制雌激素对垂体的负反馈效应，引起垂体促性腺激素分泌代偿性增加，从而刺激卵泡发育。
- 与氯米芬的用药方法相似，来曲唑（2.5～7.5mg/d）和阿那曲唑（1mg/d）同样为 5 日疗程（如月经第 3～7 天用药）。

（四）促性腺激素

- 对于对氯米芬和来曲唑无反应、既往口服诱导排卵药物无效、垂体功能不全或下丘脑功能障碍的患者，可直接使用重组和尿源性促性腺激素刺激卵泡发育。
- 由于多胎妊娠和卵巢过度刺激综合征等不良反应的风险升高，所以必须密切地进行超声卵泡监测和血雌二醇水平监测。
- 此外使用促性腺激素比口服药物更耗时，且更昂贵。
- hCG 和 GnRH 类似物可模拟 LH 峰而触发排卵。

（五）IVF

- 诱导排卵失败或不符合诱导排卵条件（如输卵管缺失或异常）的患者可以进行体外受精。
- 体外受精始于控制性超促排卵（COH）。大多数 COH 的方法包括使用促性腺激素和 GnRH 激动药的组合或促性腺激素和 GnRH 拮抗药的组合。
- 治疗过程中需使用经阴道超声检查监测卵泡数量、卵泡生长及子宫内膜情况，同时配合血清雌二醇水平检测。
- 多卵泡发育可提高 IVF 的效率。
- 当卵泡充分发育完成后可行经阴道采卵收集卵母细胞。
- 采卵（卵母细胞收集）通常是在经阴道超声检查引导下使用穿刺针通过阴道穹隆进入卵巢吸取卵泡液收集于试管中（图 34-1）。

IVF 过程

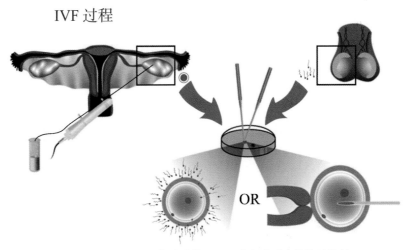

IVF. 体外受精；ICSI. 卵细胞质内单精子注射

体外受精的步骤
1. 使用激素治疗刺激女性卵子产生
2. 经阴道穿刺采卵
3. 卵子与精子在培养皿中结合受精
4. 受精后的卵子或胚胎置于培养箱中孵育
5. 将胚胎移植于女方子宫或冻存以供后续移植

▲ 图 34-1　IVF 过程示意图及简述
经转载许可，图片由纽约生殖医学学会，2017 提供。彩图见网站

- 捡卵后，通过常规授精或 ICSI 进行受精。

- 在 ICSI 过程中，单个精子被吸入注射针固定并注入卵胞浆膜内（图 34-2）。

- 受精后的胚胎通常在培养箱中培养 3 天或 5 天。培养过程中每隔一段时间需检查胚胎的发育情况以判断哪些胚胎已停止发育。培养后的单枚或多枚胚胎将被移入患者子宫。

- 多余的胚胎将被冷冻保存，以供在之后的 IVF 周期中使用。

- 为增加妊娠概率并同时减少多胎妊娠及其并发症的风险，有专业的指导指南来决定合适的胚胎移植数量。

（六）胚胎植入前遗传学筛查和（或）诊断

- 胚胎植入前遗传学检测技术包括针对有遗传疾病风险的夫妇进行的胚胎检测，以证明胚胎是否携带已知致病遗传因素的胚胎植入前诊断（PGD），以及用于检测非整倍体胚胎的胚胎植入前筛查（PGS）。

- 对于可能将特定遗传疾病或畸形传递给下一代的夫妇，PGD 可以检测并识别出异常胚胎从而阻断疾病遗传的风险。

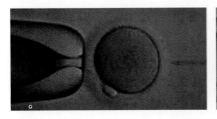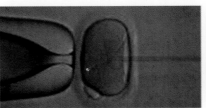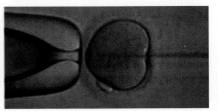

▲ 图 34-2　ICSI 的过程
使用固定针固定单个卵子，注射针吸取单个精子。注射针穿刺透明带和细胞膜后将精子注射入卵子（图片由 Richard Slifkin，纽约生殖医学学会，2017 年提供，版权所有）

- PGD 可进行常染色体显性遗传病、常染色体隐性遗传病、性连锁遗传病，以及染色体平衡易位的诊断。
- 胚胎活检技术是通过激光、酸性 Tyrode 溶液或锐性玻璃针在胚胎透明带上打孔从而获取胚胎的遗传物质。
- 卵裂球的获取可通过微型吸管吸取。
- 根据检测目的不同，基因检测分析可以通过单个卵裂球、多个滋养外胚层细胞或者极体来进行。
- 患者可以根据胚胎植入前遗传学诊断结果选择整倍体胚胎进行移植，而 PGD 患者则可选择不携带特定基因突变的胚胎移植。

三、并发症的处理

（一）异位妊娠

- 异位妊娠是指胚胎在子宫腔以外的位置着床。
- 接受不孕不育治疗的患者其异位妊娠的发生概率更高，可能的原因包括既往已存在的生殖道解剖结构（副中肾管和输卵管）异常，超生理状态的激素水平导致的生殖道细胞功能异常，以及诱导排卵导致的多卵泡发育和移植 2 个胚胎。
- 异位妊娠最常见的发生部位在输卵管壶腹部，也有少数发生在近宫角处的输卵管间质部、输卵管峡部或伞端、卵巢，以及腹腔内其他部位。
- ART 助孕患者异位妊娠的发生率是自然妊娠的 2 倍（占胚胎移植后妊娠的 1%～3%）。
- 异位妊娠通常引起腹痛、停经，以及不规则阴道流血。然而，早期超声检查可以在症状出现之前进行诊断。
- 异位妊娠的治疗方法包括药物治疗和手术治疗。
- 对于生命体征不稳定的患者、有药物治疗禁忌证的患者、随访依从性差的患者，以及反复异位妊娠患者应采取手术治疗，通常采用微创的手术方式。

（二）卵巢过度刺激综合征（OHSS）

- 卵巢过度刺激综合征是一种由于使用诱导排卵药物而引起的卵巢相关的严重并发症。
- 特征表现为不同程度的卵巢囊性增大、腹水形成、血液浓缩导致高凝状态甚至血栓形成，以及电解质紊乱。
- OHSS 患者可能出现腹胀、腹部不适，以及恶心等症状。重度 OHSSS 可能导致潜在的致命并发症，包括胸腔积液、急性肾衰竭，以及静脉血栓形成。
- OHSS 的高危因素包括 PCOS，多卵泡发育，以及高雌激素血症。
- OHSS 的治疗需要足以维持循环血量的补液在内的各项支持治疗。重度 OHSS 的治疗中可采取预防性的抗凝治疗。

（三）多胎妊娠

- 氯米芬导致的双胎妊娠率为 8%（三胎妊娠率为 0.5%）。
- IVF 治疗周期中移植胚胎数目的增加会导致多胎妊娠（三胎及三胎以上）概率的增加。
- 多胎妊娠的并发症包括流产率增加、心律失常（期前收缩）、早产、产后出血、输血、手术产、胎死宫内、妊娠糖尿病、妊娠高血压，以及新生儿永久性残疾。

四、随访

- 胚胎移植成功后，患者需要进行随访以确认宫内妊娠。
- 随着正常妊娠的建立，胎盘分泌的孕激素逐渐增加，外源性激素替代的剂量应逐渐减少。
- 患者未来可能因再生育需求返院，要求再次进行冷冻胚胎移植（流程图 34-1）。

五、其他内容

（一）休息时间

- 患者通常需要为采卵预留出至少 1 天的休息时间。而诱导排卵期间的卵泡监测及处理一般可以通过合理协调时间来避免对患者的日常工作和生活造成严重影响。

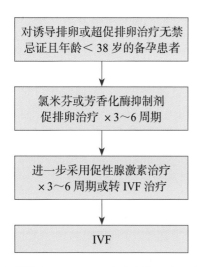

▲ 流程图 34-1　不孕不育患者简化处理流程[†]

IVF. 体外受精

[†] 不孕症患者的处理应充分考虑和适应患者额外的特定个体因素，如患者年龄，生育目标和不孕症诊断

（二）护理要点

- 注册护士 ART 专业背景至关重要。专科护士可以为助孕患者在诊疗过程提供宣教、咨询，以及支持和护理。

- 这一角色需要接受与临床环境相匹配的系统培训，并且有出色的专业能力。

参考文献

[1] Fritz M, Speroff L. *Clinical gynecologic endocrinology and infertility*. Baltimore: Williams & Wilkins; 2011.

[2] Fritz MA, Dodson WC, Meldrum D, et al. Infertility. In: *Precis, an update in obstetrics and gynecology: reproductive endocrinology*. 3rd ed. Washington, DC: American College of Obstetricians and Gynecologists; 2007, p. 161.

[3] Hull MG, Glazener CM, Kelly NJ, et al. Population study of causes, treatment, and outcome of infertility. *Br Med J (Clin Res Ed)* 1985;291:1693.

[4] Michalakis KG, DeCherney AH, Penzias AS. Chapter 57. Assisted reproductive technologies: in vitro fertilization & related techniques. In: DeCherney AH, Nathan L, Laufer N, et al., eds. *Current diagnosis & treatment: obstetrics & gynecology*. 11th ed. New York, NY: McGraw-Hill; 2013.

[5] Practice Committee of the American Society for Reproductive Medicine. Effectiveness and treatment for unexplained infertility: a committee opinion. *Fertil Steril* 2006;86(5 Suppl 1):S111–4.

[6] Practice Committees of the American Society for Reproductive Medicine; Society for Assisted Reproductive Technology. Intracytoplastic sperm injection (ICSI) for non-male factor infertility: a committee opinion. *Fertil Steril* 2012;98(6):1395–9.

[7] Practice Committee of the American Society for Reproductive Medicine; Practice Committee of the Society for Assisted Reproductive Technology; Practice Committee of the Society of Reproductive Biology and Technology. Revised minimum standards for practices offering assisted reproductive technologies: a committee opinion. *Fertil Steril* 2014;102(3):682–6.

[8] Practice Committee of Society for Assisted Reproductive Technology; Practice Committee of American Society for Reproductive Medicine. Preimplantation genetic testing: a committee opinion. *Fertil Steril* 2008; 90(5 Suppl):S136–43.

[9] Practice Committee of Society for Assisted Reproductive Technology; Practice Committee of American Society for Reproductive Medicine. Guidance on the limits to the number of embryos to transfer: a committee opinion. *Fertil Steril* 2017;107(4):101–3.

[10] Strauss RL, Barbieri JF Ⅲ, Yen SSC. *Yen & Jaffe's reproductive endocrinology: physiology, pathophysiology, and clinical management*. Philadelphia: Elsevier/Saunders; 2014.

推荐网站

American Society for Reproductive Medicine. www.asrm.org

RESOLVE: The National Infertility Association. www.resolve.org

European Society of Human Reproduction and Embryology. www.eshre.eu

World Health Organization. www.who.int

第35章 多囊卵巢综合征
Polycystic Ovary Syndrome

Rashmi Kudesia　Alan B. Copperman　**著**

潘　烨　石玉华　**译**　　赵君利　**校**

本章概要

- 多囊卵巢综合征（polycystic ovary syndrome，PCOS）是一种集妇科、内分泌、代谢和精神心理多方面并发症的综合征。
- 在青春期诊断 PCOS 具有挑战性，但应尽早考虑 PCOS 诊断并向患者解释相关诊断。
- 大多数患有 PCOS 的育龄期女性能够妊娠，并应接受生育咨询，以便根据她们的生育计划允许适当使用避孕措施和诱导排卵治疗。
- 患有 PCOS 的女性，即使体重正常，也需要加强心血管代谢类疾病的筛查。
- 对 PCOS 心血管代谢病和其他并发症的预防性早期和持续的干预，可能到绝经过渡期时会使其健康风险正常化。

一、背景

（一）疾病定义

- 多囊卵巢综合征最常见的定义是根据鹿特丹标准确定的，至少需要存在以下三种体征 / 症状中的两种，即①稀发排卵或无排卵；②高雄激素血症的临床或生化证据；③卵巢多囊形态（图 35-1）。

（二）疾病分类

- 除鹿特丹标准外，其他分类系统还包括以下两类：①美国国立卫生研究院（National Institutes of Health，NIH）标准：稀发排卵或无排卵合并临床或生化高雄激素过多；②高雄和 PCOS 协会标准（Androgen Excess & PCOS，AEPCOS）：临床或生化的雄激素过多合并稀发排卵或无排卵，以及卵巢多囊形态中的 1～2 项。

（三）发病率 / 流行率

- PCOS 是女性中最常见的内分泌疾病。
- 按照鹿特丹标准，PCOS 发病率可能高达 15%；按

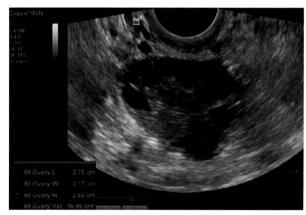

▲ 图 35-1　经阴道超声检查显示多囊卵巢的典型图像，卵巢体积增大，外周卵泡呈"珍珠串"形态

经许可转载自 Rashmi Kudesia，MD MSc

照 NIH 标准，估计其发病率为 6%～10%（Fauser 等，2012）。

- 在不育人群中 PCOS 患病率因种族而异，如在南亚的高危不育人群中，其发生率可能高达 40%（Kudesia 等，2017；Wang and Alvaro 2013；Zhao and Qiao 2013）。

（四）经济影响

- 在美国，评估和治疗育龄 PCOS 女性的年平均费用估计为 43.6 亿美元（Azziz 等，2005）。

（五）病因

- PCOS 的确切病因仍不清楚。
- 经常可观察到家族相关性，并注意到代谢问题在其女性和男性家族成员中均存在。
- 全基因组关联研究（Genome-wide association studies，GWAS）已经确定了与 PCOS 及其相关并发症相关的可能候选基因，但这项工作仍处于早期阶段。

（六）病理 / 发病机制

- 确切的发病机制仍然未知，特征性的病理情况包括黄体生成素（LH）分泌增加和（或）浓度升高。反过来，升高的 LH 水平会导致卵巢卵泡膜细胞活性增加，有利于产生雄激素而非雌激素环境。
- 在 PCOS 患者中经常观察到抗米勒管激素（AMH）水平升高，但仍不清楚 AMH 是否是致病原因还是只是该综合征的一种表现。
- 卵巢的雄激素环境导致卵泡闭锁、卵泡不成熟及不排卵，以及其他雄激素过多的症状，包括多毛症、痤疮和雄激素性脱发（图 35-2）。
- 与此相关的是，PCOS 女性经常表现出外周胰岛素抵抗，这可能与高雄激素血症和卵巢滤泡膜细胞增殖有关，但是将这些方面联系起来的确切机制仍有争议。

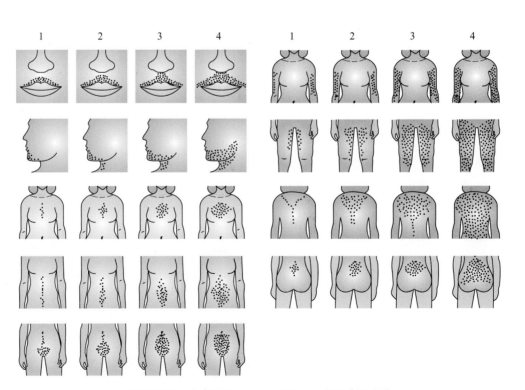

▲ 图 35-2 改良的 Ferriman-Gallwey 多毛症评分法

在 9 个身体部位中，每个部位分配 0～4 的分数。在大多数种族中，得分 ≥ 8 符合多毛症。经许可转载自 Azziz R et al. Androgen Excess Disorders in Women：Polycystic Ovary Syndrome and Other Disorders. 2nd ed. T otowa, NJ：Humana Press；2006.

（七）预测 / 危险因素

- 尚无可用于预测 PCOS 精准的因素，且其可能在不同的患者群体中有所不同。但是，已经确定了一些风险因素，包括以下几个方面。

危险因素
- 家族史
- 肥胖
- 1 型、2 型糖尿病和妊娠糖尿病

https://dx.doi.org/10.2147%2FCLEP.S37559

二、预防

临床精粹
- 没有任何干预措施被证明可以预防这种疾病的发展。
- 尽管在理论上，受孕前生活方式的改变可以为宫内胎儿的发育提供更健康的环境，这可以对减轻后代 PCOS 表型的产生具有潜在的影响作用，但这一理论尚未得到证实。

（一）筛查

- PCOS 筛查的作用主要是对相关并发症进行二级预防。
- 适时地诊断有助于进行二级预防，将月经周期情况作为重要的疾病信号，从而加强疾病预防（美国儿科学会青少年委员会，2006）。这种筛查机制加强了患者对正常月经周期的认识，并帮助医生提醒月经不规律的患者，他们可能需要对是否为多囊卵巢综合征进行评估。

（二）二级预防

- 数据表明，孕前生活方式干预改善了排卵率和产科结局（Legro 等，2015）。
- 生活方式干预可以减轻疾病的症状，包括改善身体成分、高雄激素血症和胰岛素抵抗（Moran 等，2011）。

三、诊断

临床精粹
- PCOS 患者的典型症状包括月经周期不规律（有时为非常严重的无排卵性出血）、即使在年轻时也很难保持健康的体重或者存在面部或身体毛发过多。
- 检查结果可能包括多毛症或雄激素性的毛发分布，超重或过高的体重指数（BMI）或通过腰臀比（WHR）评估的异常体重分布和（或）胰岛素抵抗的迹象，如黑棘皮病。
- 经阴道超声检查可显示至少一个卵巢存在多囊卵巢样形态，明确的卵巢体积 ≥ 10cm³，和（或）存在 ≥ 12 个窦前卵泡（2～9mm）；使用高分辨率探头（换能器频率 ≥ 8MHz）时，可以使用更严格的 25 个或更多窦前卵泡的诊断标准。
- 雄激素检测应至少包括总睾酮和硫酸脱氢表雄酮（DHEAS）。
- 空腹血脂及 2h 葡萄糖耐量检测（GTT）则可以发现心血管代谢功能紊乱失调的情况。

（一）鉴别诊断

鉴别诊断	特 征
迟发性先天性肾上腺皮质增生症	可能会表现出更严重的多毛症或男性化的症状，血清 17α- 羟孕酮（17α-OHP）水平升高
产生雄激素的肿瘤	可能会出现更严重的多毛症或男性化表现，血清雄激素水平将明显升高
库欣综合征	可能出现库欣综合征常伴发的病理性红斑。如果需要检测，则在地塞米松抑制后，测 24h 尿游离皮质醇、深夜血清皮质醇和（或）清晨皮质醇将升高
原发性卵巢功能不全	可能出现其他的低雌激素的症状，如阴道干燥或潮热
甲状腺疾病	可能出现提示新陈代谢缓慢（体重增加、疲劳、皮肤干燥、不耐寒）的症状
高催乳素血症	可能会出现溢乳

（续表）

鉴别诊断	特　征
结构性病理学（息肉、肌瘤）	子宫出血模式可能包括性交后点滴出血（息肉），出血伴痛经或月经量异常大，盐水灌注超声可以识别子宫内病变

（二）典型表现

- PCOS 典型表现为初潮后的年轻女性，出现月经长时间不规律或闭经。月经模式的异常可能使女性感到不安，因为出血难以预测，出血较多和（或）可能影响学业或工作；或受孕困难。一些女性还会出现多毛症，体重问题或情绪障碍史。在很多情况下，PCOS 患者使用避孕药以帮助调节月经或防止卵巢囊肿的形成或复发。

（三）临床诊断

流程图 35-1。

> 1. 完整的月经史和临床高雄激素血症的评估。
> 2. 进行基本的血液检查（雄激素、TSH、催乳素）和卵巢超声检查。
> 3a. 如果有月经周期（排卵不清楚），进行第 3 天血液检查和黄体中期孕酮检测
> 3b. 如果闭经，则测随机激素。

▲ 流程图 35-1　诊断方法

1. 病史

- 月经初潮时的年龄。
- 月经模式，包括频率、出血量，以及规律性。
- 妇产科疾病史，包括卵巢囊肿史。
- 体重的变化，如果存在，这些是否与月经模式的变化相关。
- 近期的医学诊断或代谢筛查。
- 饮食和锻炼习惯。
- 面部或身体毛发过多、痤疮，或男性型秃顶或毛发分布情况。
- 焦虑和（或）抑郁症状。
- 用药史，包括避孕用药史。
- PCOS 家族史、不孕症和（或）心血管代谢疾

病史。

2. 体格检查

- 需要做一次全面的身体检查，并需特别注意以下事项。
  - ➤ 以身高和体重来评价体重指数。
  - ➤ 体脂分布，寻找升高的腰臀比。
  - ➤ 血压升高或心率加快。
  - ➤ 胰岛素抵抗的体征（黑棘皮病、皮赘）。
  - ➤ 存在的多毛症或男性化的表现和程度（图 35-2）。
  - ➤ 是否存在可能提示其他诊断的症状（如库欣综合征的表现有腹部紫纹、水牛背、外周消瘦等）。

3. 疾病严重程度分类

- 符合经典 NIH 标准者与更严重的 PCOS 表型及更高的心血管代谢后遗症风险相关。尽管如此，筛查指南应同样适用于无论符合哪一种诊断标准的女性。

（四）实验室诊断

1. 诊断检查项目

- 应该对所有女性进行雄激素检测（理想的方法是通过液相色谱-串联质谱法而不是免疫分析法检测），以排除其他可能导致男性化的原因。雄激素检测应至少包括总睾酮、DHEAS 和 17α-OHP（在黄体期可能会错误地升高），根据可用的实验室资源，可以考虑检测生物可利用的睾酮和雄烯二酮。
- 所有女性均应检测激素水平（β-hCG、雌二醇、卵泡刺激素/LH、孕酮）。如果患者存在甚至偶尔存在规律的月经，则可以在第 2～3 天进行激素检测，如果是闭经或月经非常不规律的患者，则可以进行随机血检测。
- 应当对所有周期不规律的女性进行促甲状腺激素（TSH）和催乳素检测，以排除这些疾病作为主要病因的情况。
- 诊断时不需要检测血清 AMH 水平，但如果检测结果与年龄相关标准相比显著升高，则可帮助

评估疾病的严重程度。

2. 影像学检查项目

- 经阴道超声检查应包括窦卵泡计数和卵巢体积测量（图 35-1）。

（五）关于疾病诊断的潜在 / 常见错误

- 虽然 PCOS 是排卵功能障碍最常见的病因，但一些经期不规则的女性可能在没有充分评估或严格符合诊断标准的情况下被误诊为 PCOS。
- 患有 PCOS 的瘦弱女性可能会被忽略，因为她们并不以一种常规方式表现。
- 青少年可能由于青春期和 PCOS 症状的重叠而被过早诊断或漏诊。

四、治疗

（一）治疗原则

- 多囊卵巢综合征主要有 5 个方面需要治疗，包括不规则出血、多毛症、体重、情绪障碍和不孕。每个方面都应定期评估。并非所有方面都会影响所有患者，并且主要关注点可能会随着时间的变化而变化。
- 不规则出血：评估子宫内膜疾病的风险，并根据需要进行活检（临床指南学术委员会 - 妇科 2013）。即使仅仅减重 5%，也可能改善月经情况。一线治疗方案包括激素治疗，如口服避孕药（COP），或曼月乐宫内节育器。
- 多毛症：选择包括机械方法（拔、用细线除毛）、脱毛术（电解或激光脱毛）和药物（COP（+）/（-）抗雄激素治疗）。
- 体重：定期监测体重、BMI 和 WHR，讨论营养咨询和运动方案。代谢评估应包括空腹血脂检查和 2h 口服 75g 葡萄糖耐量测试和（或）HbA1c。按检查情况处理异常结果，包括介绍给相应的专科医师（医学内分泌学 / 心血管病学）。对于 BMI > 40kg/m^2 或 BMI > 35kg/m^2，以及存在体重相关并发症女性，应考虑进行减肥手术。
- 情绪障碍：筛查焦虑和抑郁，酌情参考和适当处理。
- 不孕症：强调孕前健康优化。一旦患者准备好可以受孕，一线治疗包括使用来曲唑（首选）或氯米芬诱导排卵。二线治疗包括为可注射的促性腺激素或卵巢打孔，并以体外助孕治疗为三线治疗方法（Thessaloniki，2008）。
- 流程图 35-2。

1. 做出诊断
2. 提供关于风险和生活方式干预及营养的咨询
3. 是否备孕？
　（1）如果是，确认孕前健康状况，然后首先尝试使用来曲唑，如果无反应，则考虑使用氯米芬；二线治疗：促性腺激素、卵巢打孔术、体外助孕
　（2）如果否，请评估其他诉求并进行适当的处理
严重的不规则出血或长期无雌激素对抗的出血？考虑子宫内膜活检
激素治疗禁忌证？
如果有，考虑使用曼月乐
如果没有，考虑口服避孕药或曼月乐
如果有多毛症并且口服避孕药不足以控制，应考虑添加抗雄激素药物
如果存在情绪障碍，请咨询心理健康专家
如果肥胖，请咨询减肥手术

▲ 流程图 35-2　PCOS 的管理 / 处理方法

（二）住院适应证

- PCOS 需要住院治疗的主要原因，是当注射促性腺激素治疗后出现严重的卵巢过度刺激。
- 严重的卵巢过度刺激综合征的症状包括中度至重度腹水、体重快速增加、呼吸过速、恶心和呕吐。

（三）住院患者的管理

- 在美国生殖医学学会（American Society for Reproductive Medicine，ASRM）指南中很好地概述了对严重过度刺激的管理，但主要围绕着液体和电解质管理，抗凝和支持性护理进行（ASRM 执业委员会 2006）。

（四）治疗方法

治　疗	注　释
保守治疗 • 改变生活方式	所有患者均应接受饮食和运动方面的咨询
药物治疗 • OCP 可以调节不规则的出血并减少毛发生长 • 将抗雄激素药物（螺内酯、非那雄胺、氟他胺）与 OCP 一起使用，来治疗多毛 • 二甲双胍使用可能会降低代谢性疾病的进展 • 来曲唑（2.5～7.5mg，口服，共 5 天）或氯米芬（50～150mg，口服，共 5 天）是诱导排卵的首选；在排卵诱导或体外受精的背景下，注射促性腺激素是第二线或第三线选择	临床核心 • 某些女性可能有 OCP 用药禁忌 * • 在 PCOS 的管理中，一种 OCP 与另一种 OCP 的证据相互矛盾 • 螺内酯可能会加重月经不调 • 由于存在肝毒性风险，氟他胺的临床应用有限 • 考虑到存在胎儿毒性的风险，所有抗雄激素都必须在避孕的情况下使用 • 二甲双胍通常会诱发胃肠道不良反应，应缓慢增加剂量（经过数周） • 鉴于二甲双胍具有潜在的肝毒性，许多提供者在开处方前会确认肝功能正常，但在治疗过程中并没有常规监测的指南
手术治疗 • 卵巢透热疗法（打孔）	• 对于那些口服药物治疗失败的患者，手术是替代疗法，可帮助诱导排卵
放射性治疗 • 没有放射性治疗	
心理治疗 • 诊断焦虑症和（或）抑郁症的应采用心理疗法和药物治疗	• 有情绪障碍症状的患者应进行焦虑和抑郁筛查，并酌情转介给心理健康专业治疗人员
补充治疗 • 肌醇 • 中草药治疗	• 需要更多数据，但是，不耐受激素治疗或有激素治疗禁忌证的患者可以考虑使用肌醇或中草药治疗以帮助调节其周期 **
其他	

*. 有关 OCP 使用的医疗规范见：https://www.cdc.gov/reproductivehealth/unintendedpregnancy/pdf/legal_summary-chart_english_final_tag508

**. 有关中草药和 PCOS 的更多信息：https://dx.doi.org/10.1186%2F1472–6882–14–511

（五）并发症的预防 / 管理

• PCOS 的主要并发症与激素避孕药或不孕症治疗的不良反应有关。

• COP 会轻度增加静脉血栓栓塞（venous thromboembolism, VTE）的风险。如前所述，使用 COP 时应选择适当的患者并评价 VTE 的所有症状［四肢疼痛、水肿和（或）红斑］。

• 排卵诱导药的使用，尤其是注射性促性腺激素的增加会增加多胎的风险。患者应首先接受来曲唑治疗，以最大限度地降低这种风险，因为它与单卵泡反应最相关。体外受精（IVF）周期之外应非常谨慎地注射促性腺激素，如果卵泡发育过多（＞4 个或根据医生的判断），该周期将被取消。

• 在 IVF 周期中，PCOS 患者有发生严重卵巢过度刺激综合征（ovarian hyperstimulation syndrome, OHSS）的风险，应选择设计可以减轻这种风险的促排方案，如促排使用低剂量，以醋酸亮丙瑞林等促性腺激素释放激素拮抗药触发排卵，推迟胚胎移植时间到后续周期，以及使用卡麦角林等措施。

> 临床精粹
> • 定期评估每个治疗的方面（不规则出血、体重、多毛症、情绪情况和不孕症），以确保解决所有症状。

- 所有患有 PCOS 的女性，无论体重如何，都具有较高的心血管代谢风险，应比没有 PCOS 的女性更频繁地进行筛查。
- 鼓励正在备孕的年轻女性优化孕前保健，包括注意体重和血糖控制，以及对任何相关并发症的管理。
- 二甲双胍不应仅根据 PCOS 的诊断进行常规使用，而应主要用于减慢有代谢综合征风险的女性发展为 2 型糖尿病的速度。

五、特殊人群

（一）孕妇

- 早期筛查（约妊娠第 12 周）妊娠糖尿病。
- 在整个妊娠期间进行营养和生活方式的咨询，以防止体重过多增加。

（二）儿童

- 虽然对 PCOS 的诊断应该推迟到月经来潮后 8 年后进行，以便可以观察到成熟的月经周期，但是月经初潮后 2～3 年出现 PCOS 症状或体征的青春期女性可以被认为是"有风险"的。如果怀疑是 PCOS，应向患者（及其父母或监护人）解释可能的诊断，以减轻对未来生育或健康的焦虑，并通过改变生活方式进行治疗，改善饮食和锻炼，防止早期体重增加。

（三）老年人

- PCOS 似乎主要在绝经前期增加健康风险。绝经后期，健康风险似乎主要与其他并发症相关（Kudesia 和 Neal-Perry，2014）。

（四）其他

- 激素避孕和诱导排卵的安全性和有效性在肥胖女性中可能降低。应该讨论这些风险和孕前优化健康状况的价值，特别是对希望妊娠的年轻女性。

六、预后

临床精粹

- 如果积极管理，大多数 PCOS 症状可以得到控制。然而，这个诊断与生活质量下降有关，女性需要全面的咨询和适当的护理团队来确保最佳预后。
- 长期无雌激素对抗易导致子宫内膜病变，但是，适当使用黄体酮诱导的撤退性出血，并在适当的时候进行子宫内膜活检，可以最大限度地降低这种风险。
- 仅患 PCOS 的患者非常适合进行生育治疗，并且患者也应放心，除非合并其他诊断，否则她们在大多数情况下都可以得到帮助并妊娠。
- 根据 PCOS 女性绝经期的现有证据发现，绝经后期的健康风险主要与累积的并发症，特别是与肥胖和年龄有关。

（一）未经治疗疾病的自然发展史

- 如果不进行治疗，患有 PCOS 的女性有更明显的体重增加和代谢疾病，以及不孕的风险。如果妊娠，相关的产科并发症（包括出生体重异常、妊娠糖尿病、高血压疾病及早产）发生的风险较高。他们还面临情绪失调和生活质量下降的风险。

（二）接受治疗患者的预后

- 多数 PCOS 症状可通过治疗得到控制或至少得到明显改善。
- 绝经后期女性在其绝经前期无心血管代谢疾病的诊断，其总体健康预后与同年龄段的非 PCOS 女性相似。

（三）随访检测及监护

- 考虑到并发症的风险增加，在绝经前期加强筛查是必要的。
- 绝经后期，考虑到 PCOS 患者将可能出现的任何并发症，患有 PCOS 的女性似乎可以遵循与非 PCOS 的女性相同的监测和筛查指南。

参 考 文 献

[1] American Academy of Pediatrics Committee on Adolescence; American College of Obstetricians and Gynecologists Committee on Adolescent Health Care, Diaz A, Laufer MR, Breech LL. Menstruation in girls and adolescents: using the menstrual cycle as a vital sign. *Pediatrics* 2006 Nov;118(5):2245–50.

[2] Azziz R, Marin C, Hoq L, et al. Health care-related economic burden of the polycystic ovary syndrome during the reproductive life span. *J Clin Endocrinol Metab* 2005 Aug;90(8):4650–8. Epub 2005 Jun 8.

[3] Committee on Practice Bulletins—Gynecology. Practice bulletin no. 136: management of abnormal uterine bleeding associated with ovulatory dysfunction. *Obstet Gynecol* 2013 Jul;122(1):176–85. doi:10.1097/01.AOG.0000431815.52679.bb.

[4] Dewailly D, Lujan ME, Carmina E, et al. Definition and significance of polycystic ovarian morphology: a task force report from the Androgen Excess and Polycystic Ovary Syndrome Society. *Hum Reprod Update* 2014 May-Jun;20(3):334–52.http://www.ae-society.org/pdf/guidelines/morphology.pdf.

[5] Dunaif A. Insulin resistance and the polycystic ovary syndrome: mechanism and implications for pathogenesis. *Endocr Rev* 1997 Dec;18(6):774–800. https://doi.org/10.1210/edrv.18.6.0318.

[6] Fauser BCJM, Tarlatzis BC, Rebar RW, et al. Consensus on women's health aspects of polycystic ovary syndrome (PCOS): the Amsterdam ESHRE/ASRM-Sponsored 3rd PCOS Consensus Workshop Group. *Fertil Steril* 2012;97(1):28–38.e25. https://doi.org/10.1016/j.fertnstert.2011.09.024.

[7] Kudesia R, Neal-Perry GS. Menopausal implications of polycystic ovarian syndrome. *Semin Reprod Med* 2014 May;32(3):222–9. doi: 10.1055/s-0034-1371094. Epub 2014 Apr 8.

[8] Kudesia R, Illions EH, Lieman HJ. Elevated prevalence of polycystic ovary syndrome and cardiometabolic disease in South Asian infertility patients. *J Immigr Minor Health* 2017 Dec;19(6):1338–42. doi: 10.1007/s10903-016-0454-7.

[9] Legro RS, Dodson WC, Kris-Etherton PM, et al. Randomized controlled trial of preconception interventions in infertile women with polycystic ovary syndrome. *J Clin Endocrinol Metab* 2015 Nov;100(11):4048–58. doi: 10.1210/jc.2015-2778. Epub 2015 Sep 24.

[10] Moran LJ, Hutchison SK, Norman RJ, et al. Lifestyle changes in women with polycystic ovary syndrome. *Cochrane Database Syst Rev* 2011 Feb 16;(2):CD007506. doi: 10.1002/14651858. CD007506.pub2.

[11] *Noncontraceptive uses of hormonal contraceptives*: ACOG practice bulletin no. 110. http://www.acog.org/Resources-And-Publications/Practice-Bulletins/Committee-on-Practice-Bulletins-Gynecology/Noncontraceptive-Uses-of-Hormonal-Contraceptives.

[12] Practice Committee of the American Society for Reproductive Medicine. Prevention and treatment of moderate and severe ovarian hyperstimulation syndrome: a guideline. *Fertil Steril* 2016 Dec;106(7):1634–47. doi:10.1016/j.fertnstert.2016.08.048. Epub 2016 Sep 24.

[13] Rotterdam ESHRE/ASRM-Sponsored PCOS Consensus Workshop Group. Revised 2003 consensus on diagnostic criteria and long-term health risks related to polycystic ovary syndrome (PCOS). *Hum Reprod* 2004;19:41–7.

[14] Teede, HJ, Misso ML, Costello MF, et al. International evidence-based guideline for the assessment and management of polycystic ovary syndrome. *Fertil Steril* 2018;110(3):364–79.

[15] Thessaloniki ESHRE/ASRM-Sponsored PCOS Consensus Workshop Group. Consensus on infertility treatment related to polycystic ovary syndrome. *Hum Reprod* 2008 Mar;23(3):462–77. doi: 10.1093/humrep/dem426.

[16] Wang S, Alvero R. Racial and ethnic differences in physiology and clinical symptoms of polycystic ovary syndrome. *Semin Reprod Med* 2013 Sep;31(5):365–9. doi: 10.1055/s-0033-1348895. Epub 2013 Aug 9.

[17] Zhao Y, Qiao J. Ethnic differences in the phenotypic expression of polycystic ovary syndrome. *Steroids* 2013 Aug;78(8):755–60. doi: 10.1016/j.steroids.2013.04.006. Epub 2013 Apr 25.

推 荐 网 站

Androgen Excess and Polycystic Ovary Syndrome Society. www.ae-society.org

ASRM Polycystic Ovary Syndrome. http://www.asrm.org/topics/topics-index/polycystic-ovary-syndrome-pcos

Endocrine Society. https://www.endocrine.org/topics/female-reproductive-endocrinology

相 关 指 南

国家学会指南

标 题	来 源	日期 / 全文
多囊卵巢综合征的诊断和治疗	内分泌协会	2013 http://www.endocrine.org/~/media/endosociety/Files/Publications/Clinical%20Practice%20Guidelines/120513_PCOS_FinalA_2013.pdf

（续表）

标　题	来　源	日期 / 全文
多囊卵巢综合征评估和治疗最佳实践指南部分 1 和 2	美国临床内分泌学家协会、美国内分泌学会、高雄激素和多囊卵巢综合征学会	2015 https://doi.org/10.4158/EP15748.DSC https://doi.org/10.4158/EP15748.DSCPT2
多囊卵巢综合征	美国妇产科医师学会	2015 https://doi.org/10.1097/ AOG.0b013e3181bd12cb

国际学会指南

标　题	来　源	日期 / 全文
多囊卵巢综合征评估和管理的国际循证指南	ASRM, ESHRE，莫纳什大学和 CREPCOS	2018 https://www.monash.edu/medicine/sphpm/mchri/pcos/guideline

循证医学证据

证据类型	标题及结论	日期 / 全文
随机对照试验（randomized controlled trial，RCT）	氯米芬、二甲双胍或两者联合治疗多囊卵巢综合征不孕 结论：显示了氯米芬诱导排卵优于二甲双胍单用或两药联合治疗	2007 https://doi.org/10.1056/NEJMoa063971
RCT	来曲唑与氯米芬治疗多囊卵巢综合征不孕症的比较 结论：显示了来曲唑诱导排卵优于氯米芬	2014 https://doi.org/10.1056/NEJMoa1313517
RCT	多囊卵巢综合征不孕女性孕前干预的随机对照试验 结论：与口服避孕疗法相比，改善生活方式方案对孕前健康优化有积极的影响	2015 https://doi.org/10.1210/jc.2015–2778
队列	孕前减重的延迟生育治疗与立即生育治疗对 PCOS 肥胖女性的益处 结论：比较了两个独立临床试验的数据，表明通过生活方式改变的孕前减重延迟生育治疗可以改善排卵和活产	2016 https://doi.org/10.1210/jc.2016–1659

第 36 章　反复妊娠丢失
Recurrent Pregnancy Loss

Daniel E. Stein　Alan B. Copperman　著

李　蓉　李　嘉　译　　赵君利　校

本章概要

- 反复妊娠丢失（recurrent pregnancy loss，RPL）通常被定义为≥ 2 次的临床妊娠流产。
- 病因包括特发性、遗传因素、解剖因素、内分泌因素、免疫因素、血栓因素和环境因素。
- 需要结合病史、体格检查、宫腔评估、遗传、激素和免疫检测来进行综合评估。
- 治疗的重点是处理可纠正的因素和（或）通过植入前遗传学检测（preimplantation genetic testing，PGT）选择整倍体胚胎。

一、背景

（一）疾病定义

- 目前反复妊娠丢失的定义尚未达成普遍共识。从医学文献中可查阅到的定义不尽相同，有的定义是连续 3 次或 3 次以上孕 22 周前的流产，还有定义为 2 次或 2 次以上的临床妊娠流产，后者是美国生殖医学学会（American Society for Reproductive Medicine，ASRM）使用的定义。本文沿用了 ASRM 的定义。

（二）发病率 / 患病率

- 反复妊娠丢失的患病率取决于所使用的定义。尽管在相关文献中查询到的患病率差别较大，但可以估算在有生育要求的女性中反复妊娠丢失患病率为 1%～5%。

（三）病因

- 约半数的反复妊娠丢失患者可以找到明确的原因。其余患者则被认为是特发性的。

1. 特发性

染色体 / 基因异常

- 配子发生过程中偶发的胚胎非整倍体。
  - ➢ 减数分裂不分离。
  - ➢ 姐妹染色单体过早分离。
  - ➢ 减数分裂后的异常事件。
- 遗传性非整倍体。
- 亲本染色体结构重排的遗传（如平衡易位、罗氏易位或倒位）。
- 与纺锤体形成、氧化应激和线粒体功能相关的基因突变。

2. 解剖因素

- 先天性畸形（纵隔子宫、单角子宫、双角子宫）。
- 后天性子宫异常（子宫肌瘤、子宫内膜息肉及宫腔粘连）。

3. 免疫因素

- 母体对胎儿的异常免疫反应。
- 抗磷脂抗体综合征（见下文）。

4. 内分泌因素

- 甲状腺疾病。
  - ➤ 甲状腺功能减退。
  - ➤ 亚临床甲状腺功能减退：促甲状腺激素（TSH）升高。
  - ➤ 甲状腺功能正常。
  - ➤ 自身免疫性甲状腺疾病：甲状腺功能正常，甲状腺自身抗体阳性。
- 高催乳素血症。
- 多囊卵巢综合征（polycystic ovary syndrome, PCOS）。
- 肥胖。
- 胰岛素抵抗。
- 糖尿病。

5. 环境和生活方式因素

- 吸烟。
- 饮酒。

（四）遗传因素

- 对流产组织的核型研究表明，60% 的早期流产是遗传学异常导致的，但实际上遗传学异常所致的流产比例可能更高，因为核型分析可能检测不到嵌合体、微缺失、微重复，以及单基因突变。核型分析还存在培养失败和母体细胞 DNA 污染等局限性。

- 配子发生过程中的染色体异常是由减数分裂不分离、姐妹染色单体过早分离和减数分裂后的异常事件引起的。单亲或双亲的嵌合体及染色体结构异常（如易位和倒位）也可能导致反复出现非整倍体胚胎。在已经进行了染色体核型检测的夫妇中有 7% 存在异常。此外，反复妊娠丢失也与精子的非整倍体和 DNA 损伤有关。

- 核型分析的局限性促进了新技术的发展，包括微阵列比较基因组杂交（array comparative genomic hybridization，array CGH）、荧光定量聚合酶链反应（quantitative fluorescent polymerase chain reaction，QF-PCR）和下一代测序（next generation sequencing，NGS），以提高对染色体

缺陷（如嵌合体及节段性非整倍体）的检出率。目前，由于染色体或亚染色体异常引起的反复妊娠丢失的比例为 40%～50%。

- 在某些情况下，父母核型分析可能有助于预测未来流产的风险，然而一些数据表明，当夫妇中仅有一方携带染色体结构重排时，活产率与不携带染色体异常的夫妇是相似的。然而，ASRM 仍然推荐父母核型分析作为反复妊娠丢失夫妇标准评估的一部分。

（五）解剖因素

- 10%～15% 的流产与子宫解剖异常有关，这些解剖异常可能是先天或后天因素导致的。尽管目前尚不清楚子宫异常如何导致反复妊娠丢失，但可能与占位效应、子宫血供减少及局部炎症有关。先天性子宫畸形是副中肾管发育异常的结果，包括单角子宫、双角子宫、双子宫和纵隔子宫等，其中纵隔子宫最为常见。在双角子宫和双子宫的女性中，自然流产、早产和胎位异常的发生率增加，但正常的生育结局也是常见的。纵隔子宫患者的流产率为 45%～65%，是子宫正常女性的 3 倍。宫腔镜下纵隔子宫切除术可将流产率从 60% 降低到 10%～15%。尽管目前还缺乏前瞻性的随机对照研究，但很多研究已经证实了宫腔镜下纵隔子宫切除术的益处。

- 后天性子宫异常包括宫腔粘连、子宫肌瘤和子宫内膜息肉。反复妊娠丢失患者的子宫肌瘤发生率高于未诊断 RPL 的女性。黏膜下肌瘤可以引起宫腔变形，从而导致早期流产。目前还没有严格的随机对照研究证实子宫肌瘤切除术能够降低流产率。关于子宫内膜息肉和宫腔粘连对妊娠丢失影响的资料很少，RPL 患者手术纠正这些因素后妊娠结局的改善情况也缺乏严格的前瞻性对照研究。

（六）免疫因素

- 着床失败可能是由于母体对胚胎产生了异常的同种免疫或自身免疫反应。磷脂（phospholipid，PL）与细胞滋养层细胞和合体滋养层细胞的黏

附，以及胎盘侵入子宫肌层和螺旋动脉的过程有关。抗磷脂抗体（antiphospholipid antibody，APA）与孕早期流产、孕中期流产、胎儿宫内生长受限和胎盘功能不全的发生率增加有关。抗磷脂抗体升高的女性复发性流产发生率更高，并且与其他女性相比，RPL 患者的 APA 患病率更高。与妊娠丢失相关的常见抗磷脂抗体包括狼疮抗凝物（lupus anticoagulant，LA）、抗心磷脂抗体（anticardiolipin antibody，ACA）和磷脂结合蛋白抗体［如 β_2 糖蛋白 –1（ß$_2$GLP-1）］。这 3 种抗磷脂抗体的标准化临床分析已经建立，不推荐对其他抗磷脂抗体进行检测。

- 抗磷脂抗体综合征（antiphospholipid antibody syndrome，APS）的诊断需要符合 ≥ 1 临床标准和以下的 ≥ 1 项临床和实验室指标。

临床标准
• 血管血栓形成
• 妊娠发病情况
– 形态正常的胎儿（通过超声检查或直接检查胎儿）在妊娠 10 周后发生胎死宫内 ≥ 1 次
– 由于子痫、重度子痫前期或胎盘功能不全，在妊娠 34 周前分娩形态正常的新生儿 ≥ 1 次
– 妊娠 10 周前 ≥ 3 次原因不明的连续自然流产（需排除母系和父系染色体异常及母体解剖原因）
实验室标准
• 狼疮抗凝物（LAC）（延长磷脂依赖性凝血试验的抗体）
– 血浆测量 ≥ 2 次，间隔 ≥ 12 周
• 抗心磷脂抗体（ACA）
– 测量 IgG 或 IgM（> 40 GPL 或 MPL，或 > 第 99 百分位数）≥ 2 次，间隔 ≥ 12 周，测量
• 抗 β_2 糖蛋白 –1（磷脂结合蛋白抗体）
– 测量血清或血浆中的 IgG 或 IgM，滴度 > 该实验室的第 99 百分位数（ELISA 法）≥ 2 次，间隔 ≥ 12 周

- 肝素能够干扰免疫复合物与滋养层细胞的结合。对于患有 APS 的反复妊娠丢失女性，标准治疗方法是口服小剂量阿司匹林及每天 2 次皮下注射肝素。

（七）血栓

- 妊娠期血液处于高凝状态。血液循环中的凝血因子（Ⅱ、Ⅶ、Ⅷ、Ⅹ 和 Ⅻ）和纤维蛋白原水平升高，纤维蛋白溶解减少。虽然一些研究报道遗传性易栓症（如遗传性凝血因子 Ⅴ 缺乏症和凝血酶原缺乏症）与妊娠丢失存在关联，但严格的前瞻性对照研究未能证实这种关联，而且几乎没有证据表明抗凝治疗可以降低遗传性易栓症女性的流产率。目前不推荐对患有 RPL 的女性常规进行遗传性易栓症检测。

（八）内分泌因素

- **甲状腺**　妊娠期甲状腺功能减退最常见的原因是桥本甲状腺炎。甲状腺功能减退与原因不明的 RPL 有关，尽管甲状腺功能低下在反复妊娠丢失中起到的作用尚不确定。在甲功正常甲状腺抗体阴性的孕妇中，TSH > 2.5mU/L 增加流产风险。RPL 和甲状腺抗体的相关性也已经明确。左甲状腺素治疗可降低甲状腺功能减退女性和亚临床甲状腺功能减退女性的流产率。

- **催乳素**　高催乳素血症与 GnRH 和 LH 分泌减少，以及排卵功能障碍有关。催乳素通过颗粒黄体细胞调节孕酮分泌。前瞻性随机研究显示，在患有 RPL 的高催乳素血症女性中，多巴胺激动药治疗组的活产率显著高于未治疗组。

- **糖尿病**　妊娠糖尿病女性的早期流产率可能是血糖正常女性的 3 倍。一项研究报道显示，在糖尿病血糖控制不佳的女性中，糖化血红蛋白水平每增加 1 个标准差，流产率就会增加 3%。在血糖控制良好的糖尿病女性中，反复妊娠丢失的发生率没有增加。推荐对 RPL 女性进行糖化血红蛋白检测。

- **多囊卵巢综合征**　多囊卵巢综合征的诊断需要符合以下三个诊断指标中的至少两个：①持续无排卵；②高雄激素相关临床表现和（或）高雄激素血症；③超声卵巢多囊样改变。在 RPL 患者中多囊卵巢综合征的患病率可能高达 10%。一些研究表明，多囊卵巢综合征女性的妊娠丢失率高于正常女性。流产率增加的机制尚不清楚。患有多囊卵巢综合征的女性常表现为肥胖、高胰岛素血症、胰岛素抵抗，以及高雄激素血症，这些都可能增加妊娠丢失的风险。肥胖与高胰岛素血症和胰岛素抵抗有关。研究发现，身体质量指数（BMI）$\geq 25kg/m^2$ 的女性流产率高于较瘦的女性，而肥胖女性流产率最高（BMI $\geq 30kg/m^2$）。胰岛素抵抗和反复妊娠丢失之间的关联也有报道。高雄激素血症与 RPL 发病率增加有关，但抗雄激素药物是否能降低流产风险尚不能确定。

（九）感染因素

- 与 RPL 风险增加相关的几种病原体包括沙眼衣原体、解脲支原体、人型支原体、单核细胞性李斯特菌、风疹和疱疹病毒。目前没有足够的证据能够确定任何一种特定的病原体是引起 RPL 的原因。目前既不推荐对感染性病原体进行诊断性检测，也不推荐使用抗生素治疗。

（十）环境因素

- 包括有机溶剂、辐射和杀虫剂在内的环境毒素与妊娠丢失有关，但大多数研究都是非对照和回顾性的。大量数据表明，与未吸烟的女性相比，吸烟者和暴露于二手烟的女性流产率显著增加。与不喝咖啡的人相比，每天摄入 $>300mg$ 咖啡因的女性流产率显著增加。中等量的酒精摄入可能增加流产率，但差异并不显著。相关研究受到暴露水平和持续时间等多重混杂变量的限制。关于环境因素对妊娠结局的影响的数据非常少。

二、诊断

诊断性评估

- 夫妻双方的血清染色体核型分析（关于亲代染色体核型对于 RPL 价值的建议是相互矛盾的）。
- 流产组织的细胞遗传学分析。
- 子宫评估（生理盐水三维子宫超声图或诊断性宫腔镜检查）。
- 抗磷脂抗体。

- 内分泌相关检查：糖化血红蛋白、TSH 和游离甲状腺激素（游离 T_4）（注：是否常规筛查甲状腺过氧化物酶抗体尚有争议，不推荐）、催乳素。

三、治疗

- 对于没有可纠正因素（如遗传因素或特发性 RPL）的反复妊娠丢失夫妇，尚无治疗方案的共识。基于辅助生殖技术的基本原理，宫腔内人工授精和 IVF 有可能纠正潜在的内分泌、免疫和精子因素。种植前胚胎非整倍体遗传学检测（preimplantation genetic testing of embryos for aneuploidy，PGT-A）可以选择整倍体胚胎进行移植。对于一方携带染色体结构重排的夫妇，关于体外受精行种植前胚胎染色体结构重排遗传学检测（preimplantation genetic testing of embryos for structural rearrangements of chromosomes，PGT-SR）能否降低反复妊娠丢失的发生率的研究结论是不一致的。尽管有一些研究显示 PGT-A 及 PGT-SR 对 RPL 的治疗有益，但 ASRM 目前并不支持在反复妊娠丢失的患者中常规应用 PGT-A 或 PGT-SR。
- 针对病因的特异性治疗将稍后讨论。

治疗方法

应给予所有反复妊娠丢失的夫妇心理和情感支持	
特发性	继续试孕
染色体异常	继续试孕
	体外受精行 PGT-A 或 PGT（证据不足）
解剖异常	
子宫内膜息肉	宫腔镜子宫内膜息肉摘除术（证据不足）
子宫肌瘤	如为黏膜下肌瘤则行剔除术（证据不一致）
	如为肌壁间或浆膜下肌瘤则不予处理
纵隔子宫	宫腔镜纵隔子宫切开术（证据不足）
其他类型的先天性子宫畸形	不治疗
免疫因素	
APS	肝素或低分子肝素和小剂量阿司匹林

（续表）

应给予所有反复妊娠丢失的夫妇心理和情感支持	
内分泌因素	
甲状腺功能减退	左甲状腺素口服至甲功正常
亚临床甲状腺功能减退	左甲状腺素口服至 TSH ＜ 2.5mU/L
糖尿病	降糖药
高催乳素血症	多巴胺受体激动药
肥胖	减重
胰岛素抵抗	减重及二甲双胍（证据不足）
环境因素	推荐患者控制每天咖啡因摄入量＜ 300mg，戒烟戒酒
其他	孕激素支持*（证据不足）

*. RPL 患者孕早期补充孕激素的作用存在争议。Cochrane 数据库上的一篇系统性综述和大家熟知的 PROMISE 研究均未能证实孕早期孕激素补充能够降低流产率

参考文献

[1] American College of Obstetricians and Gynecologists Women's Health Care Physicians. ACOG practice bulletin no. 138. Inherited thrombophilias in pregnancy. *Obstet Gynecol* 2013;122(3):706–17.

[2] Bosteels J, Kasius J, Weyers S, et al. Hysteroscopy for treating subfertility associated with suspected major uterine cavity abnormalities. *Cochrane Database Syst Rev* 2015 Feb 21;(2):CD009461.

[3] Chan YY, Jayaprakasan K, Tan A, et al. Reproductive outcomes in women with congenital uterine anomalies: a systematic review. *Ultrasound Obstet Gynecol* 2011;38:371–82.

[4] Coomarasamy A, Williams H, Truchanowicz E, et al. PROMISE: first-trimester progesterone therapy in women with a history of unexplained recurrent miscarriages – a randomised, double-blind, placebo-controlled, international multicentre trial and economic evaluation. *Health Technol Assess* 2016;20(41):1–92.

[5] Evaluation and treatment of recurrent pregnancy loss: a committee opinion. The Practice Committee of the American Society for Reproductive Medicine. *Fertil Steril* 2012;98:1103–11.

[6] Hodes-Wertz B, Grifo J, Ghadir S, et al. Idiopathic recurrent miscarriage is caused mostly by aneuploid embryos. *Fertil Steril* 2012;98(3):675–80.

[7] Iews M, Tan J, Taskin O, et al. Does preimplantation genetic diagnosis improve reproductive outcome in couples with recurrent pregnancy loss owing to structural chromosomal rearrangement? A systematic review. *Reprod Biomed Online* 2018 Jun;36(6):677–85.

[8] Kutteh WH. Antiphospholipid antibody–associated recurrent pregnancy loss: treatment with heparin and low-dose aspirin is superior to low-dose aspirin alone. *Am J Obstet Gynecol* 1996;174:1584–9.

[9] Pluchino N, Drakopoulos P, Wenger JM, et al. Hormonal causes of recurrent pregnancy loss (RPL). *Hormones* 2014;13(3):314–22.

[10] Shahine LK, Lathi RB. Embryo selection with preimplantation chromosomal screening in patients with recurrent pregnancy loss. *Semin Reprod Med* 2014 Mar;32(2):93–9.

相关指南

国家学会指南

标　题	来　源	日期 / 全文
反复妊娠丢失的评估和治疗：委员会意见	美国生殖医学学会实践委员会	2012 *Fertil Steril* 2012;98:1103–11.

国际学会指南

标　题	来　源	日期 / 全文
欧洲人类生殖及胚胎学会（ESHRE）反复妊娠丢失指南	欧洲人类生殖及胚胎学会（ESHRE）	2018 *Human Reproduction Open* 2018.

第 37 章 生育力保存
Fertility Preservation

Lucky Sekhon　Nola S. Herlihy　Alan B. Copperman　著
管一春　译　　赵君利　校

一、适应证

- 为了避免与年龄相关的生育力下降。
  - ➤ 希望推迟生育的女性或夫妇。
- 对以下遗传问题相关女性的生育力保存。
  - ➤ 卵巢功能早衰。
  - ➤ 癌症易感人群，预防性切除卵巢可能有保护作用。
- 在女性接受可能影响其卵巢储备功能的手术前保留其生育力（良性卵巢囊肿切除，如卵巢子宫内膜异位囊肿或成熟畸胎瘤）。
- 癌症患者在接受性腺毒性的化疗、放疗或手术前保存其生育力。
  - ➤ 化疗和放疗可能导致不孕和卵巢功能早衰。损伤程度取决于患者的年龄、使用化疗药物和（或）射线的类型和累积剂量。
  - ➤ 辐射直接引起 DNA 的损伤，一定数量的卵泡耗竭，干扰卵泡成熟，损伤卵巢皮质和包膜。2.5～5Gy 的辐射剂量会导致 15—40 岁的女性中 60% 的人出现永久性卵巢功能衰竭（而标准诊断 X 线的剂量为 0.3～3mGy）。
  - ➤ 化疗可导致年轻女孩的青春期延迟或停滞，以及年轻的、青春期后的女性的月经稀少 / 闭经。烷化剂，如环磷酰胺和重金属（卡铂和顺铂）与卵巢功能障碍密切相关。
  - ➤ 外科手术切除盆腔器官可能导致不孕症，不仅是因为切除了对受孕至关重要的器官，而且还会因此导致粘连、盆腔疼痛和性功能障碍。

二、治疗过程

见流程图 37-1。
- 控制性超促排卵（COH）。
  - ➤ 通过注射外源性促性腺激素，如卵泡刺激素（FSH）和黄体生成素（LH），以诱导多个卵泡生长，同时使用促性腺激素释放激素（GnRH）激动药或拮抗药来抑制排卵。
  - ➤ 来曲唑是一种芳香化酶抑制药，可用于降低内源性雌激素水平，使雌激素受体阳性相关肿瘤的发生风险降至最低。
  - ➤ 每 1～3 天通过检测血清雌二醇水平及阴道超声监测评估卵泡生长情况，并调整促性腺激素的剂量
  - ➤ 当卵泡成熟时，单用人绒毛膜促性腺激素（hCG）或联合使用 GnRH 激动药扳机促进卵泡的最终成熟及黄素化。
- 取卵。
  - ➤ 在轻度镇静麻醉下，经阴道超声引导下抽吸卵泡液获取卵母细胞。
- 未成熟卵母细胞体外成熟（IVM）。
  - ➤ 诱导排卵，当卵泡直径接近 > 18mm 时，取卵前应用扳机药物［hCG 和（或）GnRH 激动药］触发排卵，使之前停留在第一次减数分裂中期的卵母细胞恢复减数分裂。卵母细

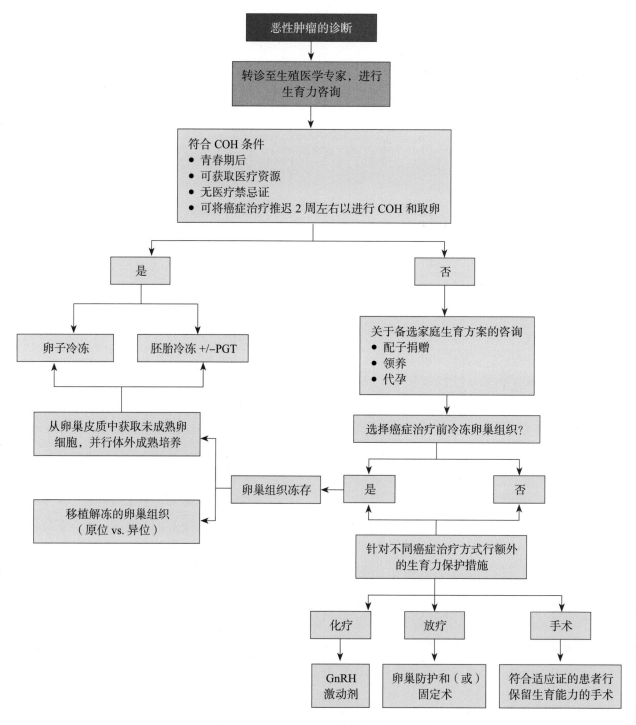

▲ 流程图 37-1　生育力保存的管理 / 治疗方法
GnRH. 促性腺激素释放激素

胞从未成熟阶段（生发泡 GV 和第一次减数分裂中期的卵母细胞 M Ⅰ）发育到成熟阶段（第二次减数分裂中期的卵母细胞 M Ⅱ）。

➢ 取卵后，去除卵丘细胞来评估卵母细胞成熟度。成熟的卵母细胞（M Ⅱ）已排出第一极体。30% 的卵母细胞在取卵时仍处在未成熟

阶段。

➢ 成熟的卵母细胞（M Ⅱ）是成功受精和随后的胚胎发育所必需的条件。

➢ IVM 指诱导未成熟的卵母细胞在体外培养成熟至 M Ⅱ 阶段。

➢ 现有的 IVM 技术并未达到理想的着床率和妊

娠率，所以认为其仍处于实验阶段。针对那些未到青春期且对 COH 无反应的女性，不能因接受 COH 耽误性腺毒性治疗的亟待拯救生命的患者，易发生卵巢过度刺激综合征的高危人群，以及那些有雌激素应用禁忌证的人群。如果制定出有效、可靠的方案，IVM 可能在临床上保持其生育力有益处。

- 冷冻保存。
  - ➤ 方法。
    - ◆ 慢速冷冻：一种程序化冷冻技术，使细胞以缓慢的速度充分脱水。影响存活的主要因素之一是细胞内冰的形成，它可以破坏细胞膜，导致细胞溶解。加入冷冻保护剂以减少细胞内结冰。
    - ◆ 玻璃化冷冻：最近发展起来的一种冷冻保存方法，利用高初始浓度的冷冻保护剂和快速降温的方法，将细胞转变为固态、玻璃化状态。玻璃化冷冻通过"速冻"，以尽量减少冰晶的形成率。已经被证实，采用玻璃化冷冻技术的卵母细胞和胚胎的复苏率较高。
  - ➤ 卵子冷冻。
    - ◆ 卵母细胞可采用慢速冷冻或玻璃化冷冻进行冷冻保存。
    - ◆ 未成熟卵母细胞和成熟卵母细胞均可以冷冻保存，但是目前的做法是在冷冻保存前对未成熟卵子进行 IVM，冷冻 M Ⅱ 期的卵母细胞。
    - ◆ 经过冷冻 / 解冻的卵母细胞往往透明带坚硬。因此，解冻后的卵母细胞通常使用卵细胞质内单精子注射（ICSI）以最大限度地提高受精成功率。
  - ➤ 胚胎冷冻。
    - ◆ 卵母细胞在取卵日受精，并在培养液中培养。从受精卵到囊胚期的任何阶段均可用慢速冷冻或玻璃化冷冻方法进行冷冻保存。
    - ◆ 在冷冻保存之前，达到囊胚期（发育至第 5～7 天）的胚胎可以取 4～9 个滋养外胚层细胞进行活检，以便进行胚胎植入前遗传学检测（PGT）用于筛查非整倍体胚胎和（或）单基因病。PGT 保证了患者保存染色体正常的健康胚胎以备将来使用。
  - ◆ 当患者 / 夫妇准备妊娠，移植冷冻胚胎前，需使用口服给药 / 肌内注射 / 经皮肤给药补充雌二醇进行子宫内膜准备，同时在移植前 5 天使用口服给药 / 经阴道给药 / 肌内注射补充孕酮。冷冻胚胎解冻后经腹部超声引导下移植入宫腔。移植后 1.5 周，可进行妊娠测试。如果测出妊娠，继续补充雌二醇和黄体酮进行黄体支持，直到 7～10 周的胎盘形成替代黄体功能。
- ➤ 卵巢组织 / 整个卵巢的冷冻保存。
  - ◆ 理论上低温保存整个卵巢及其血管供应可以减少移植相关的缺血和最大限度地保留原始卵泡的数量。然而，一种可靠的带有血管蒂的卵巢的冷冻保存技术尚不成熟，目前仍是一个活跃的研究领域。
  - ◆ 卵巢组织冷冻保存是一种可以一次性保存数千个始基卵泡的试验技术。建议这项技术主要应用于：①青春期前的女性（其下丘脑 - 垂体 - 卵巢轴发育不成熟，对 COH 无反应）；②因严重疾病而不能使用 COH 来获取卵母细胞的癌症患者；③因挽救生命而需要性腺毒性治疗或患有激素依赖性肿瘤的患者。
  - ◆ 卵巢组织通过腹腔镜或剖腹手术取出，并用慢速冷冻或玻璃化冷冻的方法保存卵巢皮质部分（最外层 1mm）。
  - ◆ 冷冻保存的卵巢组织可以经解冻 / 复苏，并进行再次移植，包括原位移植（在剩余的卵巢或盆腔腹膜上）或异位移植（在腹壁上、前臂、胸壁）。可使用 COH 刺激重新移植的卵巢组织产生卵母细胞，用于体外受精（IVF）。此外，移植成功的卵巢组织可能继续产生内源性激素分泌，可自然排卵及受孕。

- 目前已有多个报道关于卵巢组织原位移植后自然受孕和进行 IVF 后活产。2013 年首次报道冷冻的卵巢组织解冻后进行异位移植获得妊娠。需要大规模的临床试验来确证卵巢组织冷冻和移植的真实成功率。现有文献主要是病例报道或一系列小病例报道，难点在于解释这些文献的成功治疗结果时需要识别这些病例是否来自于残存的卵巢组织功能的自发恢复。
  - 未成熟卵母细胞可以从去除的卵巢皮质组织中获得，并分别冷冻保存。未成熟卵母细胞的 IVM 可在冷冻保存前或解冻后进行。
  - ➤ 精子冷冻保存。
    - 精液样本在禁欲 2~3 天后通过自慰收集。针对梗阻性无精子症患者，精子可以从睾丸或附睾中获取精子。
    - 冷冻保存前进行精液常规检查。
    - 精液与冷冻保护剂混合，可最大限度地提高解冻后的存活率，并使用抗生素预防细菌污染。
    - 精液储存在冷冻载杆或冻精管浸没于液氮中，复苏后可用于宫腔内人工授精（IUI）或常规的体外受精 / 卵细胞质内单精子注射。
- 保护原始卵巢功能。
  - ➤ 在可能的情况下，选择保守的、非手术治疗妇科癌症，或在患者的肿瘤团队认为安全且适当的情况下，进行保留生育能力的手术。
    - 子宫颈癌：对患子宫颈癌的女性，可以进行根治性宫颈切除术而不是根治性子宫切除术来保留子宫以备将来生育后代。
    - 子宫内膜癌：对低度恶性肿瘤，可用磁共振成像排除子宫肌层浸润和淋巴结转移。对所选患者运用大剂量孕激素药物治疗和密切跟踪随访。
    - 卵巢癌：卵巢癌多见于绝经后期女性。绝经前期女性往往罹患恶性生殖细胞和性索

间质肿瘤，有一个良好的整体预后 – 通常局限于一个卵巢，几乎总是在早期出现。可以进行保留子宫和对侧卵巢的保守手术和分期手术。根据情况进行化疗。绝经前期女性的卵巢上皮性肿瘤通常为交界性肿瘤，也可以通过保守的手术方法治疗。研究表明，卵巢交界性肿瘤患者接受保守手术治疗与子宫及双侧输卵管切除术，有相似的生存率。因此，如果最终的病理诊断排除了侵袭性的疾病，则认为没有必要对这些患者进行手术分期。

- ➤ 放疗前。
  - 放射用防护可以用来防止放疗对卵巢的损害。
  - 在接受盆腔放射治疗前，卵巢固定术可能是累及宫颈、阴道、子宫和卵巢等妇科癌症患者的必要保护措施。
  - 卵巢固定术是通过横切子宫 – 卵巢韧带，将卵巢连同其血供通过漏斗骨盆韧带转移到前腹壁，从而使卵巢脱离子宫。
  - 有多项研究显示保护性卵巢固定术后，患者盆腔放疗后卵巢功能恢复正常并成功妊娠。
  - 虽然卵巢固定术相对风险较少，但它可能会限制经阴道自卵巢获取卵母细胞的可能。
- ➤ 化疗前。
  - 当无法进行卵母细胞 / 胚胎冷冻保存时，临床医生可能会提供 GnRH 激动药治疗，以保护卵巢功能（由于 IVF 治疗受限，需要尽快启动性腺毒性药物治疗或不符合 COH 及采卵的条件等）。
  - GnRH 激动药抑制下丘脑 – 垂体 – 卵巢轴，理论上降低卵巢灌注，尽量减少卵巢对全身性腺毒性药物的暴露。
  - GnRH 激动药治疗对生育力保存是否有益并未证实。小样本的有限研究数据表明，GnRH 激动药可提高化疗后的月经恢复率和排卵率。然而，却并未提高活产率。月

经的恢复不能准确预测生育力。通过对卵巢储备功能重要标志——抗米勒管激素（AMH）及基础窦卵泡数的测定研究表明，GnRH 激动药治疗对暴露于性腺毒性化疗后卵巢储备下降的保护作用甚微。因此应该告知患者，目前缺乏证据证明 GnRH 激动药是保留生育力的有效方法。

三、并发症的处理

- 控制性超促排卵的风险。
  - 卵巢过度刺激综合征（OHSS）。
    - OHSS 是由于血管通透性增加导致体液从血管转移到第三间隙的一种复杂的综合征。
    - 轻症可表现为腹胀和卵巢增大时的不适，严重者可导致恶心、呕吐、腹水、胸腔积液、急性肾衰竭、心律失常和弥散性血管内凝血。
    - 轻症可进行适当治疗，当生理激素恢复时，症状会缓解；严重者需留院治疗。
    - OHSS 的发生率随着双扳机（GnRH 激动药联合低剂量 hCG）的使用和将胚胎冷冻保存以推迟至下一个周期进行胚胎移植而降低。
  - 卵巢扭转。
    - COH 期间卵巢增大，它可能会绕着韧带支撑物扭转。如果不及时发现，会导致卵巢血管供应受损、灌注减少及坏死。
    - 典型的卵巢扭转通常表现为突发性、间歇性、剧烈腹痛，并伴有恶心、呕吐相关症状。
    - 可通过腹腔镜进行探查，解除扭转以保留卵巢功能，如果手术时发现卵巢/输卵管完全坏死，则行卵巢切除术或输卵管卵巢切除术。
  - 刺激激素依赖性肿瘤。
    - COH 导致超生理水平的雌激素，这可能刺激激素依赖性肿瘤的发展。
    - 来曲唑是一种芳香化酶抑制药，已被用作

外源性促性腺激素的辅助用药，以减少乳腺癌患者行 COH 保存生育力时雌激素暴露。研究表明，当使用芳香化酶抑制药时，短期内不会增加乳腺癌复发率。

- 对经历过 COH 治疗的健康女性进行的多项大规模研究表明，累积暴露于外源性促性腺激素不会增加罹患乳腺癌的风险。

- 冷冻保存的卵巢组织原位或异位移植的风险。
  - 卵巢组织冷冻保存不适用于卵巢癌患者或发展为卵巢癌的高风险患者（如 BRCA 基因携带者）。
  - 在非卵巢癌（如血液系统恶性肿瘤）患者中，在卵巢组织复苏和移植时，存在恶性细胞重新播散的潜在风险。为了将风险降到最低，低温保存的部分卵巢组织应该进行彻底的组织学评估，以排除微转移。

四、随访

- 因择期原因推迟生育的女性和过去曾接受过性腺激素治疗的女性，一旦准备妊娠，需要评估卵巢储备功能。这包括以下 3 方面。
  - 早卵泡期经阴道超声检查评估基础窦卵泡数。
  - 测定血清 AMH 水平。
  - 早卵泡期基础血清雌激素与 FSH 的测定。
- 接受过性腺毒性激素治疗的男性可再行精液常规检查，以评估性腺功能。
  - 世界卫生组织（WHO）精液常规检查参考值。
    - 精液量：1.5ml。
    - 精子密度：1500 万/毫升。
    - 精子总数：每次射精，射出 3900 万个精子。
    - 形态：4% 正常形态。
    - 活率：58%。
    - 活力：40%。
- 与肿瘤学家紧密合作，监测原发性癌症的复发情况。
- 使用冷冻的精子、卵子和（或）胚胎来受孕。
  - 应用 ICSI 技术提高受精率和克服冷冻保存导致的卵母细胞透明带硬化。

> 冷冻复苏的胚胎可以在自然周期中或使用雌激素和孕激素人工周期准备子宫内膜后进行移植。

> 由于玻璃化冷冻减少了冰晶的形成，冷冻胚胎移植的妊娠率与新鲜移植的相似。越来越多文献表明，冷冻胚胎移植可改善着床、促进胎盘形成，这是因为冷冻胚胎移植可获得更优的生理激素环境。

● 未来使用冷冻保存的卵巢组织 / 整个卵巢受孕。

> 组织或卵巢可移植回原位（原位移植）或其他部位，如腹壁（异位移植）。

参 考 文 献

[1] American College of Obstetricians and Gynecologists. Committee opinion no. 607: Gynecologic concerns in children and adolescents with cancer. *Obstet Gynecol* 2014;124:403–8.

[2] Borini A, Setti PE, Anserini P, et al. Multicenter observational study on slow-cooling oocyte cryopreservation: clinical outcome. *Fertil Steril* 2010 Oct 31;94(5):1662–8.

[3] Chen H, Li J, Cui T, et al. Adjuvant gonadotropin-releasing hormone analogues for the prevention of chemotherapy induced premature ovarian failure in premenopausal women. *Cochrane Database Syst Rev* 2011 Nov 9;(11):CD008018.

[4] Chian RC, Huang JY, Tan SL, et al. Obstetric and perinatal outcome in 200 infants conceived from vitrified oocytes. *Reprod Biomed Online* 2008 Dec 31;16(5):608–10.

[5] Cobo A, Rubio C, Gerli S, et al. Use of fluorescence in situ hybridization to assess the chromosomal status of embryos obtained from cryopreserved oocytes. *Fertil Steril* 2001 Feb 28;75(2):354–60.

[6] Fabbri R, Porcu E, Marsella T, et al. Oocyte cryopreservation. *Hum Reprod* 1998 Dec 1;13(Suppl 4):98–108.

[7] Fabbri R, Porcu E, Marsella T, et al. Human oocyte cryopreservation: new perspectives regarding oocyte survival. *Hum Reprod* 2001 Mar 1;16(3):411–6.

[8] Moawad NS, Santamaria E, Rhoton-Vlasak A, et al. Laparoscopic ovarian transposition before pelvic cancer treatment: ovarian function and fertility preservation. *J Minim Invasive Gynecol* 2017 Jan 1;24(1):28–35.

[9] Noyes N, Porcu E, Borini A. Over 900 oocyte cryopreservation babies born with no apparent increase in congenital anomalies. *Reprod Biomed Online* 2009 Dec 31;18(6):769–76.

[10] Practice Committee of the American Society for Reproductive Medicine. Fertility preservation in patients undergoing gonadotoxic therapy or gonadectomy: a committee opinion. *Fertil Steril* 2013 Nov 30;100(5):1214–23.

[11] Practice Committee of the American Society for Reproductive Medicine, Practice Committee of the Society for Assisted Reproductive Technology. Mature oocyte cryopreservation: a guideline. *Fertil Steril* 2013;99(1):37–43.

[12] Smith GD, Serafini PC, Fioravanti J, et al. Prospective randomized comparison of human oocyte cryopreservation with slow-rate freezing or vitrification. *Fertil Steril* 2010 Nov 30;94(6):2088–95.

[13] Ubaldi F, Anniballo R, Romano S, et al. Cumulative ongoing pregnancy rate achieved with oocyte vitrification and cleavage stage transfer without embryo selection in a standard infertility program. *Hum Reprod* 2010 May 1;25(5):1199–205.

推 荐 网 站

ASRM patient website. http://www.reproductivefacts.org

ASRM video on fertility preservation for cancer patients. https://www.youtube.com/watch?v=Ii2xFMNlYM8&feature=youtu.be&rel=0

ASRM fact sheets and informational booklets. http://www.asrm.org/FactSheetsandBooklets/

第四篇　妇科肿瘤
Gyn Oncology

第38章　卵巢癌
Ovarian Cancer

Elena Pereira　Jeannette Guziel　Amy Tiersten　**著**

赵　颖　宋　坤　**译**　　王国云　**校**

本章概要

- 卵巢癌居美国妇科肿瘤病死率首位，也是女性中因癌症导致死亡的第 5 大原因。
- 卵巢癌的发病率随着年龄增长而增加。在美国，确诊卵巢癌的平均年龄是 63 岁。在合并遗传性卵巢癌综合征的女性中，卵巢癌的发病年龄会更早。
- 高级别上皮性肿瘤是最常见的病理类型，大多数确诊时已属晚期，其他少见类型包括生殖细胞和性索间质细胞肿瘤。

一、背景

（一）疾病定义

- 卵巢癌是一种发生于卵巢的癌症。
- 浆液性卵巢癌、输卵管癌和腹膜癌是最常见的亚型。它们都起源于米勒上皮，在组织学和临床表现中行为相似。

（二）疾病分类

- 通常，卵巢癌根据组织学分型可以分为 5 大类，其中最常见的来源是上皮细胞、生殖细胞和性索间质细胞，三者都可分为良性或恶性（表 38-1）。

表 38-1　恶性卵巢肿瘤组织学亚型

卵巢癌的病理	比　例
上皮细胞肿瘤	90%
生殖细胞肿瘤	2%
性索间质细胞肿瘤	7%
其他类型	1%

- 上皮性卵巢恶性肿瘤是最常见的，占卵巢癌的 90%～95%，可分为浆液性、黏液性、子宫内膜样和透明细胞肿瘤。
- 上皮性肿瘤分为良性、恶性或低度恶性潜能。低度恶性潜能肿瘤既非恶性也非良性。它们表现为比良性肿瘤更大的增殖模式，但缺乏对卵巢间质成分的破坏性侵袭。换而言之，它们不侵犯底层基质，因此不符合恶性肿瘤的定义。

（三）发病率

- 在全球范围内，295 414 名女性被诊断患有卵巢癌，184 799 人死于该疾病（2018）。
- 在美国，曾有报道预计 2020 年将有约 21 750 名患者被诊断为卵巢癌，预计将有 13 940 人死于该病，但在本文撰写时尚未明确。这使得卵巢癌成为第二常见的妇科恶性肿瘤，是妇科癌症死亡的最常见原因，也是女性癌症死亡的第 5 大原因。
- 人一生中患卵巢癌的风险为 1.4%。换句话说，每 70 名女性中就有 1 人会患卵巢癌。

（四）病因

- 尽管卵巢癌的确切病因尚不清楚，但有几个已知的危险因素，可导致癌症发展的早期事件，并最终导致遗传和表观遗传的变化，引起细胞分裂和生长失控。
- 大多数卵巢癌是散发性的，是由内外因素共同作用所引起的多种基因改变累积的结果。
- 10% 的卵巢癌发生在携带有胚系突变的已知癌症易感基因（如 BRCA1 和 BRCA2）的女性身上。

（五）病理 / 发病机制

- 不同类型卵巢癌生物学行为迥异，其发病机制也各不相同。
- 卵巢、输卵管和腹膜的高级别浆液性癌起源于输卵管伞上皮细胞，并与浆液性输卵管上皮内癌相关，这通常表明 TP53 的突变是起决定性的早期事件。
- 卵巢癌的扩散方式是独特的，它包括卵巢癌的表面剥脱并进入腹腔，从而导致在腹膜表面的扩散。
- 子宫内膜样癌和透明细胞癌通常发生在子宫内膜异位症的背景下，且大多都有以下几种基因的突变，包括 ARID1A、PIK3CA 和 PTEN。

（六）预测 / 风险因素：

- 家族史阳性的终身风险如下所示。
  - ➢ 一个二级亲属：3%。
  - ➢ 一个一级亲属：5%。
  - ➢ 两个一级亲属：11%。
- 遗传学：被诊断为卵巢癌的女性中 20%~25% 会有疾病的遗传倾向，其中最重要的是导致乳腺癌的基因之一（BRCA1 和 BRCA2）。美国预防工作组已确定评估标准，关于哪些患者应接受 BRCA 突变基因检测（表 38-2A 和表 38-2B）。
  - ➢ BRCA1：终身风险 40%~60%。
  - ➢ BRCA2：终身风险 15%~25%。

- ➢ 错配修复基因（遗传性非息肉病性结直肠癌、HNPCC）：终身风险 6%~10%。
- 子宫内膜异位症使透明细胞癌和子宫内膜样卵巢癌的风险增加 2~3 倍。
- 风险随年龄增加而增加，发病年龄中位数为 63 岁。
- 生育史：可能受终身月经周期数的影响。
  - ➢ 月经初潮早、绝经晚、未产妇、肥胖、不孕和卵巢癌风险增加有关。

表 38-2A　美国预防服务组织对尚未患病人群的提议：应该为哪些人提供 BRCA 突变的基因检测 ?*

非德系犹太女性
- 拥有 2 个患有乳腺癌的一级亲属，其中一人在 50 岁或 50 岁之前被诊断乳腺癌
- 拥有 ≥ 3 名患乳腺癌的一级或二级亲属，无须考虑诊断年龄
- 一级和二级亲属中有同时患有乳腺癌和卵巢癌
- 一级亲属患双侧乳腺癌
- 拥有 ≥ 2 名患卵巢癌的一级或二级亲属，无须考虑诊断年龄
- 拥有任何年龄段的同时患有乳腺癌和卵巢癌的一级或二级亲属
- 其男性亲属有乳腺癌病史

为德系犹太人后裔的女性
- 拥有任何患有乳腺癌或卵巢癌的一级亲属（或同一家庭的 2 个二级亲属）

*. 这些建议不适用于有与已知有害 BRCA 突变相关的乳腺癌或卵巢癌家族史的女性

表 38-2B　遗传性乳腺 - 卵巢癌综合征受累女性的风险评估标准：应该为谁提供 BRCA 突变的基因检测？

任何自身或一级亲属有以下情况的个体都应该考虑进行基因检测：
- 在 50 岁或 50 岁之前诊断为乳腺癌
- 在 60 岁或 60 岁之前诊断为三阴性乳腺癌
- 同一个人患有 ≥ 2 种的原发性乳腺癌
- 卵巢、输卵管或原发性腹膜癌
- 任何年龄患有乳腺癌或胰腺癌的德系犹太人
- 男性乳腺癌
- 有 ≥ 3 个乳腺癌、卵巢癌、胰腺癌和（或）侵袭性前列腺癌家族史的个体（Gleason 评分 ≥ 7）

二、预防

> **临床精粹**
> - 使用口服避孕药、多胎妊娠、母乳喂养，

双侧输卵管结扎与卵巢癌的风险降低有关。

- 在已知 *BRCA1* 或 *BRCA2* 突变的患者中，降低患病风险的输卵管卵巢切除术（RRSO）可使患妇科癌症的风险降低 70%～96%，以及患乳腺癌的风险降低 47%～72%（图 38-1）。

Images

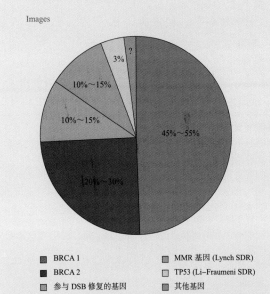

BRCA 1
BRCA 2
参与 DSB 修复的基因
MMR 基因 (Lynch SDR)
TP53 (Li–Fraumeni SDR)
其他基因

▲ 图 38-1　遗传性卵巢综合征的易感基因及其患病率（彩图版本见书末）
经许可，转载自 Toss 等，2015

- 对于年龄在 35—40 岁的 *BRCA1* 突变患者和年龄在 40—45 岁的 *BRCA2* 突变患者或当生育需求已完成时，应考虑 RRSO。

（一）筛查

- 目前没有证据支持在人群中实施预防卵巢癌的常规筛查
  - 前列腺癌、肺癌、结直肠癌和卵巢癌（PLCO）筛查试验将 78 216 名女性随机分为两组，一组接受盆腔超声和 CA125 血清水平的年度筛查；另一组接受常规医疗护理，结果显示，妇科肿瘤筛查组在患者的癌症特异性死亡率方面没有生存优势。两组中在晚期确诊的患者数量也是相似的。
  - 联合国卵巢癌筛查协作试验（UKCTOCS）将 202 638 名绝经后期女性随机分为两组，一组

为多模式算法（卵巢癌风险算法、ROCA），每年检测血清水平，并根据需要进行超声检查；另一组为单用经阴道超声检查（TVUS）或不进行干预。多模式筛选算法具有较高的灵敏度和特异性（分别为 89.5% 和 99.8%），具有较好的筛选效果。初步的生存率数据没有显示出明显的死亡率优势，但仍在继续随访。

- 针对患有遗传性卵巢癌的女性，妇科肿瘤医师协会（SGO）和国家综合癌症网络（NCCN）建议其从 30—35 岁开始，或比家族中首位卵巢癌患者的最早确诊年龄提前 5～10 年，每 6 个月用 CA125 和 TVUS 进行一次筛查。

（二）一级预防

- 避免危险因素和增加保护因素（见上文）可能有助于预防癌症，尽管在许多情况下这是不现实的。
- 对于遗传了 *BRCA1* 和 *BRCA2* 基因或患有遗传性卵巢癌综合征的女性，一旦完成生育，或者年龄在 35—40 岁的 *BRCA1* 突变患者和年龄在 40—45 岁的 *BRCA2* 突变患者建议尽早行降低风险的输卵管卵巢切除术（风险降低 70%～96%）。RRSO 还可以降低绝经前期 BRCA 阳性女性患乳腺癌的风险（表 38-1）。

三、诊断

临床精粹

- 与卵巢癌相关的症状通常是非特异性的，包括腹胀、骨盆疼痛、肠道或膀胱功能的改变、恶心和体重减轻。
- 盆腔检查时可触及卵巢肿块，且最好通过盆腔超声（经阴道和经腹）进行观察。
- 如果怀疑患有卵巢癌，那么 CT 对胸部、腹部和骨盆的成像将有助于评估疾病的程度。
- 肿瘤标志物（表 38-3）虽然有帮助，但无法确诊卵巢癌。

表 38-3　卵巢癌的肿瘤标志物

组织学	肿瘤标志物
上皮性 浆液性 黏液性	CA 125 CEA、CA19-9
生殖细胞肿瘤 卵黄囊瘤 绒毛膜癌	AFP 乳酸脱氢酶 β-hCG
颗粒细胞瘤	抑制素 B 和 A，雌二醇

- 明确的诊断需要组织评估，以区分良性和恶性病变，以及区分原发性卵巢癌和转移性肿瘤。

（一）鉴别诊断

　　附件区肿物的鉴别诊断见表 38-4。有关详细信息，见流程图 38-1 诊断检查表。

表 38-4　卵巢肿物的鉴别诊断

卵巢肿物	卵巢外肿物
生理性囊肿	异位妊娠
子宫内膜异位囊肿	输卵管积水
卵泡膜黄素囊肿	卵巢旁囊肿
原发性卵巢癌：良性、恶性或交界性	腹膜包涵囊肿
转移癌（乳腺、结肠、子宫）	• 带蒂肌瘤 • 憩室 / 阑尾脓肿 • 炎症或恶性肠病

（二）典型表现

- 与卵巢癌相关的症状通常是非特异性的，这导致呈现出典型的晚期表现。
- 常见表现包括附件区肿块、骨盆或腹部疼痛、腹胀、排尿困难、早饱、进食困难，阴道异常出血。
- 也可以在为其他疾病行手术治疗时偶然发现。

（三）临床诊断

1. 病史

- 评估腹痛、腹胀、阴道出血和进食困难的症状。
- 询问癌症家族史，特别注意妇科病史、乳腺和结肠癌病史。

2. 体格检查

- 卵巢肿块可以代表原发性卵巢癌或其他癌症的转移性病变。此外，原发性卵巢癌在诊断时常有转移，因此完整的体格检查对正确诊断至关重要。
- 胸部：评估胸腔积液和锁骨上淋巴结受累的证据。
- 乳房：评估原发性乳腺病变和腋窝淋巴结受累。
- 腹部：评估腹围增大、腹水、腹股沟淋巴结肿大。
- 骨盆：卵巢肿块最好使用双手通过直肠阴道检查进行评估。这使我们能够评估这些肿物是固

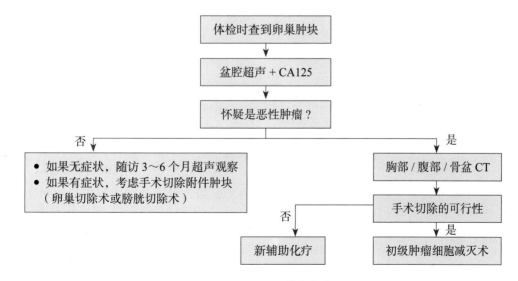

▲ 流程图 38-1　诊断检查

定的 / 可移动的还是结节状的。另外还应进行彻底的宫颈和子宫检查。

- 四肢：评估是否有水肿，这可能是骨盆肿块阻碍下肢静脉回流的迹象。

3. 实用的临床分期方法

卵巢癌根据国际妇产科协会（FIGO）/ 肿瘤、淋巴结、转移（TNM）联合分期系统进行外科分期。

FIGO 卵巢癌分期 2014

I 期：局限于卵巢的癌症

I A	肿瘤局限于单侧卵巢，包膜完好，表面无肿瘤，冲洗液成阴性
I B	肿瘤累及两侧卵巢，其他同 I A
I C	肿瘤局限于 1～2 个卵巢
I C$_1$	术中播散
I C$_2$	术前肿瘤破裂或肿瘤累及至卵巢表面
I C$_3$	腹水或腹腔冲洗液中存在恶性细胞

II 期：肿瘤累及单侧或双侧卵巢，并扩散至骨盆（骨盆边缘以下）或原发性腹膜癌

II A	扩散和（或）种植至子宫或输卵管
II B	扩散至其他盆腔腹膜内组织

III 期：肿瘤累及 1～2 个卵巢，且细胞学或组织学证实其扩散至盆腔外腹膜和（或）转移至腹膜后淋巴结

III A	腹膜后淋巴结阳性和（或）盆腔外微转移
III A$_1$	仅腹膜后淋巴结阳性
	III A$_1$（i）转移 ≤ 10mm
	III A$_1$（ii）转移 >10mm
III A$_2$	微观下，盆腔外（边缘以上）腹膜受累 ± 腹膜后淋巴结阳性
III B	肉眼可见盆腔外腹膜转移 ≤ 2cm ± 腹膜后淋巴结阳性。包括扩散至肝 / 脾包膜
III C	肉眼可见盆腔外腹膜转移 >2cm ± 腹膜后淋巴结阳性。包括扩散至肝 / 脾包膜

IV 期：远处转移，不包括腹膜转移

IV A	胸腔积液细胞学阳性
IV B	肝和（或）脾实质转移、腹腔外器官转移（包括腹股沟淋巴结和腹腔外淋巴结）

4. 疾病严重程度分类

- 手术目的是行满意的肿瘤细胞减灭术（切除肉眼可见的病灶），残留病灶的体积与生存期直接相关。
- 其他预后指标包括年龄、分期、组织学类型和分级、患者体力状态等。

（四）实验室诊断

1. 诊断检查项目

- 术前诊断的目的是明确疾病的严重程度，尽量找到原发及转移病灶。
- 肿瘤标志物不是确诊指标，但可以指导我们的治疗（表 38-3）。
- 结肠镜：若怀疑肿瘤非卵巢原发，需行结肠镜检查以排除结肠癌转移至卵巢。

2. 影像学检查项目

- 附件包块可以行经阴道和经腹超声检查，将超声的表现结合 CA125 值，即可得出恶性肿瘤风险指数，从而判断肿瘤的良恶性（表 38-5）。

表 38-5　恶性肿瘤风险指数（RMI）

即综合评估血清 CA125（CA125）、是否绝经（M）、超声评分（U）3 个术前指标，（RMI=U×M×CA125）

超声	有下列特征之一即得 1 分：多囊、有实性回声、转移、腹水、双侧卵巢病变 U=0（超声评分为 0 分） U=1（超声评分为 1 分） U=3（超声评分为 2～5 分）
是否绝经*	M=1（未绝经） M=3（已绝经）
CA125	血清 CA125 值（U/ml）
RMI	＞ 200 为高度可疑恶性肿瘤

*. ＞ 1 年无月经来潮定义为绝经（经许可转载自 Jacobs 等，1990）

- 胸部 / 腹部 / 盆腔 CT：如果怀疑卵巢恶性肿瘤，推荐行胸腹盆 CT 以评估疾病的范围及手术切除的可行性。
- MRI 和（或）PET-CT：不作为常规检查，仅当临床需要时开具。

四、治疗

（一）治疗原则

1. 原发高级别上皮性卵巢癌

（1）早期病变 = Ⅰ期（局限于卵巢）和Ⅱ期（局限于盆腔）。

- Ⅰ A/B 期。
  - ➢ G_1：无须辅助化疗。
  - ➢ G_2：可行卡铂 / 紫杉醇静脉化疗 3～6 个周期。
  - ➢ G_3/ 透明细胞癌：卡铂 / 紫杉醇静脉化疗 3～6 个周期。
- Ⅰ C 期：卡铂 / 紫杉醇静脉化疗 3～6 个周期。
- Ⅱ期：卡铂 / 紫杉醇静脉化疗 6 个周期。

（2）晚期病变 = Ⅲ期（腹膜或淋巴结转移）和Ⅳ期（远处转移）。

- 满意的肿瘤细胞减灭术联合卡铂、紫杉醇化疗是晚期卵巢癌的标准治疗模式。
- 新辅助化疗（NACT）：对于体积巨大、无法手术切除的病灶，可选择 NACT 后行间歇性肿瘤细胞减灭术。或者一般情况较差，无法耐受大范围手术的患者，可选择此治疗方法（流程图 38-2）。
  - ➢ EORTC-GCG/NCIC-CTG 试验（Vergote 等，2010）证明 NACT+ 间歇性肿瘤细胞减灭术与首次肿瘤细胞减灭术后化疗的疗效相当。
    - ◆ 依据最大转移病灶对患者分层分析后发现，对于Ⅲ C 期且最大转移病灶直径≤ 45mm 的患者，PCS 效果更好；而对于Ⅳ 期且最大转移病灶直径> 45mm 的患者，更适于 NACT。
  - ➢ 美国临床肿瘤协会和妇科肿瘤协会收集了随机Ⅲ期临床试验的数据，比较 NACT 和 PCS 及患者围术期的发病率和死亡率，继而发表联合声明，推荐在新诊断的晚期卵巢癌患者中应用 NACT。
    - ◆ 委员会综合分析了 4 个Ⅲ期临床试验的数据后得出结论，在总生存期（OS）和无进展生存期（PFS）方面，NACT 并不逊于

PCS。NACT 的患者围术期患病率及病死率更低。
- ◆ 对于可以行满意的肿瘤细胞减灭术且最大残留病灶直径< 1cm 的患者，推荐 PCS。

- 对于卵巢高级别上皮性癌，卡铂联合紫杉醇 3 周疗法为标准一线化疗方案。此方案的规范管理一直是研究重点之一。
- 每 3 周 1 次卡铂 / 紫杉醇静脉化疗成为标准一线化疗方案，是基于以下研究。
  - ➢ 紫杉醇 / 顺铂优于环磷酰胺 / 顺铂，GOG111 证明紫杉醇 / 顺铂人群总生存期更长，HR 为 0.61（95%CI　0.47～0.79），这种生存获益在 EORTC-NCIC OV10 试验中同样得到验证。
  - ➢ 卡铂 / 紫杉醇疗效与顺铂 / 紫杉醇相当，但药物毒性更低（AGO Trial, GOG 158 试验）。
- 日本的一项研究表明，卡铂 3 周给药 1 次联合紫杉醇周疗，比每 3 周 1 次卡铂 / 紫杉醇静脉化疗有更好的OS、生活质量，毒性也更强。然而，这种生存获益并没有在后续的研究中得到重复。可能对于肿瘤负荷较大的患者，这种生存获益更明显。人们认为卡铂 3 周给药 1 次联合紫杉醇周疗也是标准治疗方案。
  - ➢ 日本研究（Katsumada 等，2009）：卡铂 / 紫杉醇（3 周给药 1 次，AUC=6）与紫杉醇周疗（AUC=6）相比，两者的 PFS 分别为 17 个月和 28 个月（P=0.0014），3 年 OS 分别为 65%、72%（P=0.03），紫杉醇周疗疗效更好，其 3/4 级贫血的发生率更高，其他毒性两者相当。
  - ➢ 一项验证性欧洲试验 ASCO 2013（LBA 5501）卡铂 / 紫杉醇周疗与 3 周疗法，两者 PFS 无差异，但紫杉醇周疗的生活质量（QDL）更好，不良反应更明显。
  - ➢ GOG 262 对比分析了紫杉醇 / 卡铂周疗与 3 周疗法（贝伐珠单抗可选），在没有接受贝伐珠单抗治疗的患者，紫杉醇周疗组无进展生存期更长（14 个月 vs. 10 个月，HR=0.60），但总生存期无差异。

➤ MITO-7 Ⅲ期临床试验的数据显示，每周卡铂＋每周紫杉醇方案可被用于一般状况较差或有多种并发症的患者。此方案的 PFS 与标准方案相似，毒性更小，生活质量更好。

- 美国国家癌症研究所（NCI）指明，顺铂和紫杉醇腹腔内（IP）化疗是一种标准治疗方法，更适于小体积残留病灶，它可提供最大给药量和总生存获益。

  ➤ 3 项大型随机Ⅲ期临床试验（GOG 104、GOG 114 和 GOG 172）显示，与静脉化疗相比，腹腔内化疗具有更好的无进展期和总生存期。

  ➤ GOG 172 显示，在接受了满意的肿瘤细胞减灭术的Ⅲ期卵巢癌患者中，IP 顺铂 +IV 紫杉醇与 IV 顺铂 +IV 紫杉醇治疗组相比，中位 OS 分别为 68 个月 vs. 50 个月。

  ➤ IP 化疗会导致更多的 3/4 级毒性（骨髓抑制，代谢异常，导管相关并发症，肠道并发症，腹痛），依从性降低，生活质量降低等。然而，随访至 12 个月，两组在生活质量方面没有差异，但 IP 组患者仍持续存在感觉异常。

  ➤ 因此，需经过充分讨论风险和获益后谨慎选择 IP 化疗，并由训练有素的医生执行。

- 贝伐珠单抗可添加到辅助化疗中，可延长无进展生存期，但未显示 OS 获益（GOG 218 和 ICON 7）。

- GOG 252 的结果显示，IP 化疗并不比静脉化疗有优势。中位 PFS 3 个组相似，分别为 24.9 个月（IV 卡铂组）、27.3 个月（IP 卡铂组）和 26 个月（IP 顺铂组）。总的来说，卡铂的耐受性比顺铂好。这项试验在最小残留病灶 ≤ 1cm 的患者中进行，研究内容包括剂量密集方案和 IP vs. IV 的比较，目的是确定晚期卵巢癌患者辅助治疗中能产生最佳疗效和最小毒性的化疗方案。

  ➤ 治疗方案如下。

    ◆ 紫杉醇 80mg/m² IV 每周 + 卡铂 AUC 6 IV + 贝伐珠单抗。

    ◆ 紫杉醇 80mg/m² IV 每周 + 卡铂 AUC 6IP+ 贝伐珠单抗。

    ◆ 紫杉醇 135mg/m² 第一天静脉注射给药 3h 以上，顺铂 75mg/m²，第二天 IP。紫杉醇 60mg/m² IP 第 8 天 + 贝伐珠单抗。

- 维持治疗：在一线治疗后，维持治疗将延长 PFS，但 OS 无获益。

  ➤ 紫杉醇：对于临床完全缓解的患者，SWOG S9761/GOG 178 协作试验将患者随机分为两组，分别接受 3 个或 12 个周期的每月紫杉醇（175mg/m²）化疗。更新的数据表明，接受 12 个周期治疗的患者 PFS 延长 8 个月（22 个月 vs. 14 个月，$P=0.006$），但总生存期无获益（53 个月 vs. 48 个月，$P=0.34$）。

  ➤ 帕唑帕尼：帕唑帕尼是一种针对血管内皮生长因子（VEGF）受体、PDGFR 受体和 c-kit 的多重激酶抑制药，对一线化疗后没有进展的晚期卵巢癌患者，应用帕唑帕尼维持治疗，与安慰剂相比可延长 PFS（17.9 个月 vs. 12.3 个月；$P=0.0021$），但总生存期无获益。

2. 复发性高级别上皮性卵巢癌

- 初始治疗后复发的风险。

  ➤ 早期，低危 =10%。

  ➤ 早期，高危 =20%（辅助治疗后）。

  ➤ 较小残余病灶 =60%~70%。

  ➤ 较大残余病灶 =80%~85%。

- 大部分复发发生于治疗后 3 年内。

- 随访：一项多中心的欧洲试验发现，在 CA125 升高后即接受早期治疗的患者并未获益。妇科肿瘤学会建议将 CA125 作为可选择的随访指标。NCCN 则建议，在讨论风险和获益后将 CA125 作为随访指标。

- 在复发患者中，后线治疗将引起更短的无病间隔时间。

- 复发性患者的治疗是基于患者对一线治疗的反应和无铂间隔时间（PFI），根据 PFI 制订化疗方案（表 38-6）。

表 38-6　铂敏感复发上皮性卵巢癌化疗方案

III 期试验	化疗方案	中位 PFS（个月）	中位 OS（个月）
ICON-4	卡铂 vs. 卡铂 / 紫杉醇	9 vs. 12	24 vs. 29
AGO-AVAR	卡铂 vs. 卡铂 / 吉西他滨	5.8 vs. 8.6	无差别
CALYPSO	卡铂 / 紫杉醇 vs. 卡铂 / 脂质体阿霉素	9.4 vs. 11.3	无最终数据
OCEANS	卡铂 / 吉西他滨 vs. 卡铂 / 吉西他滨 + 贝伐单抗且贝伐单抗维持治疗	8 vs. 12	33 vs. 35

➢ 铂敏感 =PFI ＞ 6 个月。

➢ 铂耐药 =PFI ≤ 6 个月。

- 铂敏感（PS）复发：再次使用卡铂（RR ≈ 60%，生存期＞ 3 个月）。治疗直到疾病进展，或无法耐受毒性或完全缓解。表 38-6 列出了铂敏感复发患者的化疗方案。

- 聚 ADP 核糖聚合酶（PARP）抑制药用于铂敏感复发患者。

  ➢ 奥拉帕尼：使用奥拉帕尼治疗患者 PFS 延长，但 OS 无获益（Ledermann 等，2012）。

  ➢ 尼拉帕尼：使用尼拉帕尼治疗后患者 PFS 延长更显著（BRCA 突变患者为 21 个月 vs. 5 个月）。关于 OS 的数据目前还无结论。

- 铂耐药复发：采用替代药物治疗（RR≈12%～32%，生存期＞ 8 个月）。治疗直到疾病进展，或无法耐受毒性或完全缓解。

  ➢ 单药序贯治疗优于联合治疗，因为这种方法可兼顾治疗效果和可接受的不良反应。

  ➢ 紫杉醇单药治疗总有效率（ORR）为 50%。其他有效单药包括聚乙二醇脂质体阿霉素、拓扑替康、吉西他滨、依托泊苷和贝瓦西珠单抗等。

  ➢ 贝伐单抗用于铂耐药复发患者：在 AURELIA 试验中，研究者将贝伐单抗加入紫杉醇，聚乙二醇脂质体阿霉素或者拓扑替康。贝伐单抗的应用可改善 PFS，但不能改善 OS。

- PARP 抑制药用于后线治疗。

  ➢ 奥拉帕尼是美国食品药品管理局（FDA）批准用于晚期卵巢癌患者的 PARP 抑制药，推荐用于接受过≥ 3 种化疗方案且有 BRCA 胚系突变的患者。

  ➢ 对有 BRCA 胚系突变的卵巢癌患者，奥拉帕尼单药有效率为 31%，病情稳定＞ 8 周的比例为 40%。（Kaufman 等，2014）。

  ➢ FDA 批准了 BRCA 分析 CDx（Myriad），用于检测卵巢癌患者血液样本中是否存在 BRCA 突变。

- 卢卡帕尼：两项 II 期试验的结果已在 2016 年 ESMO 大会上公布。规范前期治疗的高级别卵巢癌患者，无论胚系或体系 BRCA 突变，对卢卡帕尼持久反应，中位 PFS 为 10 个月（范围为 0～22.1）。基于 RECIST 1.1 标准评估的 ORR 为 53.7%（95% CI　43.6～63.5）。铂敏感患者疗效更好（ORR = 65.5%），铂耐药患者 ORR = 25%，铂难治患者 ORR = 0%。

3. 低级别上皮性肿瘤

- I A～ I B 期：无卵巢外播散、腹腔冲洗阴性、无腹水者被认为是低风险。复发风险 10%。辅助治疗无获益。

- I C～Ⅳ期：建议尽最大努力行肿瘤细胞减灭术。低级别肿瘤对化疗反应差，因此辅助治疗的作用是有争议的。术后治疗方案包括观察、铂类为基础的化疗和亮丙瑞林、阿那曲唑、他莫昔芬等激素治疗。

4. 恶性生殖细胞肿瘤

- 无性细胞瘤。

  ➢ 如果有生育要求，可以选择保留子宫和对侧卵巢的保留生育功能的分期手术。否则，推荐全面分期手术（子宫全切术、双侧输卵管 - 卵巢切除术、盆腔及主动脉旁淋巴结清扫术、大网膜切除术）。

  ➢ I 期：手术分期后观察。

  ➢ Ⅱ～Ⅳ期：分期手术后一般推荐 BEP（博莱霉素、依托泊苷、顺铂）辅助化疗。

- 未成熟畸胎瘤
  - 如果有生育要求，可以选择保留子宫和对侧卵巢的保留生育功能的分期手术。否则，推荐全面分期手术（子宫全切术、双侧输卵管 – 卵巢切除术、盆腔及主动脉旁淋巴结清扫术、大网膜切除术）。
  - Ⅰ期，低分级：全面分期手术后观察。
  - Ⅰ期（2～3 级）和Ⅱ～Ⅳ期：通常建议完成手术分期，然后辅以 BEP 方案（博莱霉素、依托泊苷、顺铂）辅助化疗。
- 胚胎性癌
  - Ⅰ～Ⅳ期：通常建议完成手术分期，然后辅以 BEP 方案辅助化疗。

5. 恶性性索间质肿瘤
- Ⅰ期
  - 如果有生育要求，可以选择保留生育功能的分期手术。否则，推荐全面分期手术（子宫全切术、双侧输卵管 – 卵巢切除术、盆腔及主动脉旁淋巴结清扫术、大网膜切除术）。
  - 低风险患者：分期手术后观察。

  - 高危患者（定义为 IC 期或分化较差）可给予观察或辅助化疗，辅助化疗方案通常用 BEP（博莱霉素、依托泊苷、顺铂）或卡铂 / 紫杉醇。
- Ⅱ～Ⅳ期：通常建议完成手术分期，然后辅以 BEP 或卡铂 / 紫杉醇方案辅助化疗。

住院适应证
- 与治疗或者疾病进展相关的急症。
  - 恶性肠梗阻：肠梗阻继发于腹膜播散型，是卵巢癌的常见并发症。对肠梗阻的处理可以选择保守治疗（鼻胃管置入术），也可选择手术治疗（肠管切除术，分流造口术，经皮内镜胃造口术）。
  - 胸腔积液：可继发于腹水或肿瘤肺转移。患者表现为呼吸过速明显恶化。治疗方案包括胸腔穿刺术、胸管放置和胸膜固定术。
  - 发热性中性粒细胞减少症：定义为口腔温度 > 38.5℃或 2h 内连续 2 次测量 > 38.0℃，且绝对中性粒细胞计数 < 0.5×10⁹/L。患者入院时应用抗生素及采取预防中性粒细胞减少的

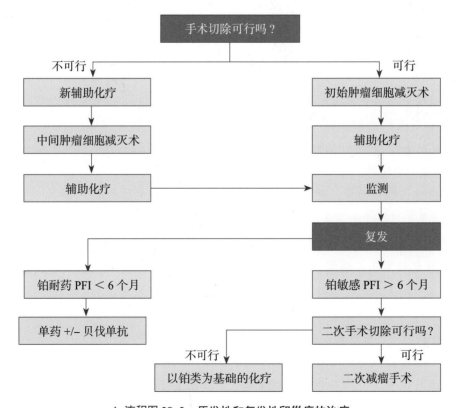

▲ 流程图 38-2　原发性和复发性卵巢癌的治疗

措施。关注可能的感染源是至关重要的（如留置静脉导管、腹腔内脓肿）。

> 脱水：常由口入减少、呕吐、腹泻（由化疗不良反应引起或疾病过程所致）的结果。

（二）治疗方法

治　疗	说　明
手术后化疗 **早期**（Ⅰ和Ⅱ） • 低风险：观察 • 高风险：静脉注射卡铂/紫杉醇	临床要点
晚期（Ⅲ和Ⅳ） • 静脉注射紫杉醇 175mg/（m²·3h） • 静脉注射卡铂 AUC 6，每 3 周 1 次 ×6 个周期 或 • 静脉注射紫杉醇（80mg/m²/1h）每周 1 次 • 静脉注射卡铂 AUC 6，每 3 周 • 21 天为一周期 ×6 个周期 **复发或持续** **铂敏感患者：** • 卡铂 AUC 5 + 紫杉醇 175mg/m²，每 3 周 1 次 或 • 卡铂 AUC 5 + 阿霉素 30mg/m²，每 4 周 1 次 • 卡铂 AUC 4 第 1 天 + 吉西他滨 1000mg/m² 第 1 天和第 8 天，每 3 周 1 次 • +/– 贝伐单抗 10～15mg/kg • **铂耐药患者：**单药贯序治疗 • **BRCA1/BRCA1 突变的难治型患者：**奥拉帕尼	可考虑加用贝伐珠单抗 残存病灶小者腹腔内灌注治疗
手术 • **分期手术 vs. 肿瘤细胞减灭术** • 分期手术用于评估微小转移灶。对于肿瘤体积大的患者，需要做肿瘤细胞减灭术 • **分期手术：**包括子宫全切术、BSO、盆腔腹水细胞学检查、盆腔及主动脉旁淋巴结清扫术及大网膜切除术 　– 手术方式可以选择经腹手术或腹腔镜手术 • **初始肿瘤细胞减灭术：**开腹手术、TAH、BSO、大网膜切除术，以最大限度的肿瘤减灭为目标（无明显肿瘤病灶残余） • **二次肿瘤细胞减灭术：**适用于有望达到满意的肿瘤细胞减灭术的铂敏感复发患者 　– 没有证据支持二次探查手术 　– 姑息性手术：个体化	对于不适合手术的患者，或者在不能达到满意肿瘤减灭术的患者，可以给予新辅助化疗后中间性减瘤手术疗

TAH. 经腹子宫全切术；BSO. 双侧输卵管 – 卵巢切除术

（三）并发症的预防和管理

• 化疗药物治疗卵巢癌引起的并发症，与急性药物反应有关，可以通过适当的化疗前用药预防。

> **紫杉醇：**往往是配方中的溶剂（Cremophor®）引起的输液相关的药物反应（潮红、皮疹）。因为这些反应往往发生在第一个疗程，应加以重视，用类固醇进行化疗前预处理进行预防。

> **铂类药物：**导致真正的超敏反应（呼吸短促、荨麻疹/瘙痒、血压变化）。往往发生在再次接触药物后。轻微反应可以用抗组胺药来控制。严重反应需要使用抗组胺药、肾上腺素和皮质类固醇来处理。

> **阿霉素：**可引起静脉通路周围组织的损伤。必须迅速应用中和药 – 右旋唑烷处理。因此，建议通过中央静脉导管进行药物输注。

临床精粹

• 满意的无肉眼可见残留病灶的肿瘤细胞减灭术是初始肿瘤细胞减灭手术的目标，也是治疗的标准。

• IV 卡铂/紫杉醇（每 3 周或每周给予 1 次）是卵巢癌早期高风险患者和初始肿瘤细胞减灭手术后晚期患者的标准辅助治疗。

• 腹腔灌注化疗（IP）是 NCI 颁布的治疗小体积残留病灶的标准治疗方法，毒性更大，需要专业培训方能实施。

• 复发性疾病治疗选择和疗效是由 PFI 决定的。

• 所有卵巢癌患者应进行 *BRCA1* 和 *BRCA2* 基因突变检测。

五、特殊人群

老年人

- 晚期卵巢癌老年患者，一般状况不佳并有并发症，可能无法耐受标准的腹腔灌注或静脉注射联合化疗。铂类单药可能更适合这些患者。

- 必须权衡老年患者行肿瘤细胞减灭术的风险和益处。对于那些不能耐受初始手术的患者，可以选择新辅助化疗后行中间性肿瘤细胞减灭术。

六、预后

临床精粹

- 卵巢癌的生存率与诊断时分期有关，Ⅰ期患者的5年生存率＞90%。局部晚期患者这一数值下降到75%～80%，对于远处转移的患者，生存率降到25%。

- *BRCA*基因突变的卵巢癌患者由于对铂基化疗的敏感性增加和PARP抑制药的良好疗效，预后较好。

- 大多数高级别上皮性卵巢癌为对化疗敏感性疾病。然而，随着疾病复发，无病间期和化疗敏感性降低，最终导致疾病治疗困难。

参考文献

[1] Aghajanian C, Blank SV, Goff BA et al. OCEANS: a randomized, double-blinded, placebo-controlled phase Ⅲ trial of chemotherapy with or without bevacizumab (BEV) in patients with platinum-sensitive recurrent epithelial ovarian (EOC), primary peritoneal (PPC), or fallopian tube cancer (FTC). *J Clin Oncol* 2012;30:2039.

[2] Jacobs I, Oram D, Fairbanks J, et al. A risk of malignancy index incorporating CA125, ultrasound and menopausal status for accurate preoperative diagnosis of ovarian cancer. *Br J Obstet Gynaecol* 1990;97:922–29.

[3] Katsumata N, Yasuda M, Takahashi F, et al. Dose-dense paclitaxel once a week in combination with carboplatin every 3 weeks for advanced ovarian cancer: a phase 3, open-label, randomised controlled trial. *Lancet* 2009;374(9698):1331–38.

[4] Kaufman B, Shapira-Frommer R, Schmutzler RK, et al. Olaparib monotherapy in patients with advanced cancer and a germline BRCA1/2 mutation. *J Clin Oncol* 2015;33:244–50.

[5] Ledermann J, Harter P, Gourley C, et al. Olaparib maintenance therapy in platinum-sensitive relapsed ovarian cancer. *N Engl J Med* 2012;366:1382.

[6] Markman M, Liu PY, Moon J, et al. Impact on survival of 12 versus 3 monthly cycles of paclitaxel (175mg/m^2) administered to patients with advanced ovarian cancer who attained a complete response to primary platinumpaclitaxel: follow-up of a Southwest Oncology Group and Gynecologic Oncology Group phase 3 trial. *Gynecol Oncol* 2009;14(2):195–98.

[7] Parmer MK, Ledermann JA, Colombo N, et al. Paclitaxel plus platinum-based chemotherapy versus conventional platinum-based chemotherapy in women with relapsed ovarian cancer: the ICON4/AGO-OVAR-2.2 trial. *Lancet* 361(9375):2099–106.

[8] Pfisterer J, Plante M, Vergote I, et al. Gemcitabine plus carboplatin compared with carboplatin in patients with platinumsensitive recurrent ovarian cancer: an intergroup trial of the AGO-OVAR, the NCIC CTG, and the EORTC GCG. *J Clin Oncol* 2006 Oct 10;24(29):4699–707.

[9] Pujade-Lauraine E, Mahner S, Kaern J, et al. A randomized, phase Ⅲ study of carboplatin and pegylated liposomal doxorubicin versus carboplatin and paclitaxel in relapsed platinum-sensitive ovarian cancer (OC). CALYPSO study of the Gynecologic Cancer Intergroup (GCIG). *J Clin Oncol* 2009;27.

[10] Pujade-Lauraine E, Hilpert F, Weber B, et al. AURELIA: A randomized phase Ⅲ trial evaluating bevacizumab (BEV) plus chemotherapy (CT) for platinum (PT)–resistant recurrent ovarian cancer (OC). *J Clin Oncol* 2012;30.

[11] Toss A, Tomasello C, Razzaboni E, et al. Hereditary ovarian cancer: not only BRCA1 and 2 genes. *BioMed Res Intl* 2015:1–11.

[12] Vergote I, Trope CG, Amant F, et al. Neoadjuvant chemotherapy or primary surgery in stage ⅢC or IV ovarian cancer. *N Engl J Med* 2010;363:943–53.

推荐网站

American Society of Clinical Oncology (ASCO). www.asco.org/

National Comprehensive Cancer Network (NCCN). http://www.nccn.org/professionals/physician gls/

相 关 指 南

国家学会指南

标　题	来　源	时间 / 全文
卵巢癌国家综合癌症网络（NCCN）指南	NCCN	2019 http://www.nccn.org/professionals/physician_gls/pdf/ovarian.pdf
临床实践指南	妇科肿瘤学会（SGO）	www.sgo.org/clinical-practice/guidelines

国际学会指南

标　题	来　源	网　址
	国际妇产科医师联盟（FIGO）	www.figo.org

第 39 章 宫颈癌
Cervical Cancer

Navya Nair　Ann Marie Beddoe　Peter Dottino **著**

刘晓琳　宋　坤 **译**　王国云 **校**

本章概要

- 宫颈癌是世界范围内，尤其是在发展中国家的一类高发病率及死亡率的疾病。
- 宫颈癌可以通过对癌前疾病的筛查和治疗来进行预防。
- 绝大部分宫颈癌是感染 HPV 后经历长期进展转归所致。
- HPV 疫苗可以预防宫颈癌癌前病变。
- 宫颈癌的治疗需根据分期制定，治疗方式包括手术、放疗和化疗。

一、背景

（一）疾病定义

- 起源于宫颈（子宫下部）的肿瘤。
- 由于细胞异常增殖，有浸润至周边，以及扩散能力。

（二）疾病分类

- 大部分（75%~80%）的宫颈癌为鳞状细胞癌。
- 其余大部分为腺癌。

（三）疾病的发生及流行病学

- 美国预计有 13 170 名新增宫颈癌患者，4250 名患者因宫颈癌死亡（Siegel 等，2019）。
- 世界范围内，宫颈癌是女性第 4 大常见恶性肿瘤，2018 年宫颈癌新增患者 569 800 名，311 400 名宫颈癌患者死亡（American Cancer Society 2018）（图 39-1）。

（四）经济影响

- 在高收入国家，通过结合早期筛查及癌前病变处理策略，进行宫颈癌疫苗接种，宫颈癌发病率较前降低。
- 由于缺乏健康管理基础设施及有限的经济资源，早期有序筛查无法有效执行，造成全球 85% 的宫颈癌负担。
- 即使在资源不足的环境下，HPV 疫苗问世 10 年，可避免 480 万宫颈癌患者及因宫颈癌造成的 330 万患者死亡（Campos 等，2016）。
- 在资源不足的环境下，推出一次性宫颈癌筛查项目，可避免 140 万宫颈癌患者及 968 000 名宫颈癌患者死亡（Campos 等，2016）。

（五）病因

- 宫颈癌是 HPV 感染后发病进程的典型结局。
- 持续性 HPV 感染导致宫颈不典型增生（癌前病变）及后续发生宫颈癌（图 39-2）。
- HPV-16 及 HPV-18 型感染占 70% 以上宫颈癌病例。

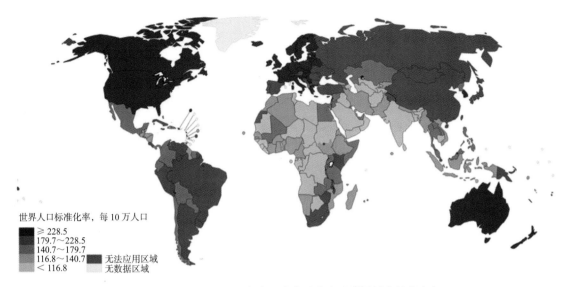

世界人口标准化率，每 10 万人口

- ≥ 228.5
- 179.7～228.5
- 140.7～179.7
- 116.8～140.7　无法应用区域
- < 116.8　无数据区域

▲ 图 39-1　**2018 年宫颈癌全球分布**（彩图版本见书末）

图片

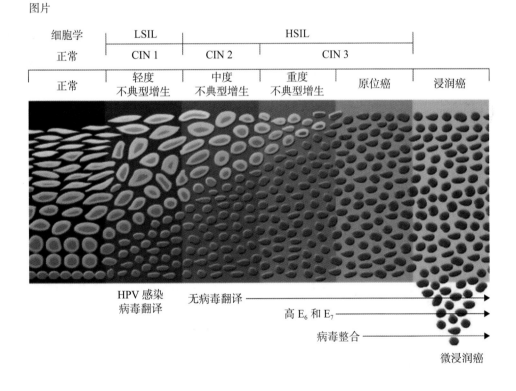

▲ 图 39-2　**良性宫颈病变至浸润癌进展过程**

图片由美国国家癌症研究所提供

感染致癌型 HPV，尤其是 HPV16 型，可直接导致良性湿疣性病变，低级别上皮内瘤变，甚至早期高级别病变。原位癌一般发生在 HPV 感染数年后，其发生归因于 HPV 基因的整合效应，尤其是编码 E_6 和 E_7 部分。E_6 和 E_7 蛋白为病毒致癌蛋白，在宫颈癌中优先保留及表达；病毒 DNA 整合入宿主 DNA；继而细胞基因发生一系列遗传学和表观遗传学变化（Lowy and Schiller 2006）
HSIL. 高级别上皮内瘤变；LSIL. 低级别上皮内瘤变；HPV. 人乳头瘤病毒

（六）病理 / 发病机制

- 出现症状包括异常阴道流血（包括性交后出血）和（或）异常阴道排液。
- 晚期疾病症状包括血尿、便血、受累侧腿部或侧腹部疼痛及淋巴水肿。

（七）疾病预测 / 高危因素

危险因素	比值比
HPV 感染	81.3（95% CI　42.0～157.1）（Castellsagué 等，2006）
HIV	12.2（95% CI　9.4～15.6）（Patel 等，2008）[*]
吸烟	1.5（95% CI　1.0～2.2）（Gram 等，1992）

*. 标准比值比：HIV 患者人群与普通人群中观测病例

二、预防

> **临床精粹**
> - 宫颈细胞涂片 /HPV 筛查，治疗癌前病变，以及 HPV 疫苗可预防宫颈癌的发生。

（一）筛查

- 成年女性巴氏涂片筛查。
- 30 岁以上女性巴氏涂片及宫颈 HPV 病毒联合筛查。
- 成年女性 HPV 定量筛查。

（二）一级预防

- 宫颈癌筛查可降低宫颈癌发病率。
- 对于高级别宫颈上皮内瘤变的治疗可降低进展为宫颈癌的概率。
- HPV 疫苗降低宫颈不典型增生发病率。

三、诊断

> **临床精粹**
> - 既往无宫颈癌筛查或存在未治疗的宫颈不典型增生病史。
> - 查体结果可呈多样性：可见的外生型息肉状质脆包块、触诊桶状宫颈、溃疡性病变。
> - 需活检确诊。分期包括完整的临床分期，即通过妇科查体及必要时额外的评估（包括膀胱镜、直肠镜、胸部 X 线片及静脉肾盂造影）。

（一）鉴别诊断

见流程图 39-1。

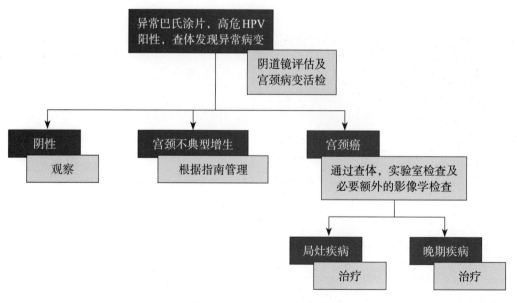

▲ 流程图 39-1　宫颈癌诊断流程表

HPV. 人乳头瘤病毒

鉴别诊断	特　点
宫颈息肉或纳氏囊肿	查体时良性息肉或囊肿边缘光滑、形态规则，但均需病理确诊
溃疡性病变	宫颈感染，如疱疹可呈现多囊及质软溃疡病灶
其他恶性肿瘤	膀胱癌、内膜癌、直肠癌可累及宫颈

（二）典型表现

- 最常见的临床表现包括异常阴道流血及排液。部分女性无症状，通过查体后活检或巴氏涂片筛查发现（图 39-3）。
- 伴随肿瘤增长，可引起盆腔疼痛症状。如果肿瘤开始浸润直肠或膀胱，可能产生排尿及排便异常症状。晚期患者可能出现后背痛及下肢肿胀。

（三）临床诊断

1. 病史

- 关键因素在于提取既往异常巴氏涂片、慢性 HPV 感染及宫颈不典型增生病史。
- 免疫抑制病史包括 HIV 感染（对于 HIV 患者，宫颈癌是获得性免疫缺陷综合征相关疾病）、器官移植病史、类固醇及其他免疫调节药物慢性使用史的患者更容易发展成宫颈癌。

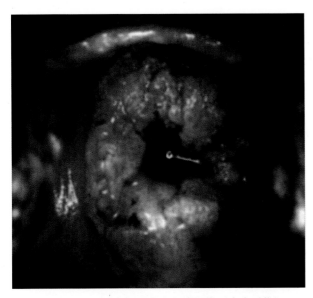

▲ 图 39-3　阴道镜检查宫颈癌图像（个人采集）

- 需要明确的额外高危因素包括吸烟史、口服避孕药物使用史、多个性伴侣情况及首次性交年龄过早。

2. 体格检查

- 善于评估宫颈癌患者病情的临床医师必须进行妇科查体。需进行肛诊，以明确包块大小及侵及范围，阴道直肠检查评估宫旁及盆壁累及情况。需进行查体的其他区域包括局部及远处淋巴结，尤其是表浅腹股沟、股淋巴结及锁骨上淋巴结。

（四）实验室诊断

1. 诊断检查列表

- 异常病变活检，用以确认诊断。
- 全血细胞计数，用以评估贫血。一小部分患者出现血小板增多。
- 血清生化检测，尤其是评估肾功能的肌酐水平。肾功能异常可提示晚期疾病。评估肾功能对于需铂类化疗的患者也很重要。
- 尿检，用于有排尿异常症状的患者。

2. 影像学检查列表

- 国际妇产科联盟（international federation of gynecology and obstetrics，FIGO）分期系统曾仅需临床查体分期。2018 年，FIGO 更新分期系统包括必要时使用影像学及病理学模式分期（Bhatla 等，2018）。
- 当病情评估有必要时可行计算机断层扫描（CT）、正电子发射体层成像（PET）及磁共振成像（MRI）检查。

（五）疾病诊断易入误区

- 查体者经验不足，缺乏识别病变能力。
- 查体 / 活检遗漏病变。
- 延误诊治。

四、治疗

（一）治疗原则

- 早期疾病通过手术或放疗治疗。大块肿瘤及晚期疾病主要通过同步放化疗。

- ⅠA₁ 期疾病通过宫颈锥切术或筋膜外子宫切除治疗。
- ⅠA₂ 期疾病通过改良广泛子宫切除或宫颈切除 +/– 盆腔及腹主动脉旁淋巴结切除。
- 早期（ⅠB～ⅡA）非巨块型疾病通过广泛性子宫切除或宫颈切除 + 盆腔腹主动脉旁淋巴结切除或体外放射治疗。对于广泛宫颈切除，传统开腹手术优于微创手术（Ramirez 等，2018）。
- 早期巨块型疾病及晚期疾病通过体外放射治疗，同步顺铂化疗及腔内放疗治疗。
- 对于诊断时已有远隔转移疾病，建议系统化疗（卡铂、紫杉醇、贝伐珠单抗）。

（二）住院适应证

- 手术（子宫切除、宫颈切除）患者需住院以完成术后管理。
- 严重瘤体活动性出血或严重贫血患者需住院治疗。
- 有治疗相关并发症患者需住院。

（三）住院患者管理

- 密切监测术后并发症的发生。

- 贫血患者输注血制品。
- 活动性出血、需紧急止血患者急症放疗。
- 感染患者抗生素治疗。

（四）治疗方法

见流程图 39-2。

治疗	注释
保守治疗	• 保留生育功能的ⅠA 期患者可行宫颈锥形切除术
药物治疗	• 同步放化疗（顺铂）是晚期及巨块型早期患者的标准治疗方式 • 化疗（卡铂、紫杉醇、+/– 贝伐珠单抗）是转移患者的首选治疗
手术治疗	• ⅠA1 期：宫颈锥形切除术或普通子宫切除术 • ⅠB 或ⅡA（非巨块型）：广泛子宫切除术或广泛宫颈切除术 + 盆腔腹主动脉旁淋巴结切除
放疗	• 体外放射治疗加腔内放射治疗是对于晚期及早期巨块型宫颈癌的最有效治疗方案。同时给予顺铂化疗以增敏放疗

（五）并发症的预防与管理

- 手术并发症包括感染、失血及邻近组织损伤。

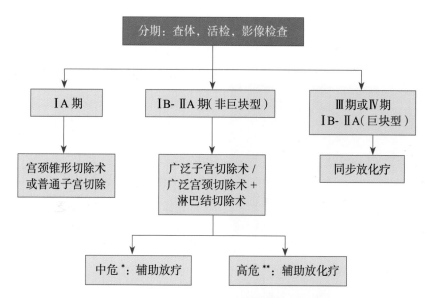

▲ 流程图 39-2 　基于分期的宫颈癌治疗流程图

*. 中危基于 Sedlis 标准（淋巴脉管间隙浸润伴宫颈深 1/3 间质浸润的任何大小的肿瘤，淋巴脉管间隙浸润者伴中 1/3 宫颈间质浸润且肿瘤直径 ≥ 2cm，淋巴脉管间隙浸润者伴宫颈间质浅 1/3 浸润且肿瘤直径 ≥ 5cm，没有淋巴脉管浸润者伴宫颈间质中或深 1/3 且肿瘤直径 ≥ 4cm）

**. 高危基于 Peters 标准（手术切缘阳性、病理确认淋巴结受累、宫旁受累）

广泛子宫 / 宫颈切除手术并发症包括术后膀胱阴道瘘或输尿管阴道瘘、输尿管狭窄、膀胱功能障碍、淋巴水肿及淋巴囊肿的形成。

➢ 感染：手术感染科可通过术前使用抗生素进行预防，严格遵循无菌原则。

➢ 失血及邻近组织损伤：技术熟练的外科医生风险较低。

➢ 膀胱阴道瘘可保守处理，治疗并发的泌尿系统感染，并持续膀胱导尿。输尿管阴道瘘可放置输尿管支架或经皮肾造瘘置管以实现泌尿系引流。

➢ 膀胱功能障碍可予尿管引流，间歇性自行导尿，延长导尿管放置时间及内科治疗。

➢ 淋巴水肿予以对症支持治疗。

➢ 淋巴囊肿可观察或穿刺引流。

• 化疗并发症包括肾毒性、外周神经损伤及骨髓抑制。肾毒性可化疗时给予足够水化预防。对于严重的神经毒性药物方案，神经毒性可通过降低药物剂量进行管理。集落刺激因子可用于治疗骨髓抑制。骨髓抑制患者中性粒细胞减少性脓毒症风险高，一旦发生需要使用静脉抗生素治疗。

• 放疗并发症包括放射性直肠炎、放射性膀胱炎及阴道狭窄。放射性直肠炎及膀胱炎可通过减少放射野外周围组织的暴露进行预防。阴道狭窄可以通过使用扩张器进行治疗。

> 临床精粹
> • 准确的临床分期对宫颈癌的治疗至关重要。
> • 宫颈癌治疗方式选择依赖于临床分期。
> • 早期疾病手术治疗。
> • 晚期疾病同步放化疗。

五、特殊人群管理

（一）妊娠期

• 大部分妊娠期诊断的宫颈癌为 I 期。妊娠 20 周

的患者可选择延迟治疗至胎肺成熟后行剖宫产术分娩及广泛性子宫切除手术。

（二）高龄患者

• 对于虚弱及罹患较多并发症患者，同步放化疗优于广泛性手术。

（三）其他

• HIV 感染者：治疗 HIV 感染对于维持免疫系统相当重要，可减低宫颈癌复发及不典型增生复发概率。

六、预后

> 临床精粹
> • 宫颈癌通过直接扩散及淋巴管道转移。
> • 疾病未经治疗可导致周围组织浸润，继发包括肾衰竭及肠梗阻等危及生命安全的并发症。
> • 预后因素包括分期、肿瘤大小、肿瘤体积、切缘、淋巴结转移及淋巴脉管间隙浸润情况。

（一）未治疗患者的自然转归

• 未治疗疾病通过局部扩散及淋巴管道转移。

• 疾病转移至邻近器官包括膀胱和直肠。

• 疾病可通过淋巴管道转移至盆腔及腹主动脉旁淋巴结。

（二）治疗患者预后

• 早期疾病：5 年生存率为 58%～93%。

• 晚期疾病：5 年生存率为 15%～35%（American Cancer Society，2018）。

（三）随访及监测

• 宫颈癌治疗后，患者应基于疾病分期每 3～6 个月复查监测。

• 复查监测包括回顾症状、查体及巴氏涂片检查。

参 考 文 献

[1] American Cancer Society. Cervical cancer. Revised 2015. Available from: https://www.cancer.org/cancer/cervical-cancer.html

[2] American Cancer Society. *Global cancer facts & figures*. 4th ed. Atlanta: American Cancer Society; 2018. Available from: https://www.cancer.org/content/dam/cancer-org/research/cancer-facts-and-statistics/global-cancer-facts-and-figures/global-cancer-facts-and-figures-4th-edition.pdf

[3] Bhatla N, Aoki D, Sharma DN, et al. FIGO cancer report 2018. Cancer of the cervix uteri. *Intl J Gynecol Obstet* 2018;143(Suppl):22–36.

[4] Campos NG, Sharma M, Clark A. *Comprehensive global cervical cancer prevention costs and benefits of scaling up within a decade*. Boston, MA: Center for Health Decision Science, Harvard School of Public Health; 2016. Available from: https://www.cancer.org/content/dam/cancer-org/cancer-control/en/reports/the-cost-of-cervical-cancerprevention.pdf

[5] CastellsaguéX, Díaz M, de Sanjosé S, et al. Worldwide human papillomavirus etiology of cervical adenocarcinoma and its cofactors: implications for screening and prevention. *J Natl Cancer Inst* 2006;Mar 1;98(5):303–15.

[6] Chemoradiotherapy for Cervical Cancer Meta-Analysis Collaboration. Reducing uncertainties about the effects of chemoradiotherapy for cervical cancer: a systematic review and meta-analysis of individual patient data from 18 randomized trials. *J Clin Oncol* 2008;Dec 10;26(35):5802–12. doi: 10.1200/JCO.2008.16.4368. Epub 2008 Nov 10.

[7] Gram IT, Austin H, Stalsberg H. Cigarette smoking and the incidence of cervical intraepithelial neoplasia, grade III, and cancer of the cervix uteri. *Am J Epidemiol* 1992;Feb 15;135(4):341–6.

[8] Koh WJ, Greer BE, Abu-Rustum NR, et al. Cervical cancer, Version 2.2015. *J Natl Compr Canc Netw* 2015;Apr;13(4):395–404.

[9] Lowy DR, Schiller JT. Prophylactic human papillomavirus vaccines. *J Clin Invest* 2006;May;116(5):1167–73.

[10] Massad LS, Einstein MH, Huh WK, et al. 2012 updated consensus guidelines for the management of abnormal cervical cancer screening tests and cancer precursors. *J Low Genit Tract Dis* 2013;Apr;17(5 Suppl 1):S1–27.

[11] Patel P, Hanson DL, Sullivan PS, et al. Incidence of types of cancer among HIV-infected persons compared with the general population in the United States, 1992–2003. *Ann Intern Med* 2008;May 20;148(10):728–36.

[12] Ramirez PT, Frumovitz M, Pareja R, et al. Minimally invasive versus abdominal radical hysterectomy for cervical cancer. *N Engl J Med* 2018;Nov 15;379(20):1895–04.

[13] Randall ME, Fracasso PM, Toita I, et al. Chapter 21: Cervix. In: Barakat RR, Berchuck A, Markman M, et al. eds. *Principles and practice of gynecologic oncology*. 6th ed. Philadelphia: Wolters Kluwer Health/Lippincott Williams & Wilkins; 2013:598–660.

[14] Saslow D, Solomon D, Lawson HW, et al. American Cancer Society, American Society for Colposcopy and Cervical Pathology, and American Society for Clinical Pathology screening guidelines for the prevention and early detection of cervical cancer. *J Low Genit Tract Dis* 2012;Jul;16(3):175–204.

[15] Schiffman MH, Bauer HM, Hoover RN, et al. Epidemiologic evidence showing that human papillomavirus infection causes most cervical intraepithelial neoplasia. *J Natl Cancer Inst* 1993;85(12):958–64.

[16] Siegel RL, Miller KD, Jemal A. Cancer statistics 2019. *CA Can J Clin* 2019;69(1):7–34.

推 荐 网 站

American Society for Colposcopy and Cervical Pathology. www.asccp.org

American Cancer Society. http://www.cancer.org/cancer/cervical-cancer/

Centers for Disease Control and Prevention. http://www.cdc.gov/cancer/cervical/

相 关 指 南

国家学会指南

标 题	来 源	日期/全文
宫颈癌筛查	美国阴道镜和宫颈病理学会	Saslow D, Solomon D, Lawson HW, et al. American Cancer Society, American Society for Colposcopy and Cervical Pathology, and American Society for Clinical Pathology screening guidelines for the prevention and early detection of cervical cancer. *J Low Genit Tract Dis* 2012; Jul; 16（3）：175–204.
异常宫颈癌筛查结果管理	美国阴道镜和宫颈病理学会	Massad LS, Einstein MH, Huh WK, et al. 2012 updated consensus guidelines for the management of abnormal cervical cancer screening tests and cancer precursors. *J Low Genit Tract Dis* 2013; Apr; 17（5 Suppl 1）：S1–27.
宫颈癌治疗	美国国家综合癌症网络	Koh WJ, Greer BE, Abu-Rustum NR, et al. Cervical cancer, Version 3. 2019 NCCN Clinical Practice Guidelines in Oncology. *J Natl Compr Canc Netw* 2019; Jan; 17（1）：64–84.

（续表）

标　题	来　源	日期 / 全文
宫颈癌诊断及治疗	国际妇产科联盟	2018 Bhatla N, Aoki D, Sharma DN, et al. FIGO Cancer Report 2018. Cancer of the cervix uteri. *Intl J Gynecol Obstet* 2018; 143（Suppl）：22–36.
随访	美国妇科肿瘤学协会	2017 Salani R, Khanna N, Frimer M, et al. An update on post-treatment surveillance and diagnosis of recurrence in women with gynecologic malignancies: Society of Gynecologic Oncology（SGO）recommendations. *Gynecol Oncol* 2017 Jul; 146（1）：3–10.

循证医学证据

证据类型	标题及结论	日期 / 全文
随机对照试验	妇科肿瘤学组项目试验（Gynecologic Oncology Group，GOG）92 确定术后辅助盆腔照射可降低中危患者疾病复发概率	Sedlis A, Bundy BN, Rotman MZ, et al. A randomized trial of pelvic radiation therapy versus no further therapy in selected patients with stage IB carcinoma of the cervix after radical hysterectomy and pelvic lymphadenectomy: A Gynecologic Oncology Group Study. *Gynecol Oncol* 1999; May; 73（2）：177–83.
前瞻性手术 / 病理学研究	GOG49 发现盆腔淋巴结转移、肿瘤大小、淋巴脉管间隙浸润及肿瘤间质浸润深度是宫颈癌复发的重要预测因素	Delgado G, Bundy BN, Fowler WC Jr, et al. A prospective surgical pathological study of stage I squamous carcinoma of the cervix: a Gynecologic Oncology Group Study. *Gynecol Oncol* 1989; Dec; 35（3）：314–20.
随机对照试验	GOG109 发现同步放化疗改善早期经过手术治疗的高危型患者的无进展生存率及总生存率	Peters WA, Liu PY, Barrett RJ 2nd, et al. Concurrent chemotherapy and pelvic radiation therapy compared with pelvic radiation therapy alone as adjuvant therapy after radical surgery in high-risk early-stage cancer of the cervix. *J Clin Oncol* 2000; Apr; 18（8）：1606–13.
随机对照试验	OUTBACK 试验尚在进行中，其目的在于评估辅助放化疗后辅助化疗是否改善总生存率	Mileshkin LR, Narayan K, Moore KN, et al. A phase Ⅲ trial of adjuvant chemotherapy following chemoradiation as primary treatment for locally advanced cervical cancer compared to chemoradiation alone: The OUTBACK TRIAL. *J Clin Oncol* 2012; 30（15 Suppl; abstr TPS5116）.
随机对照试验	LACC 试验发现早期宫颈癌微创广泛性子宫切除术与传统开腹手术相比，无病生存率及总生存率均降低	Ramirez PT, Frumovitz M, Pareja R, et al. Minimally invasive versus abdominal radical hysterectomy for cervical cancer. *N Engl J Med* 2018; Nov 15; 379（20）：1895–904.

第40章 子宫内膜癌
Endometrial Cancer

Jamal Rahaman　Carmel J. Cohen　著

李明宝　宋　坤　译　王国云　校

本章概要

- 子宫内膜癌是美国最常见的妇科恶性肿瘤，每年有＞5万的新诊断患者。
- 超过80%的患者为Ⅰ型子宫内膜癌，表现为典型的雌激素依赖性子宫内膜样癌，预后良好。
- Ⅱ型子宫内膜癌具有不同的分子特征，包括子宫乳头状浆液性癌（UPSC）和透明细胞癌（CCC）等，其恶性程度更高，预后相对较差。
- 如无禁忌，手术是首选的治疗方案。
- 对于不能手术的患者，初始放疗和激素治疗可作为其替代治疗方案。
- 紫杉醇（T）、卡铂（C）、顺铂（P）、阿霉素（A）是最有效的化疗单药，紫杉醇＋卡铂（TC）和紫杉醇＋阿霉素＋顺铂（TAP）是最有效的联合化疗方案。

一、背景

（一）疾病定义

- 子宫内膜样腺癌是子宫内膜癌最常见的组织学类型，占80%～95%，其特征是异常腺体缺乏分隔间质，呈腺性或绒毛腺管状结构，核染色质分布紊乱，核增大，有不同程度的有丝分裂、坏死和出血。
- 其他不常见的组织学包括子宫乳头状浆液性癌、透明细胞癌、子宫内膜乳头状腺癌和腺鳞癌等。

（二）疾病分类

- ＞80%的子宫内膜癌为Ⅰ型子宫内膜癌，表现为典型的雌激素依赖性子宫内膜样癌，预后良好。
- Ⅱ型子宫内膜癌具有独特的表型，现在被认为具有不同的分子特征，包括子宫乳头状浆液性癌（UPSC）和透明细胞癌（CCC）等，其恶性程度更高，预后相对较差。

（三）发病率/流行病学特征

- 2015年，美国新诊断出54 870例子宫体癌，10 170名女性死于这种癌症。子宫内膜癌最常发病年龄为60—70岁，平均发病年龄在60岁以后，终身患病风险为2.6%。
- 与白人女性相比，黑人女性的子宫内膜癌发病率较低，但其组织学类型较差、疾病分期较晚、肿瘤分化较差、死亡率较高。

（四）病因

- 内源性或外源性雌激素持续暴露被认为是子宫内膜增生和Ⅰ型子宫内膜癌发生的重要危险因素。缺乏孕激素对抗的雌激素可以增加子宫内膜细胞有丝分裂的活性，进而导致 DNA 复制错误和体细胞突变的风险升高。

- Ⅱ型子宫内膜癌为非雌激素依赖型，包括高级别子宫内膜样和浆液型癌等，以 *TP53* 高突变率、高拷贝数、微卫星稳定型为特征。

（五）病理／发病机制

- 肿瘤的生长可能局限于子宫内膜，侵犯浅层的子宫肌层，穿透子宫浆膜表面或侵犯相邻的膀胱或直肠，或侵及宫颈管、宫颈腺体或间质。
- 淋巴结转移主要发生于盆腔和主动脉旁淋巴结，偶尔累及腹股沟淋巴结。
- 腹膜转移通过输卵管转移或病灶穿透子宫浆膜传播。
- 血行转移并不少见，但通常发生在疾病晚期。

（六）疾病预测／危险因素

危险因素	相关风险
年龄增长	50—70 岁的女性患病风险为 1.4%，所有女性终身患病风险是 2.6%
肥胖	2～10
未拮抗的雌激素治疗	2～10
Lynch 综合征：*MLH1*、*MSH2*、*MSH6*、*PMS2* 基因突变	终身患病风险为 20%～70%
种族	白色人种患病风险是黄色人种的 1.6 倍
他莫昔芬治疗	2.5～7.5
未育女性	2
晚绝经（55 岁以后）	2
多囊卵巢综合征	3
Cowden 综合征（PTEN 突变）	终身 13%～19% 患病风险
雌激素分泌型肿瘤	—
糖尿病	2
初潮早	—

二、预防

> **临床精粹**
> - 降低循环雌激素水平的因素（减肥／运动、吸烟等）能减少子宫内膜癌的发生。
> - 孕激素可以拮抗雌激素对子宫内膜的作用，减少子宫内膜增生与癌变，并能逆转子宫内膜不典型增生（癌前病变）。
> - 使用口服避孕药也有保护作用。

（一）筛查

- 子宫内膜癌相对较低的发病率（在 > 45 岁女性中发病率为 5‰）使得标准化筛查效率低下。
- 美国妇产科医师学会（ACOG）和妇科肿瘤学会（SGO）不建议对子宫内膜癌进行常规筛查。
- 美国癌症协会（ACS）明确建议对于已知有或有可能罹患遗传性非息肉性结直肠癌（HNPCC 或 Lynch 综合征）的女性，从 35 岁开始每年进行一次子宫内膜活检。

（二）一级预防

- 无拮抗的雌激素应用增加女性罹患子宫内膜癌的风险，因此对于子宫完整的女性应尽量避免使用只含雌激素的激素替代疗法。
- 使用含雌激素 – 黄体酮的口服避孕药可降低 50% 的患癌风险，并在停止使用后保持 10～20 年以上的保护作用。
- 仅含孕激素的避孕药和治疗（包括醋酸甲羟孕酮、孕激素皮下植入，以及孕激素宫内缓释系统）可减少子宫内膜癌的发生。

三、诊断（流程图 40-1）

> **临床精粹**
> - > 75% 的子宫内膜癌患者存在典型的临床症状，表现为绝经后阴道流血或异常子宫出血。此外，部分子宫内膜癌的患者表现

为阴道排液，或在行超声、CT、MRI 检查时偶然发现子宫内膜增厚。

- 部分患者出现异常的宫颈细胞学检查结果，包括 40 岁以上女性子宫内膜异常、非典型腺细胞或腺癌。
- 子宫内膜病理检查提供组织学诊断，并能鉴别其他疾病引起的出血，如慢性子宫内膜炎、子宫内膜萎缩、息肉、宫颈癌或异常组织学病变。这可以通过麻醉下子宫内膜活检或诊断性刮宫（D&C）来实现。
- 推荐宫腔镜作为诊断性刮宫（D&C）的辅助手段，以提高绝经后阴道流血病理检查的准确性。

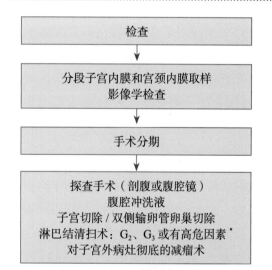

```
检查
  ↓
分段子宫内膜和宫颈内膜取样
影像学检查
  ↓
手术分期
  ↓
探查手术（剖腹或腹腔镜）
腹腔冲洗液
子宫切除 / 双侧输卵管卵巢切除
淋巴结清扫术：G₂、G₃ 或有高危因素*
对子宫外病灶彻底的减瘤术
```

▲ 流程图 40-1　子宫内膜癌的手术治疗

*. < 50% 肌层侵犯，透明细胞或乳头状浆液性癌，附件转移，脉管间隙侵犯，和（或）宫颈受侵，> 50% 宫腔受累，可疑淋巴结转移

（一）鉴别诊断

鉴别诊断	特　征
良性子宫内膜息肉	异常子宫出血和超声提示内膜增厚，只有宫腔镜下完全切除息肉才能排除恶性病变
子宫内膜增生	异常子宫出血和超声提示内膜增厚，只有彻底全面刮宫才能排除恶性病变，25%～40% 的不典型子宫内膜增生可进展为子宫内膜癌
子宫肌瘤	子宫肌瘤（特别是黏膜下肌瘤）可表现为严重的阴道流血（月经过多）。异常子宫出血的女性在行子宫切除前均应进行子宫内膜取样以排除子宫内膜癌

（续表）

鉴别诊断	特　征
子宫颈癌	典型的临床症状包括月经过多、绝经后阴道出血，宫颈涂片异常细胞学结果。术前建议分段诊刮以评估宫颈黏膜，部分患者需行宫颈活检和宫颈锥切行组织学检查。对于早期宫颈癌（Ⅰ～ⅡA）推荐行子宫广泛切除术，晚期宫颈癌建议行放化疗
子宫肉瘤	子宫肉瘤（特别是平滑肌肉瘤和子宫内膜间质肉瘤），可表现为异常阴道流血和子宫增大，诊断性刮宫病理可为阴性，有时只有子宫切除术后才能确诊

（二）典型特征

- 子宫内膜癌患者通常表现为异常子宫出血，常见于绝经后的女性，绝经前女性随着年龄增长其发病风险增加。
- 部分患者因其他适应证在行超声、CT 或 MRI 检查中偶然发现子宫内膜增厚。
- 部分患者出现异常的宫颈细胞学检查结果，包括 40 岁以上女性子宫内膜细胞异常，非典型腺细胞或腺癌。
- 意外发现的子宫内膜癌：部分因良性疾病行子宫切除术的患者术后发现子宫内膜癌或子宫内膜不典型增生。因此，建议在行子宫切除前，对所有异常子宫出血的女性进行子宫内膜取样排除子宫内膜癌可能。

（三）临床诊断

1. 病史

子宫内膜癌患者通常表现为异常子宫出血，以下几种出血类型应及时评估子宫内膜。

- 绝经后女性：任何出血，包括点滴出血或血性分泌物。3%～20% 绝经后出血的女性被证实有子宫内膜癌，另外 5%～15% 的女性有子宫内膜增生。
- 45 岁至围绝经期：任何异常的子宫出血，包括排卵引起的经间期出血、月经频发（月经周期 < 21 天）、经量过多（月经量 > 80ml）或经期延长（> 7 天）。此外，无排卵女性闭经时间延长（> 6 个月）的女性应注意排除子宫内膜病变。
- 45 岁以下：持续性异常子宫出血，无拮抗雌激

素暴露史（肥胖、慢性无排卵）或出血药物治疗失败，或子宫内膜癌高危女性（如 Lynch 和 Cowden 综合征）。

2. 体格检查

- 手术之前，完整的盆腔和全身的体格检查是非常必要的，应特别注意子宫的大小和活动度，以及有没有宫外的包块或腹水。淋巴结转移的潜在部位也应该检查（如锁骨上淋巴结）。
- 因为手术分期是首选治疗方案，所以术前全面检查非常必要。

3. 治疗建议

- 子宫内膜癌的诊断主要基于子宫内膜活检、诊刮或子宫切除术后标本的组织学诊断。
- 子宫内膜取样阴性：子宫内膜取样的敏感性为 90% 或更高。假阴性子宫内膜取样的风险因素包括个人结直肠癌、子宫内膜息肉和病态肥胖。
- 如果子宫内膜活检结果显示样本内膜细胞不足，应行诊断性刮宫或宫腔镜重复取样，以确保彻底评估。
- 持续性出血或复发性出血：子宫内膜取样后病理阴性的患者如果出现持续性或复发性出血，需要进一步行宫腔镜评估，必要时行子宫切除术。

4. 疾病严重程度分类

- 子宫内膜癌根据 2010 年国际妇产科学联盟 / 肿瘤 – 淋巴结 – 转移（FIGO/TNM）分类系统进行手术分期（表 40–1）。

（四）实验室诊断

1. 实验室检查

- 怀疑子宫内膜增生或子宫内膜癌的育龄期女性应常规进行尿或血清人绒毛膜促性腺激素检查，以排除妊娠相关的异常子宫出血，避免因子宫内膜活检导致流产。
- 术前血液检查应包括全血细胞计数（CBC）、血型 + 抗筛，以及生化系列。
- 血清肿瘤标志物 CA125 是预测子宫内膜癌宫外扩散有用的临床检测指标。

2. 影像学检查

- 怀疑子宫内膜癌或子宫内膜增生的女性，妇科超声通常是评估异常子宫出血的其他病因的首选影像学方法。
- 对于临床已确诊或高度可疑子宫内膜癌的患者，增强 MRI 与非增强 MRI、超声或 CT 相比，在评估肌层或宫颈受累方面具有明显优势。
- 与 CT 或 PET/PET-CT 相比，MRI 也是评估是否有淋巴结转移的最佳影像学选择。
- 胸片检查应作为初步评估的一部分。
- 对于晚期或复发性疾病的患者，影像学检查应包括胸部、腹部和盆腔的 MRI 或 CT，以发现可能的转移灶。
- PET 扫描在检测隐匿性病变方面很有价值。

（五）疾病诊断潜在的误区 / 常见错误

- 在子宫切除术前，所有异常子宫出血的女性都应进行子宫内膜取样，以排除可能的子宫内膜癌。

表 40-1　子宫内膜癌分期

TNM 分期	FIGO[a] 分期	定　义
原发性肿瘤（T）		
TX		不能评估原发性肿瘤
T0		无原发性肿瘤证据
Tis[b]		原位癌（未浸润癌）
TI	I	肿瘤局限于子宫体
TIa	I A	肿瘤局限于子宫内膜或浸润肌层深度 < 50%
TIb	I B	肿瘤浸润子宫肌层 ≥ 50%
T2	II	肿瘤浸润宫颈间质，但仍局限于子宫[c]
T3	IIIA	肿瘤累及浆膜和（或）附件（直接蔓延或转移）[d]
T3b	IIIB	阴道受累（直接蔓延或转移）或宫旁组织受累[d]
	IIIC	盆腔和（或）主动脉旁淋巴结转移[d]
T4	IVA	肿瘤侵犯膀胱黏膜和（或）肠道（不包括疱样水肿）

（续表）

TNM 分期	FIGO[a] 分期	定 义
区域淋巴结（N）		
N$_X$		区域淋巴结无法评估
N$_0$		无区域淋巴结转移
N$_1$	ⅢC$_1$	病灶转移至盆腔淋巴结（盆腔淋巴结阳性）
N$_2$	ⅢC$_2$	病灶转移至主动脉旁淋巴结，伴或不伴盆腔淋巴结转移
远处转移（M）		
M$_0$		无远处转移
M$_1$	ⅣB	远处转移（包括腹股沟淋巴结、腹膜、肺、肝、骨等部位转移，不包括主动脉旁淋巴结、阴道、盆腔浆膜或附件转移）

a. 不论 G$_1$、G$_2$ 或 G$_3$

b. FIGO 不再包括 0 期（原位癌，即 Tis）。

c. 宫颈腺体受累应归为 I 期，而不再是 II 期

d. 细胞学阳性需单独报告，但不改变分期

- 所有因子宫内膜非典型增生而行子宫切除术的患者都应接受术中冷冻快速病理以排除子宫内膜癌（25%～40% 的风险）。如果快速病理提示为癌，可以立即进行分期手术，包括双侧输卵管卵巢切除术（BSO）、盆腔和主动脉旁淋巴结切除术，以及大网膜切除术（浆液性和透明细胞癌）。

四、治疗（流程图 40-2）

（一）治疗原则

- 建议对所有患子宫内膜癌的女性进行手术分期，特别是考虑肿瘤没有转移的患者。手术分期可以明确肿瘤的期别，并在很大程度上预示了复发的风险。I 期子宫内膜癌的患者是否接受辅助治疗取决于年龄、子宫肌层浸润深度、淋巴脉管浸润和肿瘤分化。

手术是大多数子宫内膜癌患者的首选治疗手段（图

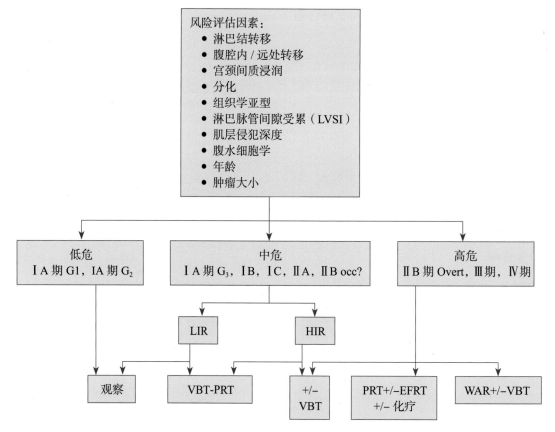

▲ 流程图 40-2　子宫内膜癌的术后管理

EFRT. 延伸野放疗；HIR. 基于 GOG-99 的高中危风险；LIR. 低中危风险；LVSI. 淋巴脉管间隙浸润；PRT. 盆腔放疗；VBT. 阴道近距离放疗；WAR. 全腹盆放疗

年龄＜ 50 岁，3 个因素；50—70 岁，2 个因素；＞ 70 岁，1 个因素。危险因素为 LVSI（＋）、侵达肌层外 1/3、G$_2$～G$_3$

40-1 和图 40-2）。对于无法手术的患者，可以选择初始放疗和初始激素治疗。

- 局限于子宫内膜的低级别（G_1 或 G_2 级）子宫内膜样癌（部分 I A 期）的患者为低风险子宫内膜癌，术后预后良好，不需要辅助治疗。

- 对于一些有中风险因素的侵犯子宫肌层的子宫内膜癌（I A 或 I B 期）或宫颈间质受侵（II 期）的患者，推荐行辅助放疗。化疗作为辅助治疗策略的一部分，虽然没有明确的推荐证据，一些临床医生仍建议有高中风险因素的患者可以接受化疗。

- 有以下任何特征的患者均为高危子宫内膜癌：疾病分期 III 期，不论组织类型或分化和（或）任何期别的子宫浆液癌或透明细胞癌。

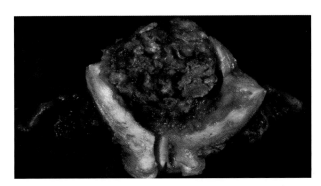

▲ 图 40-1　子宫内膜癌
引自 Courtesy of Dr. Tamara Kalir, Department of Pathology, Icahn School of Medicine at Mount Sinai，彩图见网站

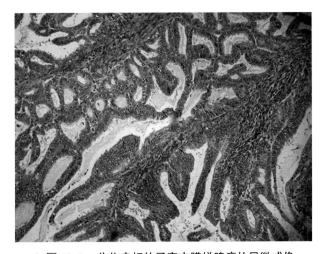

▲ 图 40-2　分化良好的子宫内膜样腺癌的显微成像
引自 Courtesy of Dr. Tamara Kalir, Department of Pathology, Icahn School of Medicine at Mount Sinai，彩图见网站

- 高风险疾病的女性通常接受化疗 ± 放疗，因为有较大的可能出现远隔转移和局部复发。

（二）治疗方法

治　疗	内　　容
随访 / 激素治疗	• 对于希望保留生育功能的 IA 期 G_1 级子宫内膜样腺癌患者可以选择暂不切除子宫 / 双侧输卵管卵巢，接受孕激素治疗 • 即使肿瘤已经消退这些患者也应该在完成生育后进行子宫切除 / 双侧输卵管卵巢切除术
化疗	• 对于早期高风险、晚期和复发的患者，推荐行化疗。紫杉醇（T）、卡铂（C）、顺铂（P）和阿霉素（A）是最常见的最有效的单药，TC 和 TAP 是最有效的联合化疗方案
手术	• 筋膜外子宫全切术 + 双附件 + 盆腔和主动脉旁淋巴结切除术是子宫内膜癌分期手术的标准术式 • 可以选择经腹、经阴、腹腔镜或机器人辅助手术入路 • 浆液性或透明细胞的患者需切除大网膜 • 当发现病灶明显转移时行肿瘤细胞减灭术
放疗	• 对于不能手术的患者，放射治疗可作为首选治疗方案 • 推荐有中度或高风险因素的 I 期和 II 期患者行阴道近距离放射治疗 ± 全盆放疗 • 对于晚期和复发性肿瘤患者，可以选择全盆和扩展范围放疗（包括主动脉旁淋巴结） • 靶向放疗对于疼痛性骨转移是一个可选的方案

临床精粹

- 手术是大多数子宫内膜癌患者的首选治疗方案。

- 对于无法手术的患者，可以选择初始放疗和初始激素治疗。

- 低危子宫内膜样癌患者术后预后良好，不需要辅助治疗。

- 推荐有中危因素的子宫内膜癌患者行辅助放疗。

- 高危子宫内膜癌患者可能从化疗 ± 放疗中获益。

五、特殊人群

老年人

- 研究表明，患者年龄越大，治疗效果越差，预后越差。年龄和预后的关系可以从妇科肿瘤组（GOG）33号方案的数据中得到阐述，在该方案中，临床分期为Ⅰ期和Ⅱ期的子宫内膜癌患者5年相对生存率按年龄分层。

> ≤ 40 岁为 96%。
> 41—50 岁为 94%。
> 51—60 岁为 87%。
> 61—70 岁为 78%。
> 71—80 岁为 71%。
> ≥ 80 岁为 54%。

六、预后

临床精粹

- 子宫内膜癌的预后主要取决于疾病的分期和组织学特征（包括分化和组织学类型）。幸运的是，大多数患者因异常子宫出血而早期就诊，且病理类型多为子宫内膜样癌（通常预后良好），所以大部分子宫内膜癌患者预后良好。
- 其他组织学类型的子宫内膜癌（如浆液性、透明细胞癌），以及其他类型的子宫恶性肿瘤预后较差。总体而言，Ⅰ期肿瘤的5年生存率为80%～90%，Ⅱ期为70%～80%，Ⅲ和Ⅳ期为20%～60%（表40-2）。

（一）患者预后

- 包括 FIGO 报告、监测、流行病学和 SEER 数据库中的生存数据。

（二）随访与监测

- 治疗后随访旨在早期发现肿瘤可能的复发。对子宫内膜癌患者的随访主要包括症状和体格检查。
- 没有高质量的证据表明任何特定的术后随访策略能改善预后。在缺乏足够支持证据的情况下，我们推荐美国国家综合癌症网络（NCCN）和 SGO 基于共识的指南，包括以下内容。

> 复查临床症状和体格检查，包括前2年每3～6个月做1次窥器检查和双合诊检查，然后每6个月或每年做1次。检查的频率取决于肿瘤持续或复发的风险。虽然 NCCN 推荐使用阴道细胞学检测，但 SGO 并不支持这种方法。

- 在术后的随访中，考虑到辐射暴露和继发恶性肿瘤的风险，应该谨慎地限制 CT 扫描的次数。
- 有临床症状或体格检查有阳性发现的患者建议行 CT 和（或）MRI 检查。

表 40-2　子宫内膜癌：FIGO 手术分期和总生存率（%）

FIGO 分期	2 年生存率[a]（%）	5 年生存率[a]（%）	5 年生存率[b]（%）
ⅠA	97	91	90
ⅠB	97	91	78
ⅠC	94	85	—
Ⅱ	—	—	74
ⅡA	93	83	—
ⅡB	85	74	—
ⅢA	80	66	56
ⅢB	62	50	36
ⅢC	75	57	—
ⅢC$_1$	—	—	57
ⅢC$_2$	—	—	49
ⅣA	47	26	22
ⅣB	37	20	21

a. FIGO 统计的 1999—2001 年患者数据，使用的是 1988 年 FIGO 分期标准（Creasman 等，2006）

b. SEER 数据库中统计的 1988—2006 年的患者数据，使用的是 2010 FIGO 分期标准（Lewin 等，2010）

- PET 作为一种评估可疑复发的检查，其敏感性和特异性分别为 95% 和 93%。

参考文献

[1] Bokhman JV. Two pathogenetic types of endometrial carcinoma.

Gynecol Oncol 1983;15:10–17.

[2] Boruta DM 2nd, Gehrig PA, Fader AN, et al. Management of women with uterine papillary serous cancer: a Society of Gynecologic Oncology (SGO) review. *Gynecol Oncol* 2009;115:142–53.

[3] Cancer Genome Atlas Research Network, Kandoth C, Schultz N, Cherniack AD, et al. Integrated genomic characterization of endometrial carcinoma. *Nature* 2013;497:67–73.

[4] Cohen CJ, Rahaman J. Endometrial cancer: management of high risk and recurrence including the tamoxifen controversy. *Cancer* 1995;76:2044–52.

[5] Creasman WT, Odicino F, Maisonneuve P, et al. Carcinoma of the corpus uteri. FIGO 26th Annual Report on the Results of Treatment in Gynecological Cancer. *Int J Gynaecol Obstet* 2006;95(Suppl 1):S105.

[6] Gusberg SB. Precursors of corpus carcinoma, estrogen and adenomatous hyperplasia. *Am J Obstet Gynecol* 1947;54:905–27.

[7] Lewin SN, Herzog TJ, Barrena Medel NI, et al. Comparative performance of the 2009 international Federation of Gynecology and Obstetrics staging system for uterine corpus cancer. *Obstet Gynecol* 2010 Nov;116(5):1141–9.

[8] Olawaiye AB, Boruta DM 2nd. Management of women with clear cell endometrial cancer: a Society of Gynecologic Oncology (SGO) review. *Gynecol Oncol* 2009;113:277–83.

[9] Rahaman J, Lu K, Cohen CJ. Chapter 103: endometrial cancer. In: Bast R, Croce CM, Hait WN, et al., eds. *Holland-Frei cancer medicine.* 9th ed. Hoboken, NJ: Wiley; 2017.

[10] Ramirez PT, Frumovitz M, Bodurka DC, et al. Hormonal therapy for the management of grade 1 endometrial adenocarcinoma: a literature review. *Gynecol Oncol* 2004;95:133–8.

推荐网站

National Comprehensive Cancer Network. http://www.nccn.org/professionals/physician gls

相关指南

国家学会指南

标 题	来 源	日期 / 全文
国家综合癌症网络肿瘤临床实践指南	国家综合癌症网络	2019 http://www.nccn.org/professionals/physician-gls/
妇科恶性肿瘤患者随访与复发：妇科肿瘤学会专家推荐	妇科肿瘤学学会	2011 https://www.nci.nlm.nin.gov/pubmed/21752752

循证医学证据

证据类型	标题及结论	日期 / 全文
随机对照研究	一项对比中危子宫内膜样腺癌是否行辅助盆腔外照射的Ⅲ期临床试验（GOG99） 结论：妇科肿瘤学组项目试验（Gynecologic Oncology Group，GOG）99 是唯一一项评估盆腔外照射在早期中危子宫内膜患者中效果的随机对照临床试验	2004 https://www.ncbi.nlm.nih.gov/pubmed/14984936
随机对照研究	一项对比手术联合放疗与单纯手术对Ⅰ期子宫内膜癌患者的治疗效果的多中心随机对照研究：PORTEC 研究。 结论：术后放射治疗在子宫内膜癌中的应用	2000 https://www.ncbi.nlm.nih.gov/pubmed/10791524
随机对照研究	一项对比阴道近距离照射与盆腔外照射治疗高危子宫内膜癌效果的非盲，非劣效性，随机对照研究（PORTEC-2）	2010 https://www.ncbi.nlm.nih.gov/pubmed/20206777
随机对照研究	一项对比转移或复发子宫内膜癌患者一线化疗方案的Ⅲ期非劣性随机对照研究：GOG209 结论：GOG209 试验确定了紫杉醇／卡珀相对于紫杉醇／阿霉素／顺铂化疗耐受性及等效性更好	2012 https://www.gynecologi concology-online.net/article/S0090-8258（12）00228-4/fulltext doi：10.1016/j.ygyno.2012.03.034
随机对照研究	一项对比阿霉素＋顺铂方案是否联合紫杉醇＋非格司亭在晚期子宫内膜癌患者中效果的Ⅲ期随机对照研究：美国妇科肿瘤学组项目试验（GOG） 结论：证明了紫杉醇／阿霉素／顺铂联合方案效果优于阿霉素／顺铂方案，但毒性也更强	2004 https://www.ncbi.nlm.nih.gov/pubmed/15169803

（续表）

证据类型	标题及结论	日期 / 全文
随机对照研究	一项对比盆腔外照射与珀类为基础的联合化疗对中高危子宫内膜癌的治疗效果的Ⅲ期随机对照研究：日本妇科肿瘤学组研究	2008 https://www.ncbi.nlm.nih.gov/pubmed/17996926
随机对照研究	一项对比全腹外照射与阿霉素联合顺铂化疗治疗晚期子宫内膜癌的效果的Ⅲ期随机对照研究：美国妇科学组肿瘤项目试验（GOG）	2006 https://www.ncbi.nlm.nih.gov/pubmed/16330675
随机对照研究	一项对比阿霉素是否联合顺铂化疗治疗晚期子宫内膜癌的效果的Ⅲ期随机对照研究：美国妇科肿瘤学组项目试验（GOG）	2004 https://www.ncbi.nlm.nih.gov/pubmed/15459211
前瞻性队列研究	子宫内膜癌病理播散模型：美国妇科肿瘤学组项目试验（GOG）	1987 https://www.ncbi.nlm.nih.gov/pubmed/3652025
前瞻性队列研究	Ⅰ期及Ⅱ期子宫内膜癌患者手术病理危险因素与预后的关系：美国妇科肿瘤学组项目试验（GOG）	1991 https://www.ncbi.nlm.nih.gov/pubmed/1989916

第 41 章　妊娠滋养细胞疾病
Gestational Trophoblastic Disease

Melissa Schwartz　Stephanie V. Blank　**著**

王国云　**译**　　宋　坤　**校**

本章概要

- 妊娠滋养细胞疾病是一组来源于胎盘的癌前和恶性病变。
- 葡萄胎妊娠后，连续监测血清人绒毛膜促性腺激素（hCG）对恶性滋养细胞肿瘤的早期诊断有重要意义。
- 恶性滋养细胞肿瘤或妊娠滋养细胞肿瘤的治疗取决于分期和预后评分。

一、背景

（一）疾病定义

- 妊娠滋养细胞疾病（gestational trophoblastic disease，GTD）由一组来源于胎盘的癌前病变和恶性疾病组成，该疾病的所有恶性类型统称为妊娠滋养细胞肿瘤（gestational trophoblastic neoplasia，GTN）。

（二）疾病分类

- GTD 在组织学上可分为完全性和部分性葡萄胎（癌前病变）、侵袭性葡萄胎、绒毛膜癌、胎盘部位滋养细胞肿瘤（placental site trophoblastic tumor，PSTT）和上皮样滋养细胞肿瘤（epithelioid trophoblastic tumor，ETT）。

（三）发病率及患病率

- 葡萄胎（hydatidiform mole，HM）的发病率占妊娠总数的 1‰～3‰。
- 20% 的 HM 患者会发展为恶性病变。
- 有过一次葡萄胎妊娠者，再次发生葡萄胎的概率为 1%。

（四）病因

- 完全性葡萄胎的染色体核型为二倍体，且均为父系来源。80% 的完全性葡萄胎源自单倍体精子的自身复制，而 20% 来自空卵的双精子受精。
- 部分性葡萄胎的染色体核型几乎都是三倍体，多由 2 个精子与 1 个正常卵子受精而产生，极少情况下由 1 个二倍体精子和 1 个正常卵子结合而成。

（五）病理/发病机制

- 完全性葡萄胎可见特征性绒毛结构，伴有异常滋养细胞和间质细胞增生、间质核碎裂和绒毛血管塌陷。
- 部分性葡萄胎表现为片状绒毛水肿样改变，散在形状异常的不规则绒毛，可见滋养细胞包涵体和片状滋养细胞增生。
- 侵袭性葡萄胎发生在葡萄胎妊娠后，其特征是绒毛水肿，滋养层增生并侵入子宫肌层。

- 绒毛膜癌为恶性病变，肿瘤细胞由合体滋养细胞和无绒毛的细胞滋养细胞组成。
- 胎盘部位滋养细胞肿瘤临床罕见，其特点是中间型滋养细胞增生，无绒毛结构。

（六）高危因素

- 年龄：对于葡萄胎来说，低龄或高龄都是危险因素。
- 葡萄胎妊娠史。
- 亚洲或非洲血统。
- 自然流产史。
- 不孕症。
- GTD 家族史。

二、预防

> **临床精粹**
> - 有效的避孕措施可以预防疾病的发生。

一级预防

- 避孕。

三、诊断

> **临床要点**
> - 最常见的症状为异常阴道流血
> - 经阴道超声检查结合 hCG 异常升高（> 100 000mU/ml）常用于诊断葡萄胎。
> - 血清 hCG 动态监测有助于葡萄胎后滋养细胞肿瘤的鉴别诊断。

（一）鉴别诊断

鉴别诊断	疾病特征
早期宫内正常妊娠（IUP）	• 结合经阴道超声检查（TVUS）及停经天数或可提示 IUP
先兆流产	• TVUS 提示 IUP • 阴道流血 • 宫颈口闭合

（续表）

鉴别诊断	疾病特征
不全流产	• 宫颈口扩张
完全流产	• TVUS 提示子宫内膜回声增强 • 宫颈口闭合

（二）典型症状

- 典型症状为育龄女性出现异常阴道流血和 β-hCG 水平异常升高（> 100 000mU/ml）。其他体征和症状还包括子宫体积大于相应孕周、没有胎心搏动、双侧卵巢体积增大（黄素化囊肿）和妊娠剧吐。少数情况下，患者还可能会出现甲状腺功能亢进或子痫前期征象。经阴道超声检查显示胎盘部位弥漫性混合回声。

（三）临床诊断

1. 病史

- 记录末次月经的日期和完整的产科病史，包括所有前次妊娠的日期、持续时间和结局，记录内科、妇科和外科病史。系统回顾应包括与葡萄胎妊娠相关的常见症状，如无痛性阴道流血和呕吐。

2. 体格检查

- 需进行妇科检查，包括阴道窥器检查。双合诊检查可提示子宫体积大于相应孕周。若存在卵巢黄素化囊肿，则双侧附件区可触及包块。阴道窥器检查时，应重点检查是否存在阴道转移。另外，需着重进行全身的体格检查以排除常见部位的转移，如肺、肝脏和中枢神经系统。

3. 实用临床决策

- 葡萄胎排空后，动态监测血清 hCG 水平对葡萄胎后滋养细胞肿瘤的及时诊断和治疗均具有重要意义。血清 hCG 应在葡萄胎清宫后 24h 内测定，若结果升高则每周测 1 次，以后每月测 1 次，持续 6 个月。
- 下列标准可用于诊断葡萄胎后滋养细胞肿瘤：① hCG 测定 4 次呈平台状态（±10%），并持续 3 周或更长时间；② hCG 测定 3 次升高

（＞10%），并持续 2 周或更长时间；③葡萄胎清宫后，hCG 水平持续异常＞6 个月。

4. 疾病严重程度分期

- GTN 分期

Ⅰ期	病变局限于子宫
Ⅱ期	病变范围超出子宫，但局限于盆腔和（或）阴道
Ⅲ期	胸部 X 线显示肺转移
Ⅳ期	除肺、盆腔和阴道外所有其他部位的转移

- FIGO/WHO 预后评分系统（2000 年），在临床上的重要性大于分期

FIGO 评分	0	1	2	4
年龄（岁）	≤ 39	＞ 39	–	–
前次妊娠	葡萄胎	流产	足月产	–
距前次妊娠时间（月）	＜ 4	4~6	7~12	＞ 12
治疗前血清 hCG（mU/ml）	＜ 1000	1000~10 000	＞ 10 000~100 000	＞ 100 000
最大肿瘤大小（包括子宫）（cm）	3~4	5	–	–
转移部位	肺、阴道	脾、肾	胃肠道	脑、肝
转移病灶数目	0	1~4	4~8	＞ 8
先前失败化疗	–	–	单药	两种或两种以上的药物

总分 0~6 分为低危，≥ 7 分为高危。治疗以评分为基础，低危患者可以选择单药化疗，而高危患者选择多药联合化疗

（四）实验室诊断

1. 诊断检查项目

- 全血细胞计数。
- 凝血功能。
- 肾、肝、甲状腺功能。
- 血型。
- hCG 水平。

2. 影像学检查项目

- 经阴道超声检查。

- 胸部 X 线片。
- 若初步评估有病灶转移，应行腹部及盆腔 CT 及颅脑 MRI 检查。

3. 疾病诊断的潜在陷阱及常见错误

- 患者症状与 hCG 水平不相符。
- 再次妊娠：葡萄胎清宫后再次妊娠会对 hCG 的监测产生干扰。
- "幻影 hCG"：由于患者体内存在非特异性异嗜性抗体，从而导致 hCG 假阳性。若血 hCG 低水平且对治疗无反应，应考虑假性 hCG 升高。

四、治疗

（一）治疗原则

- 非转移性 GTN（Ⅰ期）或低危转移性 GTN（Ⅱ期或Ⅲ期）的患者可采用单药化疗。对于非转移性 GTN 患者，早期行子宫切除术可减少诱导缓解所需的化疗周期数。FIGO 高危 GTN 的患者需要多药联合化疗。脑转移的患者应考虑放疗联合全身化疗，以减少急性出血的并发症。化疗前应连续监测血清 hCG 水平，并持续监测至正常。在 hCG 水平恢复正常后，再巩固 2 个疗程。如果在治疗过程中 hCG 水平不变或升高，应更换另一种化疗方案。

（二）住院适应证

- 患者血流动力学不稳定。
- 患者有高危 GTN，需要多药联合化疗。
- 出现神经系统症状。

（三）治疗方法

治疗方案	建议
药物治疗 • 甲氨蝶呤（MTX）：30~50mg/m²，IM，每周 1 次；或 0.4mg/（kg·d），IV 或 IM，连续 5 天（更推荐此方案），直至血清 hCG 转阴 • 放线菌素 D（Act-D）：1.25mg/m²，IV，每 2 周 1 次 • EMA/CO • 依托泊苷：100mg/m²，IV，30min 以上（D_1、D_2）	低危患者选择单一药物化疗，高危患者选择联合化疗

（续表）

治疗方案	建 议
• 甲氨蝶呤:300mg/m², IV, 12h 以上（D_1） • 放线菌素 D: 0.5mg, IV,（D_1, D_2） • 环磷酰胺:600mg/m², IV, 30min 以上（D_8） • 长春新碱:1mg/m², IV, 最大剂量 2mg（D_8）	
手术治疗 吸宫 / 刮宫术 子宫切除术	对于是否行刮宫术仍有争议，但可以考虑将其作为低危、非转移性 GTN 患者的初始治疗。非转移性 GTN 患者可考虑行子宫切除术，可减少达到缓解所需的化疗时间和剂量

（四）并发症的预防 / 处理

• 现已广泛采用四氢叶酸（亚叶酸钙）治疗来预防大剂量甲氨蝶呤的毒性损害，其毒性可导致肾功能不全从而延缓甲氨蝶呤的清除。

（五）用药总结

• 低危和非转移 GTN 患者选择单药化疗，高危和转移性 GTN 患者选择多药联合化疗。hCG 正常后至少巩固化疗 2 个疗程。

> **临床精粹**
> • WTO 预后评分≥ 7 分的患者对单药化疗耐药的风险较高。
> • 非转移性和转移性低危 GTN 应采用单药治疗方案。
> • 高危 GTN 应积极选择多药联合化疗，并由具有该疾病治疗经验的专家进行治疗。

五、预后

> **临床精粹**
> • 几乎全部低危 GTN 患者都可治愈。

• 高危 GTN 的生存率为 80%～90%。
• 低危 GTN 患者的复发率＜ 5%，而高危 GTN 患者的复发率高达 13%。

（一）治疗患者的预后

• 单药治疗可使 50%～90% 的低危 GTN 患者诱导缓解。最初行一线治疗失败的患者，较容易通过二线或三线化疗方案达到缓解，整体生存率约为 100%。成功治疗的低危患者的复发率＜ 5%，而高危患者的复发率高达 13%。病情缓解 1 年后复发的风险＜ 1%。再次妊娠时发生葡萄胎的概率为 1%～2%。

（二）随访检查和检测

• 化疗完成及 hCG 恢复正常后，前 3 个月每 2 周测定 1 次 hCG，以后每月测定 1 次 hCG，自第一次阴性后共计 1 年。

参 考 文 献

[1] American College of Obstetricians and Gynecologists. *ACOG practice bulletin no. 53: Diagnosis and treatment of gestational trophoblastic disease*. June 2004.

[2] Berkowitz RS, Goldstein DP. Molar pregnancy. Clinical Practice. *N Engl J Med* 2009;360:1639–45.

[3] Deng L, Zhang J, Wu T, et al. Combination chemotherapy for primary treatment of high-risk gestational trophoblastic tumour. *Cochrane Database Syst Rev* 2013;31(1):CD005196.

[4] Lawrie TA, Alazzam M, Tidy J, et al. First-line chemotherapy in low-risk gestational trophoblastic neoplasia. *Cochrane Database Syst Rev* 2016;9(6):CD007102.

[5] Lurain JR, Singh DK, Schink JC. Primary treatment of metastatic high-risk gestational trophoblastic neoplasia with EMACO chemotherapy. *J Reprod Med* 2006;51(10):767.

[6] McNeish IA, Strickland S, Holden L, et al. Low-risk persistent gestational trophoblastic disease: outcome after initial treatment with low-dose methotrexate and folinic acid from 1992 to 2000. *J Clin Oncol* 2002;20(7):1838.

[7] Seckl MJ, Sebire NJ, Fisher RA, et al. Gestational trophoblastic disease: ESMO Clinical Practice Guidelines for diagnosis, treatment and follow-up. *Ann Onc* 2013;24(Suppl 6):vi39–50.

[8] Yarandi F, Mousavi A, Abbaslu F, et al. Five-day intravascular methotrexate versus biweekly actinomycin-D in the treatment of low-risk gestational trophoblastic neoplasia: a clinical randomized trial. *Int J Gynecol Cancer* 2016;26(5): 971–6.

相 关 指 南

国家学会指南

标　题	来　源	日期 / 全文
妊娠滋养细胞疾病的诊断和治疗	美国妇产科医师学会	2004 https://www.ncbi.nlm.nih.gov/pubmed/15172880

循证医学证据

证据类型	标题及结论	日期 / 全文
Meta 分析	低风险 GTN 的一线化疗 结论：Cochrane 评价一线化疗治疗低危 GTN 的疗效和安全性	2016 https://www.ncbi.nlm.nih.gov/pubmed/27281496
Meta 分析	联合化疗为主治疗高危 GTN 结论：Cochrane 评价联合化疗治疗高危 GTN 的疗效和安全性	2013 https://www.ncbi.nlm.nih.gov/pubmed/23440800

第 42 章　外阴癌

Vulvar Cancer

Melissa Schwartz　Stephanie V. Blank　著

王国云 译　宋 坤 校

本章概要

- 外阴癌是一种较罕见的疾病，主要发生于老年女性。
- 同其他外阴疾病一样，外阴癌最常见的症状为外阴瘙痒症状。
- 活检对任何可疑的外阴病变的诊断至关重要。
- 外阴癌的治疗方式以手术为主，具体手术方式取决于疾病分期。

一、背景

（一）疾病定义

- 外阴癌是指来源于女性外生殖器的癌症，包括阴唇、耻骨、阴蒂和会阴，其中大多数（70%）累及阴唇。

（二）疾病分类

- 90% 以上的外阴癌为鳞状细胞癌（squamous cell carcinoma，SCC），其他组织学亚型还包括疣状癌、黑色素瘤、基底细胞癌、肉瘤和乳房外佩吉特病。

（三）发病率及流行病学

- 外阴癌是一种较罕见的疾病。
- 在常见的妇科恶性肿瘤中位列第四，占所有妇科恶性肿瘤的 5%。
- 在美国，每年大约有 6000 例新发的外阴癌患者，死亡 1100 例。
- 诊断时的中位年龄为 65 岁。

（四）病因

- 目前认为外阴癌的发病主要与两种因素有关：① 与人乳头状瘤病毒（human papillomavirus，HPV）感染有关；② 与慢性外阴炎症及外阴营养不良有关。外阴癌通常发生在外阴上皮内瘤变（vulvar intraepithelial neoplasia，VIN）之后。

（五）病理 / 发病机制

- 典型或疣状的外阴鳞状细胞癌与持续的 HPV 感染相关，特别是 HPV-16、HPV-18 和 HPV-31 型。分化或角化型外阴鳞状细胞癌通常发生于老年女性，并与外阴营养不良等相关疾病有关，如外阴硬化性苔藓。
- 疣状癌是一种生长缓慢的鳞状细胞癌亚型，菜花样外观，很少发生淋巴结转移。
- 外阴黑色素瘤居外阴原发恶性肿瘤的第 2 位，病变通常发生在已有的色素痣内。
- 基底细胞癌约占外阴恶性肿瘤的 2%，其病灶特征为边缘参差不齐伴中央溃疡。
- 乳房外佩吉特病在外阴恶性肿瘤中所占的比例

＜ 1%，主要表现为湿疹样外观。

（六）高危因素

- 年龄。
- 吸烟。
- 外阴硬化性苔藓。
- HPV 感染。
- 免疫缺陷（如 HIV 感染）。
- 外阴或宫颈上皮内瘤变。
- 宫颈癌病史。

二、预防

> **临床精粹**
> - 早期发现和治疗外阴癌前病变有助于预防外阴癌的发生。

一级预防

- 早期发现与治疗外阴上皮内瘤变（VIN）。

三、诊断

> **临床精粹**
> - 外阴癌确诊依靠组织学诊断。
> - 多数患者表现为阴唇的单灶性病变。
> - 最常见的症状是外阴瘙痒症状。

（一）鉴别诊断

鉴别诊断	特　征
外阴硬化性苔藓	以明显的炎症和上皮细胞变薄为特征，是一种良性、慢性、进行性疾病，以瘙痒和疼痛为主要临床表现
尖锐湿疣	俗称性病疣。可以是单个或多个、扁平或菜花状，颜色多变，通常无症状，但也可引起瘙痒
脂溢性角化病	是一种常见的良性表皮肿瘤，由未成熟角质细胞的良性增生引起
雀斑痣	是由于表皮黑色素细胞活性增加而发生的一种良性色素病变
表皮包涵囊肿	最常见的表皮囊肿之一，表现为皮肤颜色的结节

鉴别诊断	特　征
巴氏腺疾病	位于大阴唇内侧，可由囊肿发展成脓肿
软垂疣	俗称皮赘，是正常皮肤的过度生长所致

（二）典型表现

- 各组织学亚型的外阴癌临床表现相似，大多数患者表现为局灶性外阴病变或阴唇皮肤的改变，如隆起、溃疡等，并伴有皮肤颜色的改变（如红色、粉红色、白色或棕色）。典型症状为外阴瘙痒症状，其他常见症状还包括疼痛、外阴出血或渗液及排尿困难等。

（三）临床诊断

1. 病史

- 需采集完整的妇科病史，包括巴氏涂片异常史，询问患者有无相关危险因素（如吸烟等），询问患者详细的用药和手术史，系统回顾应包括外阴瘙痒症状、外阴出血或渗液，以及相关的泌尿系统症状等。

2. 体格检查

- 妇科检查，包括直肠指诊和阴道窥器检查。重点注意外阴检查。记录可疑病灶大小、位置和距外阴中线距离，仔细触诊外阴病变和腹股沟区淋巴结情况，对侵袭性病变应进行双合诊检查以评估其局部进展情况。阴道窥器检查时，需评估阴道和宫颈是否存在转移病变。进行针对性查体以排除转移，包括锁骨上淋巴结触诊等。此外还应进行彻底的皮肤病学检查以排除全身病变。

3. 分期

- 外阴癌采用手术病理分期。
- 采用国际妇产科联盟的分期（FIGO，2014 年）。

外阴癌 FIGO 分期（2014 年）

FIGO	肿瘤累及范围
I 期	肿瘤局限于外阴或会阴，淋巴结无转移
I A 期	肿瘤最大直径≤ 2cm 且间质浸润≤ 1.0mm，局限于外阴或会阴

（续表）

FIGO	肿瘤累及范围
I B 期	肿瘤最大直径＞2cm 或间质浸润＞1.0mm，局限于外阴或会阴
II 期	肿瘤侵犯邻近会阴：下 1/3 尿道、下 1/3 阴道、肛门，无淋巴结转移
III 期	肿瘤有或无侵犯邻近会阴：下 1/3 尿道、下 1/3 阴道、肛门，有腹股沟淋巴结转移
III A 期	① 1 个淋巴结转移（≥5mm），或者② 1~2 个淋巴结转移（＜5mm）
III B 期	① ≥ 2 个淋巴结转移（≥5mm），或者② ≥ 3 个淋巴结转移（＜5mm）
III C 期	淋巴结阳性伴淋巴结囊外扩散
IV 期	肿瘤侵犯其他区域（上 2/3 尿道、上 2/3 阴道）或远端结构和（或）腹股沟淋巴结出现固定或溃疡形成肿瘤侵犯下列任何部位：
IV A 期	①上尿道和（或）阴道黏膜、膀胱黏膜、直肠黏膜，或固定于骨盆壁 或 ②腹股沟淋巴结出现固定或形成溃疡
IV B 期	包括盆腔淋巴结的任何部位远隔转移

（四）实验室诊断

1. 诊断检验项目

- 外阴的阴道镜检查。
- 外阴病灶穿刺活检。
- 临床可疑淋巴结的组织病理学检查。

2. 影像学检查

- 根据体格检查发现的阳性体征进行诊断性影像学检查。
- 评价病变局部和（或）远处转移的影像学检查方式并未达成一致标准。
- 盆腔磁共振成像（MRI）可用于明确病变范围，从而有助于手术方式的选择。
- 正电子发射体层成像 / 计算机断层扫描（PET/CT）可用于评估局部和远处转移。
- 如果临床怀疑存在肺转移，且未行其他胸部影像学检查者，可行胸部 X 线检查。

（五）诊断误区

- 由于早期外阴癌的症状和体征与多种外阴良性病变相似，患者往往延迟就诊。
- 通常在没有活检病理的情况下，仅能使用药物缓解局部症状。因此对于有症状的外阴病变，应积极行组织学检查以明确诊断。

四、治疗

（一）治疗原则

- 外阴癌的治疗取决于疾病的分期。外阴癌的转移主要通过以下几种途径：①直接扩散；②淋巴转移；③血行播散（通常发生在疾病晚期）。外阴癌的治疗方法以手术为主，手术范围（从外阴局部扩大切除术到广泛外阴切除术）根据肿瘤大小和浸润深度而定，手术应切除足够范围的病变组织，保证切缘阴性。
- 当疾病分期＞ I A 期时，可通过前哨淋巴结活检术（sentinel lymph node biopsy，SLNB）来评估腹股沟淋巴结受累情况。如果原发病灶距外阴中线＜1cm，则可进行单侧淋巴结切除；当原发病灶＜4cm 且无临床可疑淋巴结转移时，前哨淋巴结活检术优于全腹股沟淋巴结切除术；对于腹股沟淋巴结触诊阳性的患者通常采取肿大淋巴结切除术。
- 对于无法行手术治疗的患者：如肿瘤固定并与周围重要器官关系密切的患者、无法耐受手术者或有远处转移的患者，可采取放化疗、放疗或化疗等治疗方法。
- 对于病灶位置不易手术或不能行初次手术治疗的患者，给予新辅助放化疗有助于缩小肿瘤大小，提高手术切除的机会。
- 对于腹股沟淋巴结阳性者通常给予辅助放疗。
- 对于既往接受过放疗且再次复发的患者目前暂缺乏有效的治疗方法。

（二）住院适应证

当患者出现血流动力学不稳定的情况，应尽快住院。

（三）治疗方法

治疗方法	建　议
手术治疗 • 外阴局部扩大切除术 • 外阴局部广泛切除术 • 盆腔廓清术 +/- 前哨淋巴结活检术或腹股沟淋巴结切除术或肿大淋巴结切除术	以手术治疗为主，手术范围取决于肿瘤的大小和浸润的深度
放射治疗 • 单侧或双侧腹股沟和骨盆 • 1 次 / 天，5 天 / 每周，总剂量为 60～70Gy	主要用于晚期外阴癌患者的治疗。用于术后的辅助治疗或替代手术治疗，在无法行手术治疗及新辅助治疗的患者中，可与化疗联用
化学药物治疗 • 单药治疗 　- 顺铂 　- 卡铂 　- 顺铂 + 紫杉醇 　- 顺铂 + 长春瑞滨 　- 紫杉醇 　- 埃罗替尼 • 联合放射治疗 　- 顺铂 　- 顺铂 + 氟尿嘧啶 　- 氟尿嘧啶 + 丝裂霉素 C	肿瘤较大不能行初次手术者，可行新辅助治疗以缩小肿瘤体积，用于ⅣB 期或复发性患者的辅助治疗，作为增敏药与放疗联用

（四）并发症的预防和管理

• 对于Ⅰ期或Ⅱ期且腹股沟淋巴结触诊阴性的患者，前哨淋巴结活检术可代替腹股沟淋巴结切除术。前哨淋巴结活检术在早期外阴癌腹股沟淋巴结转移诊断中的临床价值已被证实，SLNB 可以减少与腹股沟淋巴结清扫相关的急性和晚期并发症，如淋巴水肿、淋巴囊肿形成、感染和伤口延迟愈合等。

> **临床精粹**
> • 外阴癌的治疗以手术治疗为主。
> • 评估是否有腹股沟淋巴结状态对外阴癌的预后和辅助治疗方式的选择至关重要。
> • Ⅰ期或Ⅱ期且无淋巴结肿大者，应优先考虑前哨淋巴结活检术代替腹股沟淋巴结清扫术，以减少淋巴结清扫术后的相关并发症。
> • 放疗 ± 化疗可用于术后辅助治疗或不适合行初次手术治疗的患者。

五、预后

> **临床精粹**
> • 淋巴结是否受累是影响预后最重要的因素。
> • 分期、年龄和脉管浸润也是影响预后的重要因素。

（一）未治疗患者的自然病程

• 疾病进展或死亡。

（二）经治疗后的预后

• 腹股沟淋巴结是否受累是影响外阴癌预后最重要的因素，无淋巴结受累患者的 5 年生存率为 70%～93%，有淋巴结受累患者的 5 年生存率仅为 25%～41%。

（三）随访

• 外阴癌复发多发生在初治后的 2 年内，然而高达 10% 的患者会在初次治疗的 5 年后复发，因此该病需要长期随访。但是鉴于外阴癌的罕见性，目前仍缺乏合适的监测手段。在初治后的 2 年内，患者需要每 3～6 个月进行 1 次系统查体，查体有阳性体征的患者还需行影像学检查。

参 考 文 献

[1] FIGO Committee on Gynecologic Oncology. FIGO staging for carcinoma of the vulva, cervix, and corpus uteri. *Int J Gynaecol Obstet* 2014;125(2):97–8. [PUBMED Abstract]

[2] Fuh KC, Berek JS. Current management of vulvar cancer. *Hematol Oncol Clin North Am* 2012 Feb;26(1):45–62.

[3] Hacker NF, Nieberg RK, Berek JS, et al. Superficially invasive vulvar cancer with nodal metastases. *Gynecol Oncol* 1983;15(1):65.

[4] Homesley HD, Bundy BN, Sedis A, et al. Radiation therapy versus pelvic node resection for carcinoma of the vulva with positive groin nodes. *Obstet Gynecol* 1986;68:733–40.

[5] Homesley HD, Bundy BN, Sedlis A, et al. Prognostic factors for groin node metastasis in squamous cell carcinoma of the vulva (a Gynecologic Oncology Group study). *Gynecol Oncol* 1993;49:279–83.

[6] Kunos C, Simpkins F, Gibbons T, et al. Radiation therapy compared with pelvic node resection for node-positive vulvar cancer: a randomized controlled trial. *Obstet Gynecol*

2009;114:537–46.

[7] Salani R, Khanna N, Frimer M, et al. An update on post–treatment surveillance and diagnosis of recurrence in women with gynecologic malignancies: Society of Gynecologic Oncology (SGO) recommendations. *Gynecol Oncol* 2017 Mar 31. pii: S0090–8258(17)30238–X. doi: 10.1016/j.ygyno.2017.03.022. [Epub ahead of print]

[8] Tan J, Chetty N, Kondalsamy–Chennakesavan S, et al. Validation of the FIGO 2009 staging system for carcinoma of the vulva. *Int J Gynecol Cancer* 2012 Mar;22(3):498–502.

[9] Van der Zee AG, Oonk MH, De Hullu JA, et al. Sentinel node dissection is safe in the treatment of early–stage vulvar cancer. *J Clin Oncol* 2008;26(6):884.

推荐网站

Vulvar Cancer Treatment (PDQ®). https://www.cancer.gov/types/vulvar/patient/vulvar-treatment-pdq

相关指南

国家学会指南

标　题	来　源	日期 / 全文
外阴癌 版本 1.2017	美国国家综合癌症网路	2017 http://www.jnccn.org/content/15/1/92.full.pdf+html

循证医学证据

证据类型	标题及结论	日期 / 全文
Meta 分析	外阴癌前哨淋巴结活检：系统回顾、Meta 分析和指南建议 结论：SLNB 比腹股沟淋巴结全切除术并发症少，但复发率高	2015 https://www.ncbi.nlm.nih.gov/pubmed/25703673
Meta 分析	早期外阴鳞状细胞癌的手术治疗 结论：根治性局部切除与根治性外阴切除的比较	2000 https://www.ncbi.nlm.nih.gov/pubmed/10796849

第五篇　生育计划
Family Planning

西奈山专家指南：妇产科学

MOUNT SINAI EXPERT GUIDES:

Obstetrics and Gynecology

第43章 非意愿妊娠
Unintended Pregnancy

Gillian Dean　Rachel Masch **著**

王　婷　牛艳玲　赵君利 **译**　石玉华 **校**

本章概要

- 在美国，每年约 600 万的妊娠中有近 50% 是非意愿妊娠，其中 42% 的人选择流产。
- 流产是美国最常见的医疗手段之一，大多数患者可以在门诊和病房进行安全的流产手术。
- 大多数流产是在孕早期进行的。
- 药物流产和人工流产术都是安全有效的，符合条件的患者可以在两种方式中进行选择。
- 流产的并发症很少见。

一、背景

（一）疾病定义

- 非意愿妊娠包括不合时宜的妊娠（想要但没有计划）和不想要的妊娠。

（二）发病率 / 流行率

- 美国约有 50% 的妊娠是非意愿妊娠，在低收入、少数民族和年轻人中这一比例最高。
- 2014 年，除自然流产外，19% 的妊娠实施人工流产，导致美国当年有 92.62 万人流产。
- 近年来，美国的流产率已降至有史以来的最低水平（每 1000 名 15—44 岁的女性中有 14.6 人行人工流产），其下降与增加使用高效避孕措施而导致的非意愿妊娠减少有关。

（三）经济影响

- 与计划妊娠相比，计划外的妊娠导致公共保险项目所覆盖的生育比例更高。在全国范围内，非意愿妊娠估计每年花费 210 亿美元。

- 虽然大多数流产患者都有医疗保险，但许多私营和大多数公共保险公司都不包含流产服务，一些患者由于隐私问题而避免使用保险。因此，超过一半的流产患者需自行支付。
- 即使有医疗补助保险的患者，也没有联邦资金用于支付流产服务。只有 15 个州使用州基金支付部分或全部符合条件的流产费用。

（四）病因

- 54% 的非意愿妊娠是由于未使用避孕措施，41% 是由于避孕措施使用不一致或不正确，< 5% 是避孕失败的结果。
- 50% 的流产患者在妊娠的当月进行了避孕，最常见的方法是避孕套和短效激素方案，如药丸和贴剂。
- 患者报告了很多寻求流产的原因，最常见的原因与家庭和子女有关：①对他人的关心或责任；②负担不起一个（另一个）孩子；③认为（另一个）孩子会干扰工作、学业或目前的受抚养人的照料。

（五）病理 / 发病机制

* 89% 的流产发生在 12 周及以前，6.2% 发生在 13～15 周，3.8% 发生在 16～20 周，1.3% 发生在 21 周及以后。

（六）预测 / 危险因素

危险因素	发病率（2014 年）
年轻	超过 50% 的流产患者都是 20 多岁，其中 12% 是青少年
低收入	75% 的流产患者是贫穷或低收入人群
少数民族	流产患者中 28% 是黑种人，25% 是西班牙裔，39% 是白种人，9% 是其他人种
为人父母	59% 的流产患者有过一次或多次分娩

二、预防

> 临床精粹
> * 避孕和禁欲（见第 44 章）。
> * 圣路易斯的 CHOICE 项目显示，当人们咨询到关于高效节育的方法并可免费选择避孕措施时，非意愿妊娠和流产的数量明显减少。CHOICE 项目群体的流产率低于地区和国家流产率的 50%。

（一）筛查

* 尿液或血清妊娠试验都是筛查妊娠激素，即 β 人绒毛膜促性腺激素（β-hCG）的准确检测。

（二）一级预防

* 避孕和禁欲（见第 44 章）。

（三）二级预防

* 避孕和禁欲（见第 44 章）。

三、诊断

> 临床精粹
> * 继发性闭经（月经延迟）。
> * 尿液或血清妊娠试验阳性。
> * 超声检查结果与妊娠相符。

见流程图 43-1。

（一）鉴别诊断

鉴别诊断	特　征
异位妊娠	盆腔炎性病史、既往异位或原位宫内节育器（IUD）、不规则流血、单侧疼痛、超声检查结果与异位妊娠相符
葡萄胎妊娠	症状比典型妊娠更严重，阴道流血、高水平的定量 hCG、超声检查宫腔内有囊性结构
孕早期丢失（EPL）	超声显示子宫内的全部或部分妊娠，胎儿无心跳或胎儿生长明显迟缓。可完全无症状或出现阴道流血，伴或不伴疼痛

（二）典型表现

* 大多数女性（89%）在妊娠 ≤ 12 周时发现非意愿妊娠。她们通常 20—30 岁，社会经济地位较低，受教育程度较低，至少有过 1 次生育经历，被认为是异性恋者，有些具有宗教信仰，并在妊娠时使用某种避孕方法。所有种族和民族都会寻求流产，少数民族所占比例过高。

（三）临床诊断

1. 病史

诊断非意愿妊娠，应询问以下问题。

* 末次月经日期（LMP）。月经周期规律吗？通常多久来一次？
* 你有过无保护措施的性行为吗？你有没有采取过避孕措施？
* 你对妊娠有何感想？
  * ➢ 如果不肯定，询问患者是否知道如何管理妊娠。

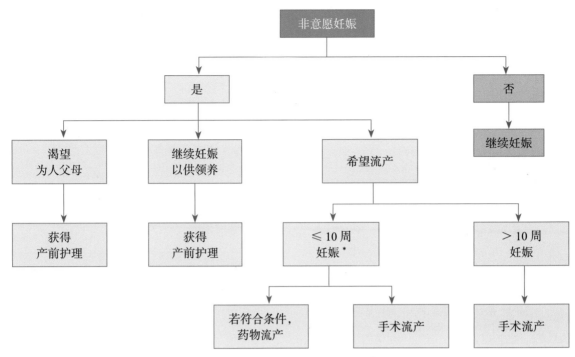

▲ 流程图 43-1　非意愿妊娠的诊断流程

*.一些协议允许药物流产≤ 11 周

> 如果还没决定，询问如下。

  ◆ 你此时想成为父母吗？你想继续妊娠并把孩子送人领养吗？你想流产吗？

2. 体格检查

- 对于非意愿妊娠的无症状患者，不需要进行体格检查。

- 应通过 LMP、实验室检查（尿液或血清）和（或）超声检查来确定妊娠的位置和时间，然后向患者咨询她的选择。

3. 疾病严重程度分级

- 若知道末次月经，可根据末次月经和（或）超声检查来确定妊娠日期。

（四）实验室诊断

1. 诊断检查项目

- 实验室检查。

  > 尿妊娠试验（UPT）：最早在着床后 6～7 天，或在月经刚推迟 2～3 天就可在尿液中检测到 hCG。根据不同的品牌，UPT 的 hCG 检测阈值在 10～100mU/ml。

  > 血清妊娠试验。

  ◆ hCG 定性：一种二元检测，表明血清中是否存在 hCG，并报告为"阳性"或"阴性"。

  ◆ hCG 定量：量化血液中 hCG 的含量；大多数实验室可以检测到血清 hCG 水平＞ 1mU/ml。

> 全血细胞计数（CBC）、分型及筛查。

  ◆ 孕早期。

    – 全血细胞计数不是必需的，但大多数检测机构都会提供。

    – 血型筛查：Rh 致敏的可能性在妊娠 ≤ 10 周是未知的。然而，大多数美国流产患者都进行了 Rh 分型，并给 Rh 阴性的患者注射了 Rh 免疫球蛋白（RhIg）。

  ◆ 孕中期。

    – 全血细胞计数、血型筛查都是常规且有适应证的检查。

2. 影像学检查

- 超声检查。

  > 孕早期，经阴道超声检查（TVUS）诊断妊娠敏感性最高。

◆ 4～5 周时，可见妊娠囊（GS），并以每天 1mm 的速度生长。

◆ 妊娠 4～5 周时，可见卵黄囊并持续至妊娠 10 周左右。在卵黄囊内可看到一个小圆圈，中心为低回声。

◆ 妊娠 5.5～6 周时，可见双蜕膜囊征，即被增厚的蜕膜包围的妊娠囊（"双环"征）。孕早期囊有时会与血液 / 液体或异位妊娠的假囊相混淆。

➢ 根据患者体质，最早可在妊娠 7 周左右使用腹部超声来识别妊娠。

（五）关于疾病诊断的潜在陷阱 / 常见错误

• 对非意愿妊娠进行清宫术或药物流产前，应排除孕早期丢失、异位妊娠，以及葡萄胎妊娠。

四、治疗

（一）治疗原则

• 终止妊娠可以通过药物或手术来完成。

• 对于寻求流产的患者，首先要确定孕龄，以确定是否适合进行药物流产或手术流产。药物流产或手术流产都没有更低孕龄的限制。

• 确定流产方式和医院的医疗资格。有关药物流产的禁忌证见治疗表。有关门诊手术流产的禁忌证，请参阅"住院适应证"。

• 向患者提供流产类型和地点的选择。对于 ≤ 10 周的健康患者，选择药物流产还是手术流产可由患者自行决定。两者发生严重不良事件的风险都很低。在美国，45% 符合条件的患者选择药物流产。

• 如果患者是 Rh 阴性，则按照惯例给予 RhIg。有些医疗机构是在妊娠 < 8 周时不做 Rh 检测及注射 RhIg，而另一些医疗机构则不考虑孕龄对所有 Rh 阴性患者进行检测并给予 RhIg。

（二）住院适应证

• 大多数手术流产可以在门诊（办公室或健康中心）安全进行，其中很多都提供麻醉。2014 年，美国 96% 的流产是在门诊进行的。

• 孕早期流产是美国最安全、最常见的医疗方式之一。需要住院治疗或转院的并发症风险 ≤ 0.05%。

• 门诊手术流产的禁忌证包括任何需要住院治疗的情况，如高血压控制不佳、严重心脏病、疑似植入性胎盘、其他需要先进气道或其他专业麻醉处理的情况、血液制品的供应情况，或由于手术并发症风险增加而需要进手术室。

（三）治疗方法

见流程图 43-2。

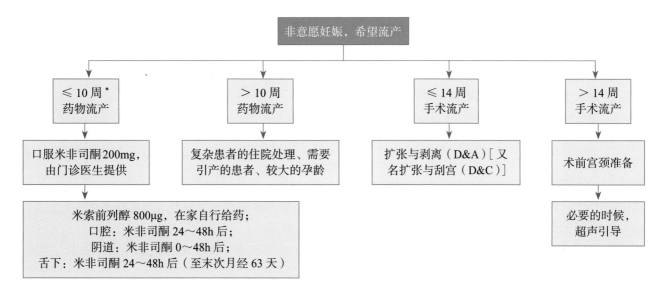

▲ 流程图 43-2　非意愿妊娠的处理 / 治疗流程
*. 一些协议允许药物流产 ≤ 11 周

治　疗	注　释
药物流产 • 米非司酮加米索前列醇（首选） • 单用米索前列醇 • 甲氨蝶呤加米索前列醇	• 可能是寻求避免手术流产和在家完成流产患者的首选 • 米非司酮联合米索前列醇是孕早期药物流产最有效、最安全的方案，失败率≤4%。该方案已获得美国食品药品管理局（FDA）批准通过的疗程是距末次月经10$^{0/7}$周。在一些诊所中，它用于距末次月经11$^{0/7}$周。在没有米非司酮或米非司酮获得性有限的地区可以使用其他方案 • 禁忌证：从LMP到妊娠＞10周（或根据实践指南距LMP 11周）、对米非司酮或米索前列醇过敏、原位宫内节育器、异位妊娠、慢性肾上腺功能衰竭、长期全身性糖皮质激素治疗、使用抗凝药、出血性疾病、未控制的疾病（如癫痫、高血压）、卟啉症 • 米非司酮200mg在办公室或家里口服。米索前列醇800μg（口腔或阴道给药）可在0~48h家用（取决于给药途径）。使用米索前列醇后可能会发生流血和妊娠物排出 • 需要随访（依个人行超声检查或远程血清或尿妊娠试验检查）以确认是否流产完全 • 米非司酮和米索前列醇可用于终止妊娠＞11周的住院患者
手术流产 • 孕早期：吸宫术（D&A）［又称：刮宫术（D&C）］ • 孕中期：钳刮术（D&E）	• 可能是希望避免药物流产后大出血和腹痛患者的首选 • 在纽约州，法律允许妊娠至24周，即末次月经的26周 • 可以在门诊（办公室或健康中心）或医院（手术室）进行 • 吸宫术使用机械宫颈扩张器，然后进行真空抽吸 • 钳刮术要求使用渗透性宫颈扩张器和（或）药物［米非司酮和（或）米索前列醇］进行宫颈准备，可用抓钳和真空抽吸或经腹超声引导下的手动操作清空子宫 • 通过超声检查子宫排空和（或）观察到完整的妊娠产物（绒毛和妊娠囊，或胎儿部分加胎盘）来确认流产完全 • 不需要常规随访
心理学	• 一些患者选择在决定终止妊娠之前或之后与心理健康服务提供者交谈 • 心理健康专家已经明确，与足月妊娠相比，流产不会导致抑郁症或其他心理健康疾病

（四）并发症的预防和处理

• 大出血／出血。
  ➢ 发生率＜1%。
  ➢ 危险因素：既往剖宫产术、较大孕周、多胎妊娠。
  ➢ 定义为＞500ml。
  ➢ 如果预计出血过多，可以在宫颈旁阻滞时使用血管升压素（2~4U）进行预处理。
  ➢ 处理如下。
    ◆ 按摩子宫。
    ◆ 药物（麦角洐生物、前列腺素、缩宫素、血管升压素）。
    ◆ 再次进行抽吸。
    ◆ 宫腔内球囊。
    ◆ 放射介入（IR）血管造影栓塞。
      – 其他手术（宫颈或子宫动脉结扎术、B-Lynch缝合术、子宫切除术）。
• 撕裂伤（宫颈、阴道）。
  ➢ 发病率：高达3%的孕中期流产可能伴有宫

颈裂伤。
  ➢ 危险因素：既往剖宫产术、年龄小、未生育。
  ➢ 如果出血过多，必须进行彻底检查以排除撕裂伤。
  ➢ 使用止血药（蒙氏硝酸银）或缝合。
• 感染。
  ➢ 发生率：＜1%的流产。
  ➢ 危险因素：存在衣原体和（或）淋病。
  ➢ 预防性使用抗生素可将风险降低至40%。
    ◆ 大多数疗法是可以接受的。
  ➢ 如果发热＞38℃、心动过速、阴道分泌物或羊水有异味，应予以怀疑。
  ➢ 治疗包括确认子宫排空；除非患者病情不稳定，否则门诊开始使用抗生素。通过安排电话随访或拜访以确认对治疗的反应。
• 宫缩乏力。
  ➢ 危险因素：既往剖宫产术、高龄产妇、孕龄较大。
  ➢ 子宫松弛导致失血过多。
  ➢ 手动按摩子宫、宫缩药、宫腔填塞治疗；考虑额外手术治疗出血。

- 胎盘异常。
  - 发病率：胎盘残留影响约 0.2% 的娩出。
  - 危险因素：既往子宫手术涉及从子宫肌层进入子宫腔。
  - 孕中期流产前应确定胎盘的位置。
  - 高危患者：既往子宫手术涉及从子宫肌层进入子宫腔（剖宫产术、子宫肌瘤剥除术等）的患者。
  - 术前准备包括与麻醉、与 IR（若有）和 OR 团队的沟通；准备可供应用的血液 / 血液制品、子宫收缩药、子宫内球囊。
- 子宫穿孔。
  - 发生率：< 1% 的流产
  - 危险因素：孕龄较大、在培训中心流产、宫颈扩张不充分、既往剖宫产术、子宫解剖结构异常。
  - 如果器械进入宫腔的距离比预期的远、出血过多、无法保持吸力、患者出现急性低血压、在套管或宫颈口观察到腹腔内容物时，应高度怀疑。
  - 可以观察到无须怀疑其他器官损伤的小穿孔。
  - 较大的穿孔，或怀疑进入其他内脏，需要手术治疗。
- 妊娠组织残留。
  - 危险因素：子宫解剖异常、严重的子宫屈曲、缺乏经验的操作者。
  - 必须检查所有妊娠组织并确认流产完全。约 9 周时可见胎儿。
  - 妊娠组织残留可能导致出血过多，下腹部疼痛和（或）感染。
  - ≤ 10 周的妊娠物通常可以自行排出。
  - 如果怀疑残留的妊娠组织 > 10 周，或患者有症状，则必须进行清宫。
- 流产后子宫积血。
  - 发生率：0.2%。
  - 危险因素：严重的子宫前屈或后屈。
  - 妊娠组织排出后子宫内的血液积聚。

- 通常先行清宫术，再用促子宫收缩药物治疗。
- 麻醉并发症。
  - 利多卡因血管内注射：常见的不良反应轻微短暂，如有进展做好癫痫发作和呼吸心脏停搏准备。
  - 由麻醉科医师处理局部或全身麻醉的并发症。
  - 可以根据需要使用逆转药。
- 过敏（对宫颈扩张器、药物等）。
  - 最常见的症状是皮肤病，但也可能有急性支气管痉挛、严重低血压、休克和（或）肺水肿。
  - 去除致敏原、给药（苯海拉明、类固醇、肾上腺素）、确保呼吸道通畅、开始通气及心脏支持、维持液体。

临床精粹
- 手术流产前的宫颈准备。
  - 可以通过药物（米非司酮或米索前列醇）或渗透性扩张药（昆布 / 合成药物）来完成。
  - 孕早期：不推荐常规宫颈准备，应根据患者和操作者的因素决定是否使用。
  - 孕中期：推荐常规宫颈准备。可以是同一天（18 周）或钳刮术前的 1～2 天。
- 疼痛管理。
  - 药物：预先咨询对成功处理与药物流产相关的痉挛至关重要。非甾体抗炎药（NSAID）通常就足够了，部分患者还使用酚麻美敏和可待因或其类似的药物。
  - 手术：麻醉选择包括局部麻醉、中度或深度镇静以及全身或区域麻醉。孕中期流产可采用任何麻醉方式，但通常需要深度镇静或全身麻醉。
- 流产后避孕。
  - 药物流产：除宫内节育器外的其他避孕方法均可在第一次药物流产就诊时使用，

> 包括包埋式避孕和长效醋酸甲羟孕酮（DMPA）。
>
> ➤ 手术流产：所有避孕方法均可在流产时使用，宫内节育器和包埋式避孕可在流产手术后立即放置。

五、特殊人群

（一）儿童

- 纽约州寻求堕胎的未成年人不需要获得父母或司法的同意。在纽约，妊娠的未成年人拥有自由，可以在没有征得父母或司法同意的情况下做出关于妊娠的决定，包括终止妊娠。

（二）其他

- 高孕周妊娠：随着孕周的增加，完成人工流产所需的技能，以及麻醉和手术风险的并发症也随之增加。
- 肥胖：药物流产没有体重限制。最近的出版物表明，肥胖似乎不会增加流产手术并发症的风险。然而，肥胖患者的麻醉选择可能有限。
- 剖宫产术史：有剖宫产术史的患者孕早期药物流产不受限制。对于有多次剖宫产术史的患者，尤其在孕晚期，可能需要额外的宫颈预处理步骤。
- 胎盘异常：有植入（植入、穿透性）风险的患者需要详细的手术计划。出血的情况下，可通过准备子宫切除术或子宫动脉栓塞术的前提下采用钳刮术来完成流产，也可以通过剖宫取胎术或子宫切除术来完成流产。
- 病情严重：病情严重的患者需要精心的麻醉和手术计划。因为流产并发症的风险随着孕龄的增大而增加。手术医生往往不能等待医疗条件得到优化，尤其患者处于孕晚期时。
- 无明显孕囊：只要异位妊娠的风险低（如无症状患者末次月经＜35天），并通过连续的血hCG水平及时确认，在没有孕囊的情况下，也

可以进行药物流产。手术流产可以在没有孕囊的情况下进行，如果清宫后没有见到妊娠组织（妊娠囊和绒毛），必须随访血hCG水平变化，直到阴性，以确认完全排出并排除异位妊娠。

- 子宫异常：大多数子宫异常（除了盲角妊娠）不是早期药物流产的禁忌证。先天性的（包括双角子宫、双子宫和纵隔子宫）和后天的（肌瘤和粘连）可能增加手术流产时子宫排空的困难。
- 多胎妊娠：多胎妊娠的早期药物流产不受限制。对于手术流产，手术医生必须做好子宫＞妊娠孕周的准备，并确认清除所有胎儿组织。

六、预后

临床精粹

- ≤10周的药物流产有效率为96%。
- 手术流产有效率＞99%。
- 所有流产的并发症都很少见。
- 当患者寻求非意愿妊娠的治疗时，应该经常讨论避孕的问题。

随访检查和监测

- 药物流产：需要随访以确认流产完全。随访可以通过超声检查，或远程进行血清/尿液妊娠试验。
- 手术流产：不需要常规随访。

参考文献

[1] Low N, Mueller M, Van Vliet HA, et al. Perioperative antibiotics to prevent infection after first-trimester abortion. *Cochrane Database Syst Rev* 2012 Mar 14;(3):CD005217.

[2] Okusanya BO, Oduwole O, Effa EE. Immediate postabortal insertion of intrauterine devices. *Cochrane Database Syst Rev* 2014 Jul 28;(7):CD001777.

[3] Paul, M. *Management of unintended and abnormal pregnancy.* Chichester, West Sussex: Wiley-Blackwell; 2009.

American College of Obstetricians and Gynecologists (ACOG). www. acog.org

CHOICE Project. www.choiceproject.wustl.edu

Guttmacher Institute. www.guttmacher.org

Mifeprex®. www.earlyoptionpill.com

National Abortion Federation. www.prochoice.org

Planned Parenthood Federation of America. www.plannedparenthood.org

Society of Family Planning. www.societyfp.org

相关指南

国家学会指南

标　题	来　源	日期 / 全文
孕早期流产的医学管理	美国妇产科医师学会	2014 Practice Bulletin No. 143, March 2014 *Reaffirmed 2016. Replaces Practice Bulletin No. 67, October 2005*
孕中期流产	美国妇产科医师学会	2013 Practice Bulletin No. 135, June 2013 *Reaffirmed 2015*
提供优质的计划生育服务：美国疾病控制与预防中心和美国人口事务办公室的建议	疾病控制与预防中心	2014 *MMWR Recomm Rep* 2014 Apr 25; 63（RR-04）：1-54.
第 2015-1 号指南：孕早期手术流产前的宫颈扩张（妊娠＜ 14 周）	计划生育协会意见：本文件修订并替换了原发布于 #2007-1 号的版本	2016 Allen RH, Goldberg AB. *Contraception* 2016 Apr; 93（4）：277-91.
第 2014-1 号指南：孕早期流产的医学管理	计划生育协会	2014 Committee on Practice Bulletins — Gynecology and the Society of Family Planning, Creinin MD, Grossman DA. *Contraception* 2014 Mar; 89（3）：148-61.
第 2013-4 号指南：妊娠 20 周前中期手术流产的宫颈准备	计划生育协会 备注：此文档修改并替换以前的版本，原版发表于 #2007-2。	2014 Fox MC, Krajewski CM. *Contraception* 2014 Feb; 89（2）：75-84.
第 2013-2 号指南：妊娠 7 周前的手术流产	计划生育协会	2013 Lichtenberg ES, Paul M. *Contraception* 2013 Jul; 88（1）：7-17.
第 2013-1 号指南：流产后出血的管理	计划生育协会	2013 Kerns J, Steinauer J. *Contraception* 2013; 87（3）：331-42.
第 2012-2 号指南：有医疗条件的女性孕早期流产	计划生育协会	2012 Guiahi M, Davis A; S *Contraception* 2012; 86（6）：622-30.
第 2011-1 号指南：孕中期的引产流产	计划生育协会	2011 Borgatta L, Kapp N. *Contraception* 2011; 84（1）：4-18.
第 2010-2 号指南：人工流产后感染的预防	计划生育协会	2011 Achilles SL, Reeves MF. *Contraception* 2011; 83（4）：295-309.
第 2007-3 号指南：妊娠 20～24 周手术流产的宫颈准备	计划生育协会	2008 Newmann S, Dalve-Endres A, Drey EA. *Contraception* 2008; 77（4）：308-14.

循证医学证据

证据类型	标题及结论	日期 / 全文
随机对照试验	选择项目：通过提供免费避孕措施预防意外妊娠 参阅指南部分的美国妇产科医师学会指南 参阅指南部分的计划生育协会指南	2012 *Obstet Gynecol* 2012 Dec；120（6）：1291-7.

第44章 避 孕
Pregnancy Prevention

Laura MacIsaac　Geetha N. Fink　Neha R. Bhardwaj　著

李军秀　韩晓婷　赵君利　译　　石玉华　校

本章概要

- 所有育龄女性都应接受生殖意向筛查，并酌情开始采取避孕措施。
- 通过讨论生育意向和避孕计划促进共同决策。
- 在开始避孕之前，应合理地排除妊娠。然而，当这是不可能时（无法避免时），可以启动快速避孕的许多方法。
- 大多数避孕方法具有显著的非避孕适应证和益处，本章未介绍。
- 非意愿妊娠的定义是时机不合适的妊娠和（或）计划外的妊娠。

一、背景

（一）疾病定义

- 非意愿妊娠的定义是时机不合适的妊娠和（或）计划外的妊娠。

（二）疾病分类

- 提高计划和期望妊娠的比例是美国卫生与人类服务部及世界卫生组织的医疗保健重点。

（三）发病率 / 流行率

- 在美国，每年有 45% 的妊娠是非意愿妊娠（Fine and Zolna，2016）。
- 全世界约有一半的非意愿妊娠导致了人工流产，其中超过 50% 的流产被认为是不安全的，并导致 1/7 的孕产妇死亡（Singh 等，2010）。

（四）经济影响

- 非意愿分娩生育是非意愿妊娠的潜在结果，与产前护理延迟或不足和早产有关。
- 2015 年，非意愿妊娠在美国造成了 210 亿美元的直接医疗费用。

（五）病因 / 病理

- 意外或时机不合适妊娠通常是不正确或不规范使用避孕措施或不使用避孕措施的结果。

（六）预测 / 危险因素

- 年龄。
  - 15—19 岁的性活跃女性意外妊娠率最高。
  - 除了年轻时期，产后和围绝经期也是意外妊娠的高危时期。
- 收入。
  - 收入低于联邦贫困线的女性的意外妊娠率是收入至少为联邦贫困线 200% 的女性的 5 倍以上。
- 教育。
  - 在所有教育水平中，高中学历以下的女性意外妊娠率最高。

- 种族。
  ➤ 黑种人女性的意外妊娠率是非西班牙裔白种人女性的 2 倍以上。
- 医疗保健系统的不平等混淆了许多人口统计学的风险因素。

二、预防

> **临床精粹**
> - 遇到育龄女性临床应注意包括妊娠意愿 / 妊娠保护。
> - 使用避孕药，尤其是高效的长效可逆避孕药（LARC），如宫内节育器（IUD）和避孕植入物的使用，降低了非意愿妊娠率和流产率，并改善母婴健康状况。
> - 为解决意外妊娠问题，应增加避孕措施，并为患者消除障碍。

（一）筛查

- 所有育龄女性都应接受妊娠意向筛查。
- 美国避孕药具使用的医疗合格标准包括美国疾病控制与预防中心（CDC）关于患有各种疾病的女性使用避孕方法的指南（CDC 2016 年）。
- 有复杂病情的女性可以转介到计划生育专家处咨询。

（二）一级预防

- 有关生育控制和避孕选择的教育和咨询。
- 提高长效和短效避孕措施的获得机会。
- 紧急避孕的教育和获得。
- 扩大高效且长效避孕方法的使用，同时避免强制避孕。

（三）二级预防

- 消除所有避孕方法的财政和体制障碍。
- 确保获得安全人工流产服务。

三、诊断

- 如有需要，应获得月经推迟史、性活动史、尿或血清 β 人绒毛膜促性腺激素（β-hCG）病史。
- 必要时通过超声确认妊娠的位置和孕龄。
- 为那些对妊娠犹豫不决的患者提供选择的咨询。

（一）临床诊断

1. 病史

- 患者的性交是否活跃？她的生育计划是什么？有避孕适应证吗？不管是否有意外妊娠的风险，现在开始使用避孕方法是否有好处？
- 既往妇科病史，包括月经史、生育史、家族史和性交史。
- 既往病史和目前的用药。
- 先前使用的避孕方法及其成功或早期停用的原因。

2. 体格检查

- 尿妊娠试验可排除当前妊娠。
- 生命体征、病史回顾和药物治疗。
- 开始避孕时，并非必须进行妇科或盆腔检查和（或）性传播感染（STI）的检测。
- 盆腔检查是放置宫内节育器过程的一部分。如果最近没有做过 STI 检查，建议在放置 IUD 之前或放置 IUD 时行 STI 检查。
- 在开始避孕之前，应合理地排除妊娠。但是，在不可能排除妊娠的情况下，不应推迟快速启动的避孕法。除宫内节育器（IUD）外，避孕激素不会对既定妊娠造成伤害。

3. 实用的临床处理原则和流程

- 大多数避孕方法还具有其他除避孕之外的益处，这可能对患有复杂临床问题或月经不调的女性有所帮助。
- 应解释的是，持续使用常用的激素避孕方法来减少或推迟原来的月经周期，称为"连续循环"，以及在使用激素的任何间隙期采取紧急避孕措施。

（二）实验室诊断

- 在开始避孕前应完成尿妊娠试验。尿妊娠试验结果为阴性可以排除妊娠＞2周后的妊娠，也就是在月经刚推迟时。
- 大多数敏感的尿妊娠试验最早在妊娠后8天出现阳性，那时胚胎植入刚刚开始。
- 尿妊娠试验阳性可以可靠地诊断妊娠，但妊娠位置和孕周均不能确定。尿妊娠试验阴性表明该患者未妊娠，或是刚处于一个很早期的妊娠。在后一种情况下，要指导患者1周内再进行尿妊娠检测或血 β-hCG 检测。
- 当在产后或流产后立即开始避孕时，不建议进行妊娠检测。因为前一次妊娠结束后的1～8周内均呈阳性（并取决于前一次妊娠的持续时间）。

影像学检查

- 通常不建议使用任何影像技术。
- 对于疑似子宫异常想要放置宫内节育器的女性，在考虑放置宫内节育器之前，应该完成子宫的超声和可能的子宫 MRI 检查。

（三）排除妊娠诊断流程

- CDC 的流程可以合理地确定某人没有妊娠：如果她没有妊娠的症状或体征并且符合以下任何一项标准。
  - ➢ 正常月经开始后≤7天。
  - ➢ 自上次正常月经开始后从未发生过性交。
  - ➢ 一直正确并始终如一地使用可靠的避孕方法。
  - ➢ 自然流产或人工流产后≤7天。
  - ➢ 在产后4周内。
  - ➢ 完全或几乎完全母乳喂养［纯母乳喂养或绝大部分（≥85%）的喂养是母乳喂养］，是闭经且产后≤6个月。

（四）有关疾病诊断的潜在陷阱 / 常见错误

- 提供服务者应该询问女性的性健康史，伴侣的

数量和性别，以及生殖健康目标。

- 应询问每一位新诊断为妊娠的女性其妊娠的意图。
- 病史简单想要开始避孕的女性不需要进行盆腔检查。
- 开始避孕前不需要常规行性传播感染和宫颈癌的筛查，这两项应分开，以避免推迟开始避孕。

四、治疗

（一）治疗原则

- 应该向患者提供所有可用避孕方法的咨询，重点放在典型的使用效果、不良反应和非避孕益处上。
- 尽管 LARC 方法是最有效的可逆避孕方法，但由于其无法自行停止和启动，需要启动操作，且会引发大多数女性的出血模式有所改变，可能并非所有女性都能接受。

（二）住院适应证

- 因避孕而住院的情况非常罕见。但是，应该注意以下例外情况。
  - ➢ 宫内节育器穿孔进入腹部，需要手术取出。这是很少发生的紧急情况，医生可以通过腹腔镜手术作为门诊手术进行管理。如果有内脏器官穿孔的证据，则可能需要及时进行手术探查和普外科协助手术。
  - ➢ 难以清除的避孕药植入物可能需要转诊给专门的影像学专家和避孕药植入物提供者以进行清除。
  - ➢ 使用复方激素避孕药（CHC）的同时深静脉血栓形成。如果诊断出深静脉血栓形成，应立即停止 CHC 并开始抗凝。推荐使用无雌激素成分的避孕药，因为妊娠状态比任何避孕方法都有更高的血栓栓塞风险。此外，许多抗凝药物是致畸的。

（三）治疗表

永久绝育：终身避孕

- 优点：高效率、可接受性高、安全性高、恢复快、无明显的长期不良反应、成本效益高、使用便利。
- 缺点：永久性、手术和麻醉风险、手术费用和时间、需要外科医生、辅助人员、手术室和专用设备，如果此法失败的情况下异位妊娠的可能性更高。
- 输卵管结扎或阻塞。
  - 经腹：输卵管结扎术可在剖宫产术同时进行，或在产后立即进行，或月经干净后进行。有多种手术方法，包括部分输卵管切除术、全输卵管切除术、环或夹子闭塞术，或电凝术。
  - 输卵管切除术保护卵巢癌的额外优势是为选择这种永久避孕方法的女性提供了额外的非避孕益处（ACOG 委员会 2019 年第 774 号意见）。
- 男性绝育手术可以在门诊完成输精管结扎术。输精管结扎术的效果与女性绝育术相当，而且比女性绝育术更简单、安全、便宜。

长效可逆的避孕法

避孕植入物：Nexplanon®。

- 在局部麻醉下行门诊手术在手臂上放置植入物。
- 美国食品药品管理局（FDA）批准的有效期为 3 年，最长可使用 5 年。
- 释放连续剂量的孕激素（依托诺孕酮），会引起月经不调，通常表现为月经量减少，一些女性会出现闭经。

孕激素（左炔诺孕酮）宫内节育器

- 在门诊手术放置在子宫内的惰性塑料装置。
- 持续释放低剂量的左炔诺孕酮，会导致月经不调。这通常会导致月经出血量的减少，一些女性会出现闭经。Mirena® 是 FDA 批准用于治疗月经过多和痛经的药物。
- 在美国有多种设备（Mirena、Liletta、Skyla、Kyleena）可供选择，具有不同的大小、激素剂量和使用时间。美国食品药品管理局（FDA）批准 3～6 年，数据支持 3～7 年。

铜宫内节育器：Paragard

- 在门诊手术放置在子宫内的铜包裹的惰性塑料装置。
- 其不含激素，对于可能想要或需要避免激素的患者来说，这是最好的选择。
- 通常对整个月经周期没有影响。但经期可能会更长，痛经更重，特别是在前 3 个周期。
- FDA 批准的有效期为 10 年，最长可使用 12 年。
- 在无保护措施的性交后可作为紧急避孕药使用 5 天。

长效醋酸甲羟孕酮（DMPA）或 Depo-provera®

- 每 12 周肌内注射一次，需要到门诊就诊。
- 通常会导致月经不规律，大多数女性都会出现经量减少或闭经，特别是长期使用。
- 会导致一些女性体重增加。
- 需注意，由于无对抗的黄体酮效应，在长期使用时引起骨密度下降。然而，这并不具有临床意义。推荐正常的膳食钙和维生素 D 摄入量，并鼓励负重锻炼以增加年轻女性的骨密度峰值。
- 抑郁症患者慎用，关于 DMPA 对情绪的影响尚存在争议。
- 可能会在停药后推迟 1 年恢复生育。

自行用药的激素方法

复方激素避孕药

- 同时含有雌激素和孕激素的自用药。此方法失败在很大程度上取决于依从性和更重要的续用率。自我中断保护方面的差距导致了更高的失败率。
- 尽管美国妇产科医师学会（ACOG）支持非处方提供激素避孕药，但仍需要医疗保健提供者开处方。在开始用含雌激素的方法之前，必须通过核查病史和血压来排除雌激素的少数禁忌证（见《医疗资格标准》指南）。
- 通常会使月经周期更规律，疼痛更少。在许多情况下都能有效地调节不规则、重度或痛苦的月经周期。
- 能改善痤疮和经前综合征症状。许多品牌的复方激素避孕（CHC）药丸都被 FDA 批准用于治疗痤疮，还有一些用于治疗经前焦虑症（PMDD）。
- 在月经周期的任何一天都可以"快速启动"，除非是在周期的第一天或流产后（立即生效），否则需要 7 天才能生效。
- 口服避孕药（COC）。
  - 有孕激素类型、每种成分的剂量、单相与多相以及周期类型的变化。典型周期是服用 21 天的 COC，然后是 7 天的安慰剂。
- 激素贴片：Zulane®。前 3 周持续贴于皮肤上，后 1 周不贴片。
- 激素环：Nuva Ring®。前 3 周将激素环置于阴道插入，后 1 周取出激素环。
- 所有 CHC 方法都可以在标示外使用并延长给药时间从而推迟每月月经，有些经设计每月经血＜1 次。需要仔细教育以帮助患者跟踪何时停止和重新使用的新方法包。

单一孕激素的药

- 传统的单纯服用孕激素的药片因为每天给药的时间窗很窄（3h 内），所以需要非常严格的坚持。每天服用 1 片活性药片，月经期间不服用安慰剂。
- Slynd 是一种含有屈螺酮的新的单一孕激素药物，在每月停药月经期有一个为期 4 天的安慰剂间歇期，类似于复方激素药，与传统的仅含孕激素的药相比，旨在改善依从性和出血模式。

（续表）

- 可用于有雌激素禁忌证的女性或产后立即使用。
- 由于严格的依从性要求及单纯孕激素法常见的异常出血模式，该方法采用和续用率较低。

紧急避孕（EC）药
- 用于无保护措施的性行为后，最多在无保护措施的性行为后5天内使用。
- 如果在无保护措施的性行为后尽快使用，效果最佳。而在5天内的任何时候都有帮助。
- 极少引起某些症状，可能会引起月经不规律、恶心和呕吐。
- 可以与其他激素避孕方法联合使用，以增加紧急避孕药保护作用。常用方案：在无保护措施的性交后尽快服用1剂EC，并在服用EC后的第二天立即开始服用1包CHC，每天服用1次，直到药物中的安慰剂期。服药结束时应做尿妊娠试验，以确保无保护措施的性交不会导致妊娠。如果确实妊娠，并且希望继续妊娠，EC中的避孕激素和CHC药物中的避孕激素不会损害发育中的胚胎。
- 左炔诺孕酮：Plan B©。
  - 含有1.5mg的左炔诺孕酮。
  - 可以在非处方药（OTC）上获得，或者以较低的成本通过处方获得。
  - 美国FDA批准最多可以口服使用3天，可以在性交后最多使用5天。
- Ulipristal Acetate: Ella®。
  - 需要处方。
  - 比Plan B更有效。

屏障方法
- 男用和女用避孕套。
  - 非处方药。女用避孕套可能不太容易获得。
  - 一次性产品。
  - 可防止性传播感染。
- 隔膜。
  - 有些需要供应商安装，较新的隔膜CAYA则不需要安装。
  - 每次性行为前必须放入阴道。
  - 每次性行为都必须配合杀精药。

行为方法
生育意识或自然计划生育
- 随访患者月经周期、每日体温和（或）阴道黏液情况，以预测排卵时间并避免在这些时间发生性行为。
中断
- 射精前性行为中断。如果未能恰当地中断性行为，可以使用紧急避孕措施。精子在射精前的精液中，失活率很高。
并发症的预防/处理
- 见"何时住院"。
- 大多数避孕方法较少有严重并发症，都比妊娠更安全。
- 激素避孕的不良反应是停药的常见原因。激素可能会引起皮肤、头发、体重和情绪的变化。这些不良反应通常是短期的，可耐受，但无法预测。激素避孕药对月经的影响可能是不可预测的。不规则阴道出血在使用单纯孕激素中更为常见。

五、特殊人群

（一）妊娠

- 如果患者正在使用避孕药，一旦发现妊娠，应该停止使用避孕药。避孕药中的激素在妊娠期被认为是安全的，但不能为妊娠带来额外的好处。如果使用的是宫内节育器，一旦确认妊娠应立即取出宫内节育器。
- 在开始避孕前应尽可能排除妊娠。在不能排除的情况下，仍建议开始避孕。应该给患者充分的建议，尽管尿妊娠试验呈阴性，但他们可能已经妊娠了，需要在2~3周再次进行尿妊娠试验。
- 对于想要放置宫内节育器的患者，如果不能合理判断是否妊娠，可以考虑使用过渡方法（避孕药、贴片或环）或其他方法，直到放置宫内节育器为止。

（二）青春期女性

- 青春期是妊娠的高危时期。事实证明，全面的教育、获取和使用高效的LARC方法可以减少意外妊娠。
- 美国各州法制定未成年人父母的通知政策。在纽约州，未成年人可以在没有父母同意或通知的情况下做出自己的决定。

（三）绝经女性

- 绝经后期的女性不需要避孕。

（四）其他女性

- 产后：应鼓励避孕，以促进生育间隔，改善母婴健康状况。至少6周内避免使用含雌激素的避孕药，因为外源性雌激素会增加产后形成血栓的风险。雌激素可能会导致母乳分泌量和质量下降。单纯孕激素药物可以在产后立即使用，不会影响母乳分泌量。宫内节育器可以在阴道分娩或剖宫产术后立即放在胎盘剥离部位。

- 流产后：这个时期是开始避孕的理想时机。LARC装置可以在手术时放置。所有的激素避孕药物都可以在孕早期或中期流产手术的当天开始使用。

- 对于选择药物流产的患者，避孕通常要推迟到确认流产完成。

六、预后

避孕措施的有效性和延续率

临床精粹

- 在所有年龄组中，LARC方法在所有可逆方法中的失效率低且持续率最高。
- 避孕风险明显低于妊娠风险。
- 在患者咨询过程中应推广非避孕益处。
- 成功的避孕措施与性活动和常规医学评估/测试无关。
- 青少年可以在没有父母同意的情况下，获得性健康和生殖健康服务。

参考文献

[1] ACOG committee opinion no. 774: Opportunistic salpingectomy as a strategy for epithelial ovarian cancer prevention. *Obstet Gynecol* 2019 Apr;133(4):e279–84.

[2] American College of Obstetricians and Gynecologists. Salpingectomy for ovarian cancer prevention. Committee opinion no. 620. *Obstet Gynecol* 2015;125:279–81.

[3] American College of Obstetricians and Gynecologists. Clinical challenges of long-acting reversible contraceptive methods. Committee opinion no. 672. *Obstet Gynecol* 2016;128:e69–77.

[4] American College of Obstetricians and Gynecologists. Immediate postpartum long-acting reversible contraception. Committee opinion no. 670. *Obstet Gynecol* 2016;128:e32–37.

[5] Centers for Disease Control and Prevention. United States medical eligibility criteria for contraceptive use. *MMWR Recomm Rep* 2016 Jul 29;65(3):1–103. Available from: https://www.cdc.gov/mmwr/volumes/65/rr/pdfs/rr6503.pdf.

[6] Downey MM, Arteaga S, Villaseñ or E et al. More than a destination: Contraceptive decision making as a Journey. *Womens Health Issues* 2017;Sep-Oct;27(5):539–45. doi: 10.1016/j.whi.2017.03.004.

[7] Dreweke J. *Promiscuity propaganda: access to information and services does not lead to increases in sexual activity.* New York: Guttmacher Institute; 2019. Available from: https://www.guttmacher.org/gpr/2019/06/promiscuitypropaganda-access-information-and-services-does-not-lead-increases-sexual.

[8] Finer LB, Zolna MR. Declines in unintended pregnancy in the United States, 2008–2011. *N Engl J Med* 2016;374:843–52.

[9] Global Library of Women's Medicine, Category 6, Fertility Regulation: Breastfeeding, Fertility, and Family Planning. Available from: www.glowm.com.

[10] Long-acting reversible contraception: implants and intrauterine devices. Practice bulletin no. 186. *Obstet Gynecol* 2017;130:e251–69.

[11] Singh S1, Sedgh G, Hussain R. Unintended pregnancy: worldwide levels, trends, and outcomes. *Stud Fam Plann* 2010;41(4):241–50.

[12] Sonfield A, Hasstedt K, Kavanaugh ML, et al. *The social and economic benefits of women's ability to determine whether and when to have children.* New York: Guttmacher Institute; 2013.

[13] Whitaker AK, Chen BA. SFP clinical guideline: postplacental insertion of intrauterine devices. *Contraception* 2018; 97:2–13.

推荐网站

Society of Family Planning. https://www.societyfp.org/resources/clinical-guidelines

United States Medical Eligibility Criteria for Contraceptive Use, 2016. https://www.cdc.gov/reproductivehealth/contraception/mmwr/mec/summary.html

The Guttmacher Institute. https://www.guttmacher.org/article/2019/06/over-counter-oral-contraceptives-gettingdetails-right

The Guttmacher Institute. https://www.guttmacher.org/state-policy/explore/overview-minors-consent-law (updated July 2019)

ACOG. https://www.acog.org/Womens-Health/Birth-Control-Contraception?IsMobileSet=false

Innovating Education in Reproductive Health. www.innovating-education.org

Contraceptive Tools for Educators. https://www.plannedparenthood.org/learn/for-educators

For patients. www.bedsider.org

相 关 指 南

国家学会指南

标 题	来 源	日期 / 全文
美国母胎医学会咨询系列 #48: 有高危并发症风险的女性产后立即使用长效可逆避孕措施	美国计划生育学会和母胎医学会。在 SFP 指南网站上，并发表在《美国妇产科杂志》上。	2019 年 2 月 https://www.societyfp.org/clinical-guidance https://www.ajog.org/article/S0002–9378（19）30352–7/pdf
美国计划生育协会临床建议：人工流产后的避孕	美国计划生育学会	2018 年 8 月 SFP Guideline published August 2018 Roe AH, Bartz D. *Contraception* 2019 Jan；99（1）：2–9. https://www.contraceptionjournal.org/article/S0010–7824（18）30425–6/pdf
未产妇宫内节育器的使用	美国计划生育学会	2017 年 8 月 Lohr PA, Lyus R, Prager S. *Contraception* 2017 Jun；95（6）：529–37. https://www.contraceptionjournal.org/article/S0010–7824（16）30385–7/pdf
美国妇产科医师学会第 208 号实践指南：绝育的好处和风险	美国妇产科医师学会	2019 American College of Obstetricians and Gynecologists. *Obstet Gynecol* 2019; 133.
美国妇产科医师学会第 206 号实践指南：患有并发症的女性使用激素避孕	美国妇产科医师学会	2019 American College of Obstetricians and Gynecologists. *Obstet Gynecol* 2019; 133.

国际学会指南

标 题	来 源	日期 / 全文
避孕用具使用指南	英国皇家全科医生评论：避孕药使用的一般指南	2018 年 5 月 http://elearning.rcgp.org.uk/mod/page/view.php?id=6961
皇家妇产科学院性与生殖保健学院指南 – 妊娠后避孕	英国皇家妇产科学院评论：产后避孕	2017 年 1 月 https://www.fsrh.org/news/new-fsrh-guideline—contraception-after-pregnancy/
长效可逆避孕	英国国家健康与护理卓越研究所评论：关于长效可逆避孕的最新指南	2019 年 7 月 https://www.nice.org.uk/guidance/cg30

循证医学证据

证据类型	标题及结论	日期 / 全文
避孕用具的医疗资格标准	疾病控制和预防中心结论：指导使用符合大多数医疗条件下的避孕方法的动态文件	2016 Last updated in 2016, but the online document is updated annually. https://www.cdc.gov/mmwr/volumes/65/rr/pdfs/rr6503.pdf YouTube video： https://www.youtube.com/watch?v=JI13ekl7rsM There is also a CDC Medical Eligibility Criteria app to download for free.

第 45 章　早期妊娠失败
Early Pregnancy Failure

Adam Jacobs　Britt Lunde　Sharon Gerber　著

赵晓苗 译　　石玉华 校

本章概要

- 在所有临床确认的妊娠中，早期妊娠失败占 10%。
- 80% 的妊娠丢失发生在妊娠前 3 个月。
- 临床医生可以通过保守治疗、内科治疗、外科治疗来管理早期妊娠失败。
- 约 50% 的早期妊娠失败病例是由染色体异常引起的。

一、背景

（一）疾病定义

- 早期妊娠失败（early pregnancy failure，EPF）被定义为在妊娠 12^{+6} 周前不能存活的宫内妊娠。

（二）疾病分类

- 无胚胎妊娠（空妊娠囊）。
- 稽留流产（有胚胎或胎儿的妊娠囊，但无胎心搏动）。

（三）发病率

- 占所有临床确认妊娠的 10%。

（四）病因

- 约 50% 的病例有染色体异常。
- 血栓形成倾向。
- 自身免疫异常。
- 黄体功能不足。
- 特发性早期妊娠失败。

（五）病理 / 发病机制

- 早期妊娠失败的全部发病机制尚不完全清楚。
- 关于染色体异常，许多都与第一次减数分裂染色体分离的错误有关，这种错误随着孕妇年龄的增长而增加。

（六）预测 / 危险因素

- 高龄孕妇。
- 早期妊娠失败病史。
- 血栓形成倾向病史。
- 自身免疫性疾病史。

二、预防

- 目前还没有干预措施被证实可以阻止早期妊娠失败的发展。
- 没有数据支持卧床休息、黄体酮、阿司匹林或其他抗凝药可以预防早期妊娠失败发生。

（一）筛查

- 没有已知的测试可以帮助筛查早期妊娠失败。

（二）一级预防

- 目前还没有已知的干预措施来帮助预防早期妊娠失败的首次发生。

（三）二级预防

- 有限的数据显示，被诊断为抗磷脂综合征的女性使用阿司匹林或抗凝药可以减少早期妊娠失败的发生。

三、诊断

- 早期妊娠失败患者可能出现阴道出血或子宫痉挛。
- 在大多数情况下，没有任何临床体征。
- 超声检查或血清 β- 人绒毛膜促性腺激素（β-hCG）值可对早期妊娠失败做出诊断。
- 单一的超声或实验室检查结果可能不足以做出早期妊娠失败的诊断。

（一）鉴别诊断

鉴别诊断	特　征
正常宫内妊娠	阴道出血、宫颈内口闭合
异位妊娠	阴道出血、腹部或盆腔疼痛
葡萄胎妊娠	阴道出血、子宫增大

（二）典型临床表现

- 早期妊娠失败患者没有典型的临床表现。
- 某些患者可能会出现阴道点滴出血或持续出血。
- 某些患者可能会出现子宫压痛或痉挛。

（三）临床诊断

1. 病史

- 临床病史应包括患者末次月经的第 1 天。
- 临床病史应包括患者先前的妊娠结局，包括先前诊断的早产、葡萄胎妊娠或异位妊娠病史。
- 临床医生应该询问最近发生的阴道出血情况。

2. 体格检查

- 在许多情况下，早期妊娠失败患者在体格检查中可能没有关键的临床体征。

- 盆腔检查用于评估阴道出血、妊娠组织脱出情况，宫颈检查用于评估宫颈内口开合情况。

（四）实验室诊断

1. 血清 β-hCG 水平

- 一次 β-hCG 值可能不足以诊断早期妊娠失败。
- 单次检查的数值可能有助于确定下一步检查，以及各种鉴别诊断中某一种的可能性。
- 正常宫内妊娠的血清 β-hCG 值在 48h 后应至少升高 53%。
- 正常宫内妊娠的血清 β-hCG 水平应较基于临床表现的初始值增加。
- 以下列出的是基于初始值的 48h 后的最小增幅。
  - ➤ $\leq$ 1500U/L：49%。
  - ➤ 1500～3000U/L：40%。
  - ➤ $\geq$ 3000U/L：33%。

2. 血清孕酮水平

- 一项纳入 26 种研究的 Meta 分析显示：主诉疼痛或出血，而超声检查结果不确定的患者，单项孕酮水平为 3.2～6ng/ml，有 99.2% 的概率为非存活妊娠。

3. 影像学检查

- 盆腔超声。

（五）早期妊娠失败的诊断标准

- 头臀比 $\geq$ 7 mm，但无心搏。
- 平均孕囊直径 $\geq$ 25 mm 但无胚胎。
- B 超显示有妊娠囊、无卵黄囊的 2 周后仍无心跳。
- B 超显示有妊娠囊及卵黄囊的 11 天后仍无心搏。

（六）潜在误区

- 仅根据单一超声或实验室检查进行诊断。
- 没有及时追踪超声检查或实验室检查值。

四、治疗

对于早期妊娠失败患者有 3 种治疗选择。以下方案都适合一线治疗。

- 保守治疗。

- 内科治疗。
- 外科治疗。

（一）治疗方法

治疗方式	注　释
保守治疗	• 成功率为 66%～90% • 持续 2～6h 的阴道出血和子宫痉挛 • 妊娠物排出很可能在 4 周内发生 • 对未来生育没有影响 • 不增加感染风险
内科治疗	• 成功率为 80%～90% 仅阴道塞入 800μg 米索前列醇，或者口服米非司酮 200mg，24h 后阴道塞入米索前列醇 800μg • 持续 2～6h 的阴道出血和子宫痉挛 • 建议在 1～2 周内随访，以确保妊娠物成功排出 • 对未来生育没有影响
外科治疗	• 成功率为 98%～99% • 吸引术 • 术后少量阴道出血 3～7 天 • 对未来生育没有影响

（二）并发症

- 出血：建议患者到门诊或急诊就诊，评估是否需要内科或外科治疗来完成流产。
- 感染：建议患者到门诊或急诊就诊，评估是否需要抗生素来治疗流产后引起的子宫内膜炎。
- 治疗失败：如果药物治疗后有妊娠物残留，应讨论下一步如何处理（包括第二次药物治疗或外科手术治疗）。

五、特殊人群：未成年人

- 大多数妊娠的未成年人，不管妊娠物是否存活，都应该有参与决定医学治疗方案的自由。美国共有 32 个州和哥伦比亚特区的法律允许妊娠的未成年人做医疗决定时不需征得父母同意。

六、预后

- 内科医疗方案的使用减少了 80%～90% 的清宫术。
- 清宫术后子宫完全排空成功率接近 99%。

（一）未经过治疗的早期妊娠失败的自然发展特点（保守治疗）

- 患者可能会出现中度至重度阴道出血并伴有子宫痉挛，约 80% 的女性将在期待治疗后的 8 周内完全排出未存活的妊娠物。
- 在选择保守治疗的患者中尚未发现感染风险的增加。

（二）接受治疗的患者的预后（内科和外科治疗）

- 选择药物治疗的患者可能会出现中度至重度阴道出血并伴有子宫痉挛。药物治疗后有 80%～90% 的患者不再需要手术治疗，但在药物治疗失败的情况下需要进行手术治疗。
- 在就诊前主诉阴道出血的患者，内科治疗成功率较高。
- 与无胚胎妊娠相比，稽留流产的内科治疗成功率更高。
- 手术治疗避免了患者长时间的阴道出血和子宫痉挛，清宫完全的成功率接近 99%。

（三）随访和监测

- 建议在内科治疗后 7～10 天对患者进行随访。超声检查可用于记录是否成功完成流产（宫内无孕囊）。没有症状的子宫内膜增厚者不需要进行治疗。
- 如果不能进行随访，建议患者到当地医院检测血清 β-hCG。有良好证据表明血清 β-hCG 值在治疗 1 周后下降约 80%，β-hCG 的下降可能与 90% 的妊娠物完全排出有关。
- 有限但良好的证据显示：利用系列尿妊娠试验和电话随访也可以确定妊娠物是否完全排出。

参 考 文 献

[1] Baldwin MK, Edelman AB. Chapter 23. Pregnancy testing and assessment of early normal and abnormal pregnancy. In: RA Hatcher, AL Nelson, J Trussell, et al. *Contraceptive technology*. 21st ed. Atlanta, GA: Bridging the Gap Communications; 2018:747–78.

[2] Goldstein SR, Reeves MF. Chapter 6. Clinical assessment and ultrasound in early pregnancy. In: Paul M, Lichtenberg S, Borgatta

L, et al. eds. *Management of unintended and abnormal pregnancy*. Hoboken, NJ: Wiley-Blackwell; 2009:63–77.

[3] Porter TF, Branch DW, Scott JR. Chapter 4. Early pregnancy loss. In: Gibbs RS, Karlan BY, Haney AF, et al. *Danforth's obstetrics and gynecology*. 10th ed. Philadelphia: Lippincott, Williams &

Wilkins; 2008:60–70.

[4] Tulandi T, Al-Fozan HM. Spontaneous abortion: Risk factors, etiology, clinical manifestations, and diagnostic evaluation. *UpToDate*. Updated 19 January 2017.

相关指南

国家学会指南

标　题	资料来源	日期 / 全文
第 200 号美国妇产科医师学会实践指南 (*Practice Bulletin*)：早期妊娠失败	美国妇产科医师学会	2018 https://www.acog.org/Clinical-Guidance-and-Publications/ Practice-Bulletins/Committee-on-Practice-Bulletins Gynecology/Early-Pregnancy-Loss?IsMobileSet=false
对不完全流产的内科治疗	Cochrane 评价	2017 https://www.cochrane.org/CD007223/PREG medical treatments-incomplete-miscarriage

循证医学证据

证据类型	标题及结论	日期 / 全文
随机对照试验	早期妊娠失败的内科与外科治疗成功率分析	2005 Zhang J, Gilles JM, Barnhart K, et al. A comparison of medical management with misoprostol and surgical management for early pregnancy failure. *N Engl J Med* 2005;353:761–9.
回顾性综述	人绒毛膜促性腺激素在出现时和妊娠早期的上升变化	2016 Barnhart, K, Guo W, Cary MS, et al. Differences in serum human chorionic gonadotropin rise in early pregnancy by race and value at presentation. *Obstet Gynecol* 2016;128:504–11.
回顾性综述	早期妊娠失败的超声诊断标准分析	2013 Doubilet P, Benson CB, Bourne T, et al. Diagnostic criteria for nonviable pregnancy in the first trimester. *N Engl J Med* 2013;Oct 10;369(15):1443–51.
前瞻性综述	能存活和不能存活的早期妊娠的 β-hCG 水平分析	2004 Barnhart K, Sammel MD, Rinaudo PF, et al. Symptomatic patients with early viable intrauterine pregnancy. hCG curves redefined. *Obstet Gynecol* 2004 Jul;104(1):50–5.
前瞻性综述	早期妊娠失败内科治疗后的 β-hCG 水平分析	2004 Barnhart K, Bader T, Huang X, et al. Hormone pattern after misoprostol administration for a nonviable first trimester gestation. *Fertil Steril* 2004;Apr;81(4):1099–105.
随机对照试验	早期妊娠失败的米非司酮和米索前列醇治疗	2018 Schreiber, C, Creinin MD, Atrio J, et al. Mifepristone pretreatment for the medical management of early pregnancy loss. *N Engl J Med* 2018;Jun 7;378(23):2161–70.

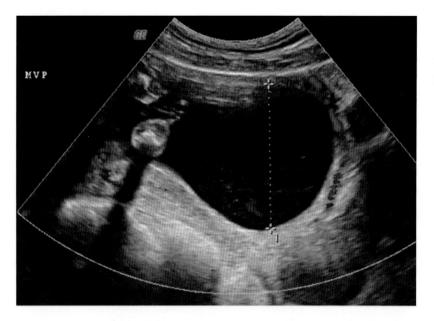

◀ 图 7-10　标尺间距离为最大羊水暗区垂直深度（**MVP**）

MVP. 最大羊水暗区垂直深度

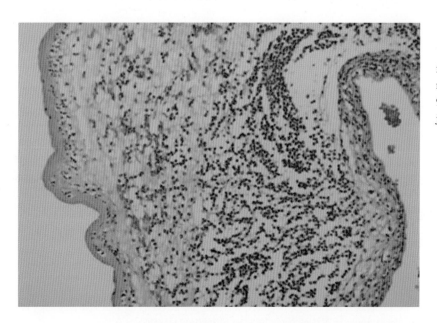

◀ 图 13-1　急性绒毛膜羊膜炎

经许可转载自 https://upload.wiki-media.org/wikipedia/commons/9/94/Chorioamnionitis_-_low_mag.jpg. Licensed under CC BY SA 3.0.

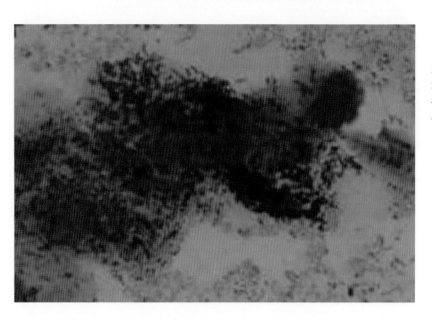

◀ 图 18-1　细菌性阴道病

革兰染色显示有革兰阴性杆菌，没有乳酸杆菌（经许可转载自 https://www.std.uw.edu/go/syndrome-based/vaginal-discharge/core-concept/all）

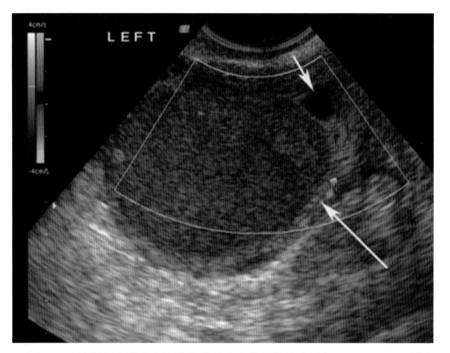

▲ 图 23-3 伴彩色多普勒血流信号的子宫内膜异位肿瘤（由 Thomas Shipp 博士提供）

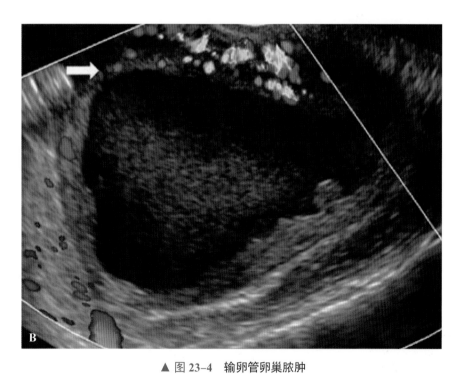

▲ 图 23-4 输卵管卵巢脓肿

B. 与彩色多普勒血流图像对比可见囊壁周围存在血流信号（白箭），与黄体相似

Images

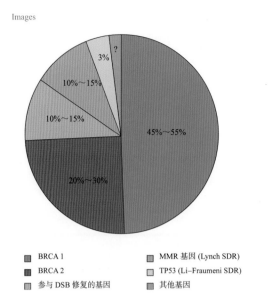

■ BRCA 1	■ MMR 基因 (Lynch SDR)
■ BRCA 2	■ TP53 (Li–Fraumeni SDR)
■ 参与 DSB 修复的基因	■ 其他基因

▲ 图 38–1 遗传性卵巢综合征的易感基因及其患病率

经许可转载自 Toss 等，2015

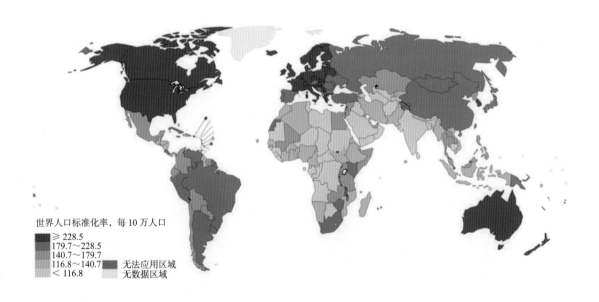

世界人口标准化率，每 10 万人口
■ ≥ 228.5
■ 179.7～228.5
■ 140.7～179.7
■ 116.8～140.7　　无法应用区域
■ < 116.8　　　　无数据区域

▲ 图 39–1 2018 年宫颈癌全球分布

经许可转载自 GLOBOCAN 2018

图片由 IARC（http://gco.iarc.fr/today）世界卫生组织提供